消毒供应中心
相关行业规范要点分析

主　编：刘　曒　郑　伟　赖晓英
副主编：曾淑蓉　易建平　孟　羽

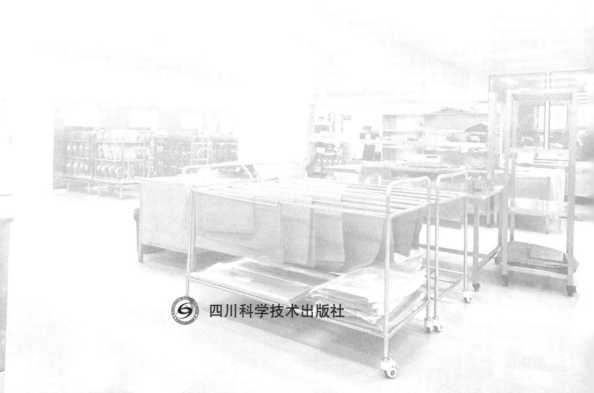

四川科学技术出版社

图书在版编目（CIP）数据

消毒供应中心相关行业规范要点分析 / 刘曒，郑伟，赖晓英主编；曾淑蓉，易建平，孟羽副主编. -- 成都：四川科学技术出版社，2025. 6. -- ISBN 978-7-5727-1825-0

Ⅰ. R187-65

中国国家版本馆 CIP 数据核字第 2025EU5195 号

消毒供应中心相关行业规范要点分析

XIAODU GONGYING ZHONGXIN XIANGGUAN HANGYE GUIFAN YAODIAN FENXI

主　　编	刘　曒　郑　伟　赖晓英
副 主 编	曾淑蓉　易建平　孟　羽
出 品 人	程佳月
策划编辑	王　芝
责任编辑	王　芝
助理编辑	苏梦悦
营销编辑	刘　成
封面设计	🐼 四川看熊猫杂志有限公司
出版发行	四川科学技术出版社
	成都市锦江区三色路 238 号　邮政编码：610023
	官方微信公众号：sckjcbs
	传真：028-86361756
成品尺寸	185 mm×260 mm
印　　张	19.5
字　　数	390 千
装帧设计	🐼 四川看熊猫杂志有限公司
印　　刷	成都兴怡包装装潢有限公司
版　　次	2025 年 6 月第 1 版
印　　次	2025 年 7 月第 1 次印刷
定　　价	98.00 元

ISBN 978-7-5727-1825-0

邮　购：成都市锦江区三色路 238 号新华之星 A 座 25 层　邮政编码：610023
电　话：028-86361770

编委会

「序」

随着医疗技术的快速发展，消毒供应中心作为医疗机构中承担器械再处理的核心部门，其规范化、标准化运作直接关系到医疗质量与患者安全。近年来，国家卫生健康委员会等部门相继颁布和更新了多项行业标准，对消毒供应中心的管理流程、技术操作及质量控制提出了更高要求。因为部分医疗机构在消毒供应中心标准执行过程中仍存在理解偏差或操作疏漏，所以急需一套系统化、可操作性强的指导材料。为帮助从业人员深入理解标准内涵、快速掌握实践要点，《消毒供应中心相关行业标准要点分析》应运而生。

本书以最新行业标准为纲领，结合国内外前沿实践和编委会多年实战经验，旨在为消毒供应中心管理者、技术人员及感控人员提供兼具理论深度与实践价值的参考工具。编者全面梳理了质量管理、医院感染防控、职业防护、各类设备、灭菌技术以及常用化学消毒剂等多方面的行业标准，在编写过程中，秉持科学严谨的态度，深入研究每项标准的制定背景、修订历程和应用场景。详细解读从医疗器械回收、清洗、消毒、灭菌到储存、发放的全流程规范细则。在内容撰写上，不仅深入阐释了每条标准的核心要义，还结合实际案例，让抽象的标准变得生动易懂，助力读者更好地理解和运用。

行业标准是动态发展的，会随着技术进步、认知深化而不断更新。因此，本书密切关注标准的更新动态，及时纳入最新要求，确保读者获取的信息始终与行业前沿接轨。

本书编写过程中得到了四川省消毒供应医疗质量控制中心、成都市消毒供应医疗质量控制中心、四川天府新区医学交流促进会消毒供应专业委员会相关专家与学者的大力支持，在此深表谢意。行业标准将持续迭代，我们期待与同行保持交流，共同推动消毒供应专业的高质量发展。

黄浩
2025 年 4 月

C 目 录
CONTENTS

第一章

质量管理相关行业标准要点分析

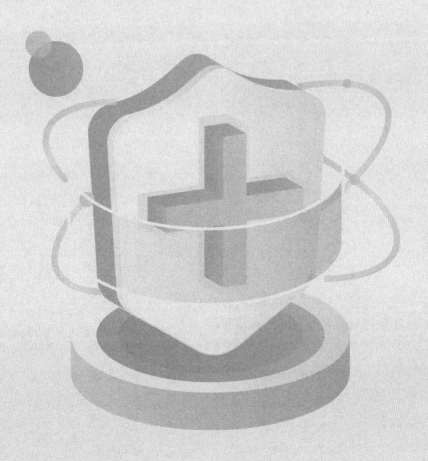

第一节
WS 310—2016《医院消毒供应中心》要点分析

引 言

消毒供应中心（central sterile supply department，CSSD）是医院内承担各科室所有重复使用诊疗器械、器具和物品清洗、消毒、灭菌以及无菌物品供应的部门，国外常用的英文名称为 sterile processing department（SPD）。随着医学、物理学、信息学等学科的快速发展，诊疗技术也有了明显进步，医疗技术的进步及医院相关科室的分工进一步细化，医院诊疗技术发生了显著的变化。大量微创手术、介入手术和移植等诊疗技术的普遍开展，在提高医疗服务水平的同时也在一定程度上增加了复用器械的处置难度，因此，医院消毒供应中心的作用变得越来越重要。

WS 310—2016《医院消毒供应中心》为强制性卫生行业标准，于 2016 年 12 月 27 日发布，自 2017 年 6 月 1 日起实施，全部代替 WS 310—2009。本标准为医院消毒供应中心的操作提供了全面而细致的指导，细化了医疗器械从回收到发放每一个环节的操作要求，规范了消毒供应中心的管理细则，明确了各部门职责，梳理了必要的设备和耗材品类，以确保相关人员在处理医疗器械时，能够依照最佳的程序和实践方法，为患者提供安全、有效的医疗服务。本标准由 3 个部分组成：

第 1 部分：管理规范（WS 310.1—2016）；

第 2 部分：清洗消毒及灭菌技术操作规范（WS 310.2—2016）；

第 3 部分：清洗消毒及灭菌效果监测标准（WS 310.3—2016）。

本标准第 1 部分规定了医院消毒供应中心的管理要求、基本原则、人员要求、建筑要求、设备设施、耗材要求及水与蒸汽质量要求；第 2 部分规定了医院消毒供应中心的诊疗器械、器具和物品处理的基本要求、操作流程；第 3 部分规定了医院消毒供应中心的消毒与灭菌效果监测的要求、方法、质量控制过程的记录与可追溯要求。

学习要点

第 1 部分：管理规范

一、管理要求

医院应采取集中管理的方式，对所有需要消毒或灭菌后重复使用的诊疗器械、器具和物品由消毒供应中心负责回收、清洗、消毒、灭菌和发放。消毒供应中心应在院领导或相关职能部门的直接领导下开展工作，并采用数字化信息系统对消毒供应中心进行管理，实现物品可溯源，鼓励符合要求并有条件医院的消毒供应中心为附近医疗机构提供消毒供应服务。消毒供应工作管理应纳入医疗质量管理，保障医疗安全。消毒供应中心应建立健全岗位职责、操作规程、消毒隔离、质量管理、监测、设备管理、器械管理及职业安全防护等管理制度和突发事件的应急预案，并定期对工作质量进行分析，落实持续改进。

二、基本原则

消毒供应中心的清洗、消毒及监测工作应符合第 2 部分和第 3 部分的规定。诊疗器械、器具和物品使用后应及时清洗、消毒、灭菌，进入人体无菌组织、器官、腔隙，或接触人体破损的皮肤和黏膜的诊疗器械、器具和物品应进行灭菌；接触完整皮肤、黏膜的诊疗器械、器具和物品应进行消毒；被朊病毒、气性坏疽及突发原因不明的传染病病原体污染的诊疗器械、器具和物品，应按 WS/T 367—2012《医疗机构消毒技术规范》的相关规定执行。

三、人员要求

医院应根据消毒供应中心的工作量及各岗位需求，科学、合理地配置具有执业资格的护士、消毒员和其他工作人员。工作人员应当接受与其岗位职责相应的岗位培训，正确掌握相关知识与技能。

四、建筑要求

医院消毒供应中心的新建、扩建和改建，均应遵循医院感染预防与控制的原则，遵守国家法律法规对医院建筑和职业防护的相关要求，并由相关人员进行充分论证。消毒供应中心的选址宜接近手术部（室）、产房和临床科室，或与手术室之间有物品直接传递的专用通道，且不宜建在地下室或半地下室，这是因为地下室和半地下室的温度和湿度不易管理；周围环境应清洁、无污染源，且区域要相对独立。工作区域物品的摆放应由污到洁，不交叉、不逆流；应使空气流向由洁到污，最好采用机械通风的方法，以确保去污区保持相对负压，检查包装及灭菌区保持相对正压。

五、设备设施

医院应根据消毒供应中心的规模、任务及工作量，合理配置清洗消毒设备及配套设施，清洗消毒设备设施应符合国家相关规定，应配有污物回收器具、分类台、手工清洗池、压力水枪、压力气枪、超声清洗装置、干燥设备及相应清洗用品等。检查、包装区域应配有器械检查台、包装台、器械柜、敷料柜、包装材料切割机、医用热封机、清洁物品装载设备及带光源放大镜、压力气枪、绝缘检测仪等。灭菌区域应配有压力蒸汽灭菌器及无菌物品装、卸载设备等，要注意压缩空气应无油。应根据需要配备灭菌蒸汽发生器、干热灭菌和低温灭菌及相应的监测设备。储存、发放区域应配备无菌物品存放设施及运送器具等。应根据工作岗位的不同需要，配备相应的个人防护用品，包括圆帽、口罩、隔离衣或防水围裙、手套、专用鞋、护目镜、面罩等，去污区还应配置洗眼装置。

六、耗材要求

应根据器械的材质、污染物种类，选择适宜的清洗剂，使用方法应遵循厂家产品说明书。化学清洗剂按 pH 值可以划分为三种：碱性清洗剂的 pH 值＞7.5，中性清洗剂的 pH 值为 6.5～7.5，酸性清洗剂的 pH 值＜6.5。消毒剂应符合国家相关标准和规定，医用润滑剂应为水溶性润滑剂。普通棉布应为非漂白织物，除四边外不应有缝线，不应缝补；初次使用前应高温洗涤，脱脂去浆。消毒灭菌监测材料应符合国家相关标准和规定，并在有效期内使用。自制测试标准包应符合 WS/T 367—2012《医疗机构消毒技术规范》的相关要求。

七、水与蒸汽质量要求

清洗用水区域应有自来水、热水、软水、纯水（经纯化的水）等供应。自来水水质应符合 GB 5749—2022 的规定，终末漂洗用水（经纯化的水）的电导率应≤15 μS/cm（25 ℃），注意电导率的值受温度影响，同一份水样本，温度越高时电导率越高。灭菌蒸汽供给水的 pH 值为 5.0～7.5，电导率≤5 μS/cm（25 ℃）；蒸汽冷凝物的 pH 值为 5.0～7.0，电导率≤3 μS/cm（25 ℃）。

第 2 部分：清洗消毒及灭菌技术操作规范

医疗器械的处理过程包括回收、分类、清洗、消毒、干燥、检查与保养、包装、灭菌、储存和发放。

一、清洗、消毒的步骤及注意事项

完整的清洗和消毒过程包括冲洗、洗涤、漂洗、终末漂洗、消毒（湿热消毒或化学消毒）。经过特定化学消毒的物品，需再一次性使用终末漂洗。手工清洗的水温宜为 15～30 ℃，超声波清洗器的水温应＜45 ℃。超声波清洗器在消毒供应中心应用广泛，其利用超声波在水中震荡产生"空化效应"的清洗设备，使用时间宜≤10 min，但对部分难以清洗的器械可以适当延长超声波清洗时间。另外，当说明书有相关要求时，应遵循产品说明书，例如直观复星的达·芬奇机器人手臂要求超声波的清洗时间为 15 min，还要注意牙科手机和各类光学内镜等不能使用超声波清洗。清洗消毒器的使用要求见表 1-1-1。

表 1-1-1 清洗消毒器的使用要求

时间	使用要求
使用前	①确认水、电、蒸汽、压缩空气是否在备用状态； ②清洗剂是否足够，密封圈是否完整； ③旋转臂是否灵活，喷淋孔是否堵塞； ④清洗架能否顺利进出等
装载时	①装载时器械拆卸到最小化、关节应全部打开、容器应开口向下或者倾斜，保证所有物品均接触到水流； ②精密器械、锐利器械应使用固定架进行保护； ③装载完成后应检查旋转臂是否能正常转动

续表

时间	使用要求
使用中	①应遵循器械的使用说明书选择相应的清洗程序； ②在运行的过程中应观察旋转臂是否正常运转，排水是否通畅
使用后	①应确认物理参数（如温度、时间或 A_0 值等）是否符合要求，并记录； ②应检查清洗舱内是否有杂物

注：①冲洗、洗涤、漂洗应使用软水，终末漂洗使用纯水；②冲洗阶段的水温应＜45 ℃，防止污渍的凝固；③根据清洗物品选择合适的清洗剂；④在终末漂洗时对需要润滑的器械使用医用润滑剂；⑤定期做好清洗消毒器的保养工作。

二、特殊诊疗器械、器具及物品的处理

1. 外来医疗器械及植入物的处置

（1）消毒供应中心应根据手术通知单接收外来医疗器械及植入物；依据器械供应商提供的器械清单，双方共同清点核查、确认、签名，记录应保存备查。

（2）应要求器械供应商送达的外来医疗器械、植入物及盛装容器清洁。

（3）应遵循器械供应商提供的外来医疗器械与植入物的清洗、消毒、包装、灭菌方法和参数，如器械较多应进行分包处理，并做好标记。

（4）使用后的外来医疗器械，应由消毒供应中心清洗消毒后方可交器械供应商，签字确认。

2. 被污染的诊疗器械、器具和物品的处理

被传染病病原体（朊病毒、气性坏疽及突发原因不明的传染病病原体）污染的诊疗器械、器具和物品在回收时，使用者应双层封闭包装并标明相关感染性疾病的名称，由消毒供应中心单独回收处理，再按照 WS/T 367—2012《医疗机构消毒技术规范》的规定处理，总之应遵循先消毒、再清洗的原则。

三、常用消毒方法

常用的消毒方法包括湿热消毒和化学消毒（如使用 75％乙醇、酸性氧化电位水、含氯制剂等进行消毒），耐湿耐热器械应首选湿热消毒。

1. 湿热消毒

湿热消毒应采用经纯化的水，电导率≤15 $\mu S/cm$（25 ℃）。湿热消毒的效果与温度和时间相关，通常使用 A_0 值进行表示，A_0 值是评价湿热消毒效果的指标，即湿热消毒效果与80 ℃消毒 1 s 的倍数关系。湿热消毒温度与时间、A_0 值关系见表 1-1-2，消毒后直接使用的器械要求的消毒效果更好，从表中也可以看出温度变化 10 ℃，时间需要变化 10 倍。

表 1-1-2　湿热消毒温度与时间、A_0 值关系

湿热消毒方法	温度/℃	最短消毒时间/min	A_0 值
消毒后直接使用	93	2.5	3 000
	90	5	

湿热消毒方法	温度/℃	最短消毒时间/min	A_0 值
消毒后继续灭菌处理	90	1	600
	80	10	
	75	30	
	70	100	

2. 化学消毒

最常使用的化学消毒剂为酸性氧化电位水、含氯制剂、75％乙醇，其中酸性氧化电位水使用方法是用流动的酸性氧化电位水冲洗或浸泡消毒 2 min，净水冲洗 30 s。

四、干燥方法及适用范围

（1）普通医用干燥柜是通过循环的热风进行干燥，适用于耐热的器械、器具和物品，例如不锈钢器械、盆、盘等。干燥温度可以设置，不过受限于结构特点，舱体内不同位置的温度和风量差异较大，使用时需要考虑此问题。

（2）真空医用干燥柜是通过抽真空来降低水的沸点，适用于耐热或不耐热的器械、器具和物品，尤其是管腔器械。

（3）低纤维絮擦布或浓度≥95％的乙醇适用于不耐热的器械、器具和物品，例如部分电凝线、各种内窥镜的镜子等。

（4）压力气枪可用于所有器械的初步干燥和（或）完全干燥。

（5）不能使用自然干燥的方法进行干燥。

五、器械清洗的质量检查与处理

（1）器械清洗质量的检查方法：目测、使用带光源的放大镜或电子显微镜进行检查。

（2）器械清洗合格的标准：器械表面及其关节、齿牙处应光洁，无血渍、污渍、水垢等残留物和锈斑。

（3）器械检查不合格的处理：若发现器械清洗不合格，需进行重新清洗并记录；器械功能损毁或锈蚀严重时应及时维修或报废处理并记录。

六、手术器械包装的步骤及要求

手术器械包装步骤及要求见表 1-1-3。

表 1-1-3　手术器械包装步骤及要求

包装步骤	要求
装配	①根据器械装配技术规程或图示，核对器械种类、规格和数量； ②手术器械应放在篮筐或有孔的托盘； ③盆、盘、碗等器皿宜与手术器械分开包装； ④有轴节类器械不应完全锁扣，有盖的应开盖，摆放的器皿应用吸湿布隔开，包内器械开口朝向一致，管腔内物品应盘绕，精细、锐器应采取保护措施；

包装步骤	要求
	⑤压力蒸汽灭菌包的重量要求，器械包≤7 kg，敷料包≤5 kg，不过硬质容器的要求是≤10 kg； ⑥压力蒸汽灭菌包的体积要求，下排气压力蒸汽灭菌器不宜超过 30 cm×30 cm×25 cm，预真空压力蒸汽灭菌器不宜超过 30 cm×30 cm×50 cm，管腔器械的盘绕直径≥10 cm
包装	①包装材料：棉布、无纺布、纸袋、纸塑袋、硬质容器； ②包装方法的分类：闭合式包装、密闭式包装； ③闭合式包装方法：由 2 层包装材料分 2 次包装
封包	包外应有化学指示物，高度危险性物品灭菌包内还应放置包内化学指示物，纸袋、纸塑袋等密封宽度≥6 mm，包内器械距封口处≥2.5 cm
注明标识	包括物品名称、包装者、核对者、灭菌器编号、灭菌批次、灭菌日期、失效日期等

七、常用灭菌方法

(一)热力消毒灭菌法

1. 湿热灭菌法

1) 压力蒸汽灭菌法

压力蒸汽灭菌是耐热、耐湿的器械、器具和物品最常用、首选的灭菌方式。每天设备运行前应进行安全检查，包括灭菌器压力表处在"零"的位置，记录打印装置处于备用状态，灭菌器柜门密封圈平整无损坏，柜门安全锁扣灵活、安全有效，灭菌柜内冷凝水排出口通畅，柜内壁清洁，电源、水源、蒸汽、压缩空气等运行条件符合设备要求。进行灭菌器的预热并在每日开始灭菌运行前空载进行 BD 试验。

(1) 压力蒸汽灭菌器的灭菌参数要求见表 1-1-4。

表 1-1-4　压力蒸汽灭菌器的灭菌参数要求

设备类别	物品类别	灭菌设备温度/℃	最短灭菌时间/min	压力参数范围/kPa
下排气式	敷料	121	30	102.8～122.9
	器械		20	
预真空式	敷料	132	4	184.4～210.7
	器械	134		201.7～229.3

注：压力最常用的单位有帕（Pa）、千帕（kPa）、兆帕（MPa）、巴（bar）、毫巴（mbar）、毫米汞柱（mmHg[①]）、标准大气压（atm），1 bar＝1 atm＝100 kPa＝0.1 MPa。

(2) 压力蒸汽灭菌物品的装载要求：应使用专用灭菌架或篮筐装载，灭菌包之间应留间隙；宜将同类材质的器械、器具和物品置于同一批次灭菌。不同灭菌材质的器械和物品灭菌程序不同；材质不相同时，纺织类物品应放置于上层、竖放，金属器械类放置于下

---

①1 mmHg≈0.133 kPa。

层、平放，避免金属类器械产生的冷凝水转移到布类，从而使布类蓄积的水分过多导致湿包发生。硬质容器应平放，盆、盘、碗类物品应斜放，玻璃瓶等底部无孔的器皿类物品应倒立或侧放，纸袋、纸塑包装物品应侧放，利于蒸汽进入和冷空气排出。选择下排式蒸汽灭菌程序时，大包宜摆放于上层，小包宜摆放于下层，利用重力置换原理，使热蒸汽在灭菌器中从上而下，将冷空气由下排气孔排出，全部由饱和蒸汽取代，利用蒸汽释放的潜热使物品达到灭菌。

（3）压力蒸汽灭菌无菌物品卸载前需确认的项目要点：灭菌过程合格（物理、化学、生物监测）、是否湿包、是否破包、是否污包。关于湿包及湿包的判定，压力蒸汽灭菌结束并冷却时间不少于 30 min 后，肉眼观察包内或包外存在潮湿、水珠等现象的包为湿包。除了使用肉眼观察外，也可用称重法对比灭菌包灭菌前后的重量变化判断有无湿包。判断标准参考 GB 8599—2008 中干燥度测试，灭菌后金属器械包重量负载≤灭菌前的0.2%，敷料包≤灭菌前的1%，否则应该视为湿包。

2）煮沸消毒法

适用于金属、玻璃制品、餐饮具、织物或其他耐热、耐湿物品的消毒。操作时，应将清洁的待消毒物品完全浸没在水中（可拆卸物品应拆开），水沸腾后开始计时（中途加入物品应重新计时），维持时间至少 15 min，与 WS 310.2—2016 中的消毒方法比较，该方法的消毒效力非常高，A_0 值可达到 90 000。

2. 干热灭菌法

干热灭菌适用于耐热、不耐湿、蒸汽或气体不能穿透物品的灭菌，如玻璃、金属等医疗用品和油脂、粉剂等制品的灭菌。灭菌参数一般为：150 ℃，150min；160 ℃，120min；170 ℃，60 min；180 ℃，30 min。注意事项如下：

（1）灭菌时灭菌物品不应与灭菌器内腔底部及四壁接触，灭菌后温度降到 40 ℃以下再开启灭菌器柜门。

（2）灭菌物品包体积不应超过 10 cm×10 cm×20 cm，油剂、粉剂的厚度不应超过0.6 cm，凡士林纱布条厚度不应超过 1.3 cm，装载高度不应超过灭菌器内腔高度的2/3，物品间应留有空隙。

（3）设置灭菌温度应充分考虑灭菌物品对温度的耐受力；灭菌有机物品或用纸质包装的物品时，温度应＜170 ℃。

（4）灭菌温度达到要求时，应打开柜体的排风装置。

（二）辐射消毒法

1. 紫外线消毒法

适用于室内空气和物体表面的消毒。在室内无人状态下，采用紫外线灯悬吊式或移动式直接照射消毒。灯管吊装高度应距离地面 1.8～2.2 m。紫外线消毒灯的波长为

253.7 nm，消毒时环境应清洁，关闭门窗，不应直接照射到人，消毒时适宜温度为 20～40 ℃，相对湿度低于 80％。安装紫外线灯的数量为平均＞1.5 W/m³，照射时间≥30 min。应注意，当温度＜20 ℃或＞40 ℃，相对湿度＞60％时，应适当延长照射时间。紫外线消毒灯的使用寿命应≥1 000 h。

2. 臭氧消毒法

适用于无人状态下病房、口腔科等场所的空气消毒和物体表面的消毒。对空气进行消毒时，在封闭空间内、无人状态下，采用浓度为 20 mg/m³ 的臭氧作用 30 min；对物品表面进行消毒时，在密闭空间内，相对湿度≥70％，采用 60 mg/m³ 的臭氧，作用 60～120 min。应注意，有人状态下室内空气中允许的臭氧浓度为 0.16 mg/m³，所以臭氧消毒后应开窗通风 30 min 以上。

（三）低温灭菌法

常用的低温灭菌方式包括环氧乙烷灭菌、过氧化氢低温等离子灭菌、低温甲醛蒸汽灭菌。

1. 环氧乙烷灭菌

适用于不耐热、不耐湿的诊疗器械、器具和物品（如电子仪器、光学仪器、纸质制品、化纤制品、塑料制品、陶瓷及金属制品等诊疗用品）的灭菌，不适用于食品、液体、油脂类、粉剂类等的灭菌。

2. 过氧化氢低温等离子灭菌

适用于不耐热、不耐湿的诊疗器械（如电子仪器、光学仪器等诊疗器械）的灭菌，不适用于布类、纸类、水、油类、粉剂等材质的灭菌。应注意，灭菌物品应清洁、干燥。灭菌包不应叠放，不应接触灭菌腔内壁。

3. 低温甲醛蒸汽灭菌

适用于不耐湿、热的诊疗器械、器具和物品（如电子仪器、光学仪器、管腔器械、金属器械、玻璃器皿、合成材料物品等）的灭菌。灭菌温度为 55～80 ℃，时间为 30～60 min。

（四）其他灭菌法及其注意事项

（1）2％戊二醛可以消毒，浸泡 10 h 达到灭菌，浸泡容器应加盖；灭菌后要用无菌水冲洗后才能使用。在 20～25 ℃温度条件下，加入 pH 值调节剂和亚硝酸钠后的戊二醛溶液连续使用时间应≤14 d。

（2）邻苯二甲醛溶液浸泡消毒应含量为 5.5 g/L、pH 值为 7.0～8.0、温度 20～25 ℃，消毒容器加盖，作用 5～12 min，消毒液连续使用应≤14 d。

（3）过氧乙酸的浸泡消毒浓度为 0.1％～0.2％，时间 30 min。稀释液应现用现配，使用时限≤24 h。

八、无菌物品的储存要求

（1）无菌物品存放架或柜距离地面、墙面、天花板的高度分别是：地面≥20 cm，墙面≥5 cm，天花板≥50 cm。

（2）普通棉布在温度、湿度符合规定的环境下有效期为14 d，否则为7 d；一次性纸袋的有效期为30 d；医用无纺布、一次性医用皱纹纸、一次性纸塑袋和硬质容器的有效期为180 d。

第3部分：清洗消毒及灭菌效果监测标准

一、术语和定义

（1）大修：超出该设备常规维护保养范围，显著影响该设备性能的维修操作。对于压力蒸汽灭菌器来说，更换真空泵、与腔体相连的阀门、大型供汽管道、控制系统等可视为大修；对于清洗消毒器，更换水泵、清洗剂供给系统、加热系统和控制系统等视为大修。

（2）清洗效果测试物：用于测试清洗效果的产品，包括喷淋清洗效果测试、超声波清洗效果测试等类型，而且还有类似喷淋清洗效果测试的湿热消毒效果测试物。

（3）灭菌过程验证装置（PCD）：包括敷料类 PCD 和管腔类 PCD，内部可以放置化学指示物或生物指示物，可以视为特定的二类化学指示物。

二、设备检测

消毒供应中心设备检测要求见表 1-1-5。

表 1-1-5　消毒供应中心设备检测要求

设备名称	检测项目	检测频率
清洗消毒器	遵循生产厂家的使用说明或指导手册	遵循生产厂家的使用说明或指导手册
压力蒸汽灭菌器	灭菌程序的温度、压力和时间	每年
	压力表	半年
	安全阀	每年
干热灭菌器	用多点温度仪对灭菌器各层内、中、外各点的温度	每年
低温灭菌器	遵循生产厂家的使用说明或指导手册	每年
封口机	遵循生产厂家的使用说明或指导手册	每年

三、清洗质量监测

1. 器械、器具和物品清洗质量的监测

（1）在检查包装时采用目测法和（或）使用带光源的放大镜检查每一件器械的表面及其关节齿牙是否光洁，无血渍、污渍、水垢等残留物质和锈斑。定期可使用定量检测的方法对清洗效果进行评价，较常使用 ATP 荧光检测法。

（2）每月随机抽查 3～5 个待灭菌包内全部物品的清洗质量，检查内容同日常监测，并详细记录。

2. 清洗消毒器及其质量的监测

（1）每批次监测清洗消毒器的物理参数及运转情况，包括清洗、消毒时间，A_0 值等。

（2）可每年在清洗物品发生改变、清洗程序发生改变时采用清洗效果测试物进行监测。

四、消毒质量监测

（1）湿热消毒：应监测、记录每次消毒的温度与时间或 A_0 值。应每年检测清洗消毒器的温度、时间等主要性能参数。

（2）化学消毒：应根据消毒剂的种类特点定期监测消毒剂的浓度、消毒时间和消毒时的温度并记录。

消毒后直接使用的物品应每季度进行监测，每次检测 3～5 件有代表性的物品，监测方法及结果应符合 GB 15982—2012 的要求。

五、灭菌质量监测

1. 不同灭菌类型的灭菌质量监测要点

采用物理监测法、化学监测法以及生物监测法对灭菌质量进行监测。物理监测（工艺监测）主要反映灭菌器的状态；化学监测主要反映每个包的灭菌过程及灭菌条件是否达到；生物监测主要反映微生物的杀灭程度，监测结果均应符合本标准的要求。不同灭菌类型的灭菌质量监测要点见表 1-1-6。

表 1-1-6 不同灭菌类型的灭菌质量监测要点

灭菌类型		物理监测法	化学监测法	生物监测法	
				监测频率	生物指示剂菌种及培养温度
压力蒸汽灭菌		①日常监测：每次灭菌应连续监测灭菌时的温度、压力以及时间等灭菌参数，温度波动在＋3℃内，时间满足最低灭菌时间要求；②定期监测：每年用温度压力检测仪监测温度、压力和时间等参数，检测仪探头放置于最难灭菌的位置	每个灭菌物品使用包外、包内（最难灭菌位置）放置化学指示物，观察其颜色或形态变化	至少每周进行一次生物监测	嗜热脂肪杆菌芽孢（56±2）℃
干热灭菌		每灭菌批次监测温度和持续时间		每周进行一次生物监测	枯草杆菌黑色变种芽孢（36±1）℃
低温灭菌	环氧乙烷灭菌	每次灭菌应监测灭菌时的温度、压力、时间、相对湿度（由饱和蒸汽凝结而成）以及环氧乙烷浓度等参数		每灭菌批次应进行生物监测	
	过氧化氢低温等离子灭菌	每次灭菌应连续监测每个灭菌周期的临界参数如舱内气压、温度、等离子体电源输出功率、灭菌时间以及过氧化氢浓度等参数		每天使用时应至少进行一次灭菌循环的生物监测	嗜热脂肪杆菌芽孢（56±2）℃
	低温蒸汽甲醛灭菌	每灭菌批次监测灭菌温度、相对湿度、压力、时间以及甲醛浓度等参数		每周进行一次生物监测	

注意事项：

（1）压力蒸汽灭菌植入物时应每批次做生物监测，紧急情况下，可使用含第 5 类化学指示物的生物 PCD 进行监测，化学指示物合格可提前放行，生物监测结果应及时通知使用部门。

（2）小型压力蒸汽灭菌器一般无标准生物监测包，应选择灭菌器常用的、有代表性的灭菌物品，制作生物测试包或生物 PCD 置于灭菌器最难灭菌的部位，且灭菌器应处于满载状态。生物测试包或生物 PCD 应侧放，体积大时可平放。

（3）在首次灭菌时需对灭菌参数、有效性和湿包情况进行检查的情况：灭菌外来医疗器械、植入物、硬质容器、超大超重包。

（4）预真空（包括脉动真空）压力蒸汽灭菌器应每日开始灭菌运行前空载进行 BD 测试，其他需要进行 BD 试验的情况还有新灭菌器购置安装、灭菌设备移动后效果的测定、灭菌器大修后性能的复测、灭菌失败等找原因的检测、日常灭菌监测等。

2. 灭菌质量监测不合格物品的处理

（1）物理监测不合格的灭菌物品不得发放，应分析原因并进行改进，直至监测结果符合要求。

（2）包外化学监测不合格的灭菌物品不得发放，应分析原因并进行改进，直至监测结果符合要求；包内化学监测不合格的灭菌物品：不得使用，立即查阅该批次灭菌记录及同批次灭菌物品，分析原因并进行改进，直至监测结果符合要求。

（3）生物监测不合格的灭菌物品应停止使用，并尽快召回上次生物监测合格以来所有尚未使用的灭菌物品重新处理，并应分析原因，改进后，生物监测连续三次合格后方可使用。

六、质量控制过程的记录及可追溯要求

应对清洗、消毒、灭菌的操作过程（包括灭菌日期、灭菌器编号、批次号、装载的主要物品、灭菌程序号、主要运行参数以及操作员签名或代号等灭菌器每次运行情况）、质量监测以及灭菌标识等进行记录。记录应具有可追溯性，清洗、消毒监测资料和记录的保存期为≥6 个月，灭菌质量监测资料和记录的保存期为≥3 年。应建立持续质量改进制度及措施，定期进行总结分析。

学习思考

1. 怎样理解标准中的"宜""应""须"？

2. 水、蒸汽质量监测时除了关注电导率，还需要关注什么？

3. 湿包就一定不可以使用吗？

4. 器械预处理应该由谁来做？

5. 压力蒸汽灭菌器灭菌操作中应观察的内容有哪些？

6. 灭菌后的无菌物品是不是就达到了 100% 的无菌状态？

7. 压力蒸汽灭菌生物培养一般有哪些因素可能会导致假阳性？

8. 过氧化氢低温等离子灭菌物理监测法的要求是什么？

第二节
WS/T 367—2012《医疗机构消毒技术规范》要点分析

引 言

消毒、灭菌是切断医院感染传播途径，预防与控制医院感染的重要举措，也是目前医疗机构医院感染预防控制工作中的主要环节之一。WS/T 367—2012《医疗机构消毒技术规范》为推荐性卫生行业标准，于 2012 年 4 月 5 日发布，自 2012 年 8 月 1 日起实施，从技术层面详细阐述了消毒与灭菌工作的常用技术、方法、适用范围与注意事项，对指导、规范医疗机构清洁、消毒与灭菌的具体工作具有非常重要的意义。

学习要点

一、医疗器械的分类

按照斯伯尔丁分类法，医疗器械可分为三类。

（1）高度危险性物品：进入人体无菌组织、器官、脉管系统，或有无菌体液从中流过的物品或接触破损皮肤、破损黏膜的物品，一旦被微生物污染，具有极高感染风险，如手术器械、腹腔镜、穿刺针、活检钳、心脏导管、植入物等。

（2）中度危险性物品：与完整黏膜相接触，而不进入人体无菌组织、器官和血流，也不接触破损皮肤、破损黏膜的物品，如胃肠道内镜、气管镜、喉镜、肛表、口表、呼吸机管道、麻醉机管道、压舌板、肛门直肠压力测量导管等。

（3）低度危险性物品：与完整皮肤接触而不与黏膜接触的器材，如听诊器、血压计袖带等；病床围栏、床面以及床头柜、被褥；墙面、地面；痰盂（杯）和便器等。

二、消毒水平的分类

（1）高水平消毒：杀灭一切细菌繁殖体，包括分枝杆菌、病毒、真菌及其孢子和绝大多数细菌芽孢。常用消毒剂有含氯制剂、二氧化氯、邻苯二甲醛、过氧乙酸、过氧化氢、臭氧等。

（2）中水平消毒：杀灭除细菌芽孢以外的各种病原微生物，包括分枝杆菌。常用消毒剂有碘类消毒剂（如碘伏、氯己定碘等）、醇类和氯己定的复方、醇类和季铵盐类化合物的复方、酚类等消毒剂。

（3）低水平消毒：能杀灭细菌繁殖体（分枝杆菌除外）和亲脂病毒的化学消毒方法以及通风换气、冲洗等机械除菌法。常用消毒剂有季铵盐类消毒剂（如苯扎溴铵等）、双胍类消毒剂（如氯己定）等。

三、不同类别物品的消毒和灭菌

1. 高度危险物品的消毒和灭菌

高度危险性物品应采用灭菌方法处理。受到致病菌芽孢、真菌孢子、分枝杆菌和经血传播病原体（如乙型肝炎病毒、丙型肝炎病毒、艾滋病病毒等）污染的物品，应采用高水平消毒或灭菌，灭菌方法如下。

（1）耐热、耐湿的物品：首选压力蒸汽灭菌；耐热的油剂类和干粉类等应采用干热灭菌方法。

（2）不耐热、不耐湿的物品：应采用低温灭菌方法（如环氧乙烷灭菌、过氧化氢低温等离子体灭菌或低温甲醛蒸汽灭菌等）。

（3）耐热、不耐湿的物品：可采用干热灭菌方法。

（4）不耐热、耐湿的物品：应首选低温灭菌方法，无条件的医疗机构可采用灭菌剂浸泡灭菌。

2. 中度危险性物品的消毒和灭菌

中度危险性物品应采用达到中水平及以上效果的消毒方法，耐热、耐湿的诊疗器械、器具和物品应首选湿热消毒、压力蒸汽灭菌。不耐热、不耐湿的物品（如氧气面罩等）应采用中、高水平消毒（含氯消毒剂等消毒剂浸泡），低温灭菌方法（如环氧乙烷灭菌、过氧化氢低温等离子体灭菌或低温甲醛蒸汽灭菌等）灭菌。

3. 低度危险性物品的消毒和灭菌

低度危险性物品宜采用中、低效消毒剂消毒，或做清洁处理。

此外，手术敷料灭菌前应存放于温度 18～22 ℃、湿度 35%～70% 的环境，所有手术缝线不应重复灭菌使用。

四、特殊感染物品和环境的处置

1. 被朊病毒病原体污染的物品和环境的处置

（1）一次性使用的物品：感染朊病毒患者宜使用一次性使用诊疗器械、器具和物品，使用后应将相应物品进行双层密封并焚烧。

（2）可重复使用的物品：对被感染朊病毒患者或疑似感染朊病毒患者组织污染的物品及环境的处置见表 1-2-1。

表 1-2-1 对被感染朊病毒患者或疑似感染朊病毒患者组织污染的物品及环境的处置

污染组织类别	污染物品及环境	消毒方法及注意事项
高度危险组织（大脑、硬脑膜、垂体、眼、脊髓等组织）	高度危险性物品	可选以下三种方法之一进行消毒灭菌（灭菌严格程度逐步递增）： ①将使用后的物品浸泡于 1 mol/L 氢氧化钠溶液内作用 60 min，然后按 WS 310.2 中的方法进行清洗、消毒与灭菌，压力蒸汽灭菌应采用 134～138 ℃，18 min，或 132 ℃，30 min，或 121 ℃，60 min；

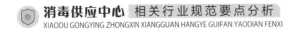

污染组织类别	污染物品及环境	消毒方法及注意事项
高度危险组织（大脑、硬脑膜、垂体、眼、脊髓等组织）	中度危险性物品	②将使用后的物品采用清洗消毒机（宜选用具有杀朊病毒活性的清洗剂）或其他安全的方法去除可见污染物，然后浸泡于1 mol/L氢氧化钠溶液内作用60 min，并置于压力蒸汽灭菌121 ℃，30 min；然后清洗，并按照一般程序灭菌；③将使用后的物品浸泡于1 mol/L氢氧化钠溶液内作用60 min，去除可见污染物，清水漂洗，置于开口盘内，下排气压力蒸汽灭菌器内121 ℃灭菌60 min或预排气压力蒸汽灭菌器134 ℃灭菌60 min。然后清洗，并按照一般程序灭菌。 注意事项： ①不能清洗，只能低温灭菌的，按特殊医疗废物处理； ②使用后应立即处理，防止干燥；不应使用快速灭菌程序；没有按正确方法消毒灭菌处理的物品应召回重新按规定处理
	低度危险性物品	应用清洁剂清洗，根据待消毒物品的材质采用10 000 mg/L的含氯消毒剂或1 mol/L氢氧化钠溶液擦拭或浸泡消毒，至少作用15 min，并确保所有污染表面均接触到消毒剂
	一般物体表面	
	环境表面	应用清洁剂清洗，采用10 000 mg/L的含氯消毒剂消毒，至少作用15 min。为防止环境和一般物体表面污染，宜采用一次性塑料薄膜覆盖操作台，操作完成后按特殊医疗废物焚烧处理
低度危险组织（脑脊液、肾、肝、脾、肺、淋巴结、胎盘等组织）	高度危险性物品	传播朊病毒的风险还不清楚，可参照上述措施处理
	中度危险性物品	
	低度危险性物品	可只采取相应常规消毒方法处理
	一般物体表面	
	环境表面	
其他无危险组织	高度危险性物品	采取以下措施处理： ①清洗并按常规高水平消毒和灭菌程序处理； ②除接触中枢神经系统的神经外科内镜外，其他内镜按照国家有关内镜清洗消毒技术规范处理； ③采用标准消毒方法处理低度危险性物品和环境表面，可采用500～1 000 mg/L的含氯消毒剂或相当剂量的其他消毒剂处理
	中度危险性物品	
	中度危险性物品	

2. 被气性坏疽病原体污染的物品和环境的处置

（1）诊疗器械：被气性坏疽病原体污染的诊疗器械应先消毒，可采用浓度为1 000～2 000 mg/L的含氯消毒剂浸泡30～45 min，有明显污染物时应采用浓度为5 000～10 000 mg/L的含氯消毒剂浸泡≥60 min，再按规定清洗和灭菌。

（2）织物：感染气性坏疽患者使用过的床单、被罩、衣物等应单独收集，需重复使用时应专包密封，标识清晰，压力蒸汽灭菌后再清洗。

五、皮肤与黏膜的消毒

1. 皮肤的消毒

（1）穿刺部位的皮肤消毒：常用的消毒剂包括碘伏消毒液原液、碘酊原液、有效含量≥2 g/L 的氯己定-乙醇（70％，体积分数）溶液、70％～80％（体积分数）的乙醇溶液（可用于脱碘，也可直接用于消毒）、复方季铵盐消毒剂原液等，一般要求擦拭 2～3 遍，作用时间遵循产品的使用说明。肌内、皮下及静脉注射、针灸部位、各种诊疗性穿刺等消毒时，应以注射或穿刺部位为中心，由内向外缓慢旋转，逐步涂擦，共 2 次，消毒皮肤面积≥5 cm×5 cm；中心静脉导管如短期中心静脉导管、PICC、植入式血管通路的消毒范围直径应＞15 cm，至少应大于敷料面积（10 cm×12 cm）。

（2）手术切口部位的皮肤消毒：常用的消毒剂包括碘伏消毒液原液、碘酊原液、70％～80％（体积分数）的乙醇溶液（主要作用为脱碘），一般要求擦拭 2～3 遍，作用时间遵循产品的使用说明，应在手术野及其外扩展≥15 cm 部位由内向外擦拭。

（3）被病原微生物污染的皮肤消毒：首先应彻底冲洗，然后采用碘伏原液，或乙醇、异丙醇与氯己定配制成的消毒液等擦拭消毒，作用时间为 3～5 min。

2. 黏膜与伤口创面的消毒

（1）擦拭法：常用的消毒剂包括含有效碘 1 000～2 000 mg/L 的碘伏溶液、有效含量≥2 g/L 的氯己定-乙醇（70％，体积分数）溶液、1 000～2 000 mg/L 季铵盐类消毒液等。

（2）冲洗法：常用的消毒剂包括有效含量≥2 g/L 的氯己定水溶液、3％（30 g/L）的过氧化氢溶液（作用时间通常为 3～5 min）、含有效碘 500 mg/L 的碘伏溶液等。

3. 注意事项

碘酊不应用于破损皮肤、眼睛和口腔黏膜消毒。

六、地表与物体表面的清洁与消毒

手术部（室）、产房、导管室、洁净病房、骨髓移植病房、器官移植病房、重症监护病房、新生儿室、血液透析病房、烧伤病房、消毒供应中心去污区、感染疾病科、口腔科、检验科、急诊等病房与部门均为感染高风险的部门，其地面与物体表面应每天消毒。应采用 400～700 mg/L 含氯消毒液擦拭作用 30 min，或采用 1 000～2 000 mg/L 季铵盐类消毒液擦拭。

七、清洁用品的消毒

布巾、地巾应分区使用，布巾用 250 mg/L、地巾用 500 mg/L 有效氯消毒剂（或其他有效消毒剂）中浸泡 30 min 消毒，也可放入清洗机内进行清洗与消毒。

> **学习思考**

1. 医疗器械按斯伯尔丁分类法分为哪几类？
2. 常用的皮肤消毒剂有哪些？
3. 使用中的灭菌用消毒液应达到什么要求？
4. 朊病毒患者使用后的物品应该如何处置？

第三节
WS 506—2016《口腔器械消毒灭菌技术操作规范》要点分析

引 言

口腔器械的消毒与灭菌工作是确保患者安全、防止交叉感染的重要环节。口腔器械直接与患者的口腔黏膜接触，器械的清洗消毒灭菌质量直接关系到治疗效果及患者健康。WS 506—2016《口腔器械消毒灭菌技术操作规范》为强制性卫生行业标准，于 2016 年 12 月 27 日发布，自 2017 年 6 月 1 日起实施。本标准规定了口腔器械消毒灭菌的管理要求、基本原则、操作流程、灭菌监测、灭菌物品放行和器械储存要求，不仅适用于各级各类开展口腔疾病预防、诊断、治疗服务的医疗机构，也可为相关领域的研究和教育提供参考。此外，已实现消毒供应中心集中供应的，其口腔器械的处置方法可参照本标准执行。本标准的制定体现了口腔器械消毒灭菌领域标准化工作的深入发展，也为相关医疗机构提供了明确的技术指导和操作规范。

学习要点

一、口腔器械的分类和处理要求

1. 口腔器械的分类

根据危险程度可将口腔器械分为 3 类：高度危险口腔器械、中度危险口腔器械、低度危险口腔器械。

（1）高度危险口腔器械：是指穿透软组织、接触骨、进入或接触其他无菌组织的口腔器械。

（2）中度危险口腔器械：是指与完整黏膜相接触，而不进入人体无菌组织、器官和血流，也不接触破损皮肤、破损黏膜的口腔器械。

（3）低度危险口腔器械：是指不接触患者口腔或间接接触患者口腔，参与口腔诊疗服务，虽有微生物污染，但在一般情况下无害，只有受到一定量的病原微生物污染时才造成危害的口腔器械。

2. 口腔器械的处理要求

高度危险口腔器械应达到灭菌水平，中度危险口腔器械应达到灭菌水平或高水平消毒，低度危险口腔器械应达到中或低水平消毒。

二、口腔器械的清洗

1. 口腔器械的清洗方法及注意事项

（1）口腔器械清洗方法包括手工清洗和机械清洗（含超声波清洗）。非电源口腔器械可选择机械清洗方法；带电源的口腔器械、精密复杂的口腔器械宜选择手工清洗。

（2）可拆卸的器械（如电动牙洁治器）应拆开后分别清洗，电动牙洁治器手柄宜选择手工清洗方法。

（3）牙科小器械及其他结构复杂的器械宜首选超声波清洗。

（4）牙科手机不宜使用超声波清洗，不宜与其他口腔器械同时清洗，清洗后内部管路应进行充分干燥；使用机械清洗方法清洗牙科手机时，电源马达不应使用机械清洗机清洗。

2. 牙科手机的手工清洗及保养方法

1）手工清洗方法

（1）在带车针的情况下使用牙科综合治疗台水、气系统冲洗牙科手机内部水路和气路30 s。

（2）卸下手机，取下车针，擦拭表面污染物。带光纤牙科手机可用气枪吹净光纤表面的颗粒和灰尘，擦净光纤表面污垢；带螺纹的牙科手机表面可用软毛刷在流动水下清洗。

（3）使用压力灌装清洁润滑油清洁牙科手机进气孔管路，或使用压力水枪冲洗进气孔内部管路，再使用压力气枪进行干燥。使用压力水枪清洗牙科手机后应尽快使用压力气枪吹干；压力水枪和压力气枪的压力宜在200～250 kPa；牙科手机不应长时间浸泡在液体溶液内清洗。

2）手工保养方法

（1）用压力罐装润滑油连接相匹配的注油适配器或接头对牙科手机注入润滑油（牙科手机手工注油位置：四孔手机注油位置为第二大孔，两孔手机注油位置为第一大孔）。

（2）牙科手机夹持器械的部位（卡盘或三瓣簧）应每日注油。

（3）内油路式牙科手机宜采用油脂笔对卡盘或三瓣簧和轴承进行润滑。

（4）低速牙科弯机和牙科直机注油可参考以上注油方式（若适用），特殊注油方式应参考厂家或供应商使用说明书执行。清洁注油时应将注油接头与牙科手机注油部位固定，以保证注油效果。

三、口腔器械的消毒

物理消毒方法应首选湿热消毒，湿热消毒参数符合 WS 310.2—2016《医院消毒供应中心　第 2 部分：清洗消毒及灭菌技术操作规范》中相关要求；化学消毒方法应符合

WS/T 367—2012《医疗机构消毒技术规范》中相关要求。

四、口腔器械的灭菌

1. 灭菌水平

灭菌水平是指通过物理、化学或其他方法彻底杀灭所有类型的微生物，包括极具抵抗力的细菌芽孢，从而达到无菌保证水平。常用方法：压力蒸汽灭菌、过氧化氢低温等离子灭菌和环氧乙烷灭菌。口腔器械首选的灭菌方式是压力蒸汽灭菌，碳钢材质的器械宜选干热灭菌的方式。

2. 小型自动控制型压力蒸汽灭菌器

自发蒸汽或外接蒸汽的、可自动控制的、灭菌室容积≤60 L 的压力蒸汽灭菌器，简称小型灭菌器，该装置体积小巧，大多数可以进行预真空并进行 134 ℃ 的灭菌，在口腔诊疗场所应用较广，其一般放置在台面使用，也被称为台式蒸汽灭菌器。小型灭菌器的生物监测要求为：

（1）生物监测包应选择灭菌器最常用、有代表性的灭菌包制作，或使用生物 PCD，置于灭菌器最难灭菌部位，且灭菌器处于满载的状态。

（2）使用中的灭菌器应每月进行生物监测。

五、口腔器械的储存

（1）裸露灭菌及一般容器包装的高度危险口腔器械灭菌后应立即使用，最长存放时间不能超过 4 h。

（2）中、低度危险口腔器械消毒或灭菌后置于清洁干燥的容器内保存，保存时间不宜超过 7 d。

学习思考

1. 用于牙齿清洁的器械需要灭菌处理吗？

2. 医院内的口腔科可以自行处理口腔器械吗？

3. 小型压力蒸汽灭菌器的生物监测要求有哪些？

第四节

WS 507—2016《软式内镜清洗消毒技术规范》要点分析

引　言

软式内镜的清洗难度较大，且随着内镜诊疗技术的发展，尤其是软式内镜在疾病诊疗中发挥的积极作用，使得软式内镜成为最为常见的侵袭性诊疗操作之一。侵袭性诊疗其所面临的风险也是显而易见的，最常见的就是交叉感染。软式内镜作为一种侵入人体的精密器械，结构复杂、形状特殊，清洗消毒技术难度大，易导致寄居于内镜及附件上的致病菌侵入患者体内引起感染。WS 507—2016《软式内镜清洗消毒技术规范》为强制性卫生行业标准，于 2016 年 12 月 27 日发布，自 2017 年 6 月 1 日起实施，规定了软式内镜清洗消毒相关的管理要求、布局和设施、设备要求、清洗消毒操作规程、检测与记录等内容，为内镜中心（室）和消毒供应中心的工作开展提供了详细的指导。

学习要点

一、软式内镜概述

本标准中的"内镜"指软式内镜，即用于疾病诊断、治疗的可弯曲的内镜。常见的软式内镜有胃镜、肠镜、膀胱镜、胆道镜、支气管镜、电子喉镜等。不同系统的软式内镜（如呼吸、消化系统）的诊疗工作应分室进行，不同系统的软式内镜的清洗槽、内镜自动清洗消毒机应分开设置和使用。

二、人员管理要求

应根据工作量合理配置内镜诊疗中心（室）的工作人员，安排相对固定的专人从事内镜清洗消毒工作，可以是护理人员，也可以是工勤人员，但需经规范培训和准入。应落实岗位培训制度，使工作人员正确掌握内镜及附件的清洗、消毒、灭菌的知识与技能，内镜构造及保养知识，清洗剂、消毒剂及清洗消毒设备的使用方法，标准预防及职业安全防护原则和方法，以及医院感染预防与控制的相关知识等相关内容。应将内镜清洗消毒专业知识和相关医院感染预防与控制知识纳入内镜诊疗中心（室）人员的继续教育计划。

三、软式内镜清洗、消毒的设备、设施管理要求

1. 清洗消毒室

清洗消毒室应独立设置并保持通风良好，如采用机械通风，宜采取"上送下排"方

式，换气次数宜≥10次/h，最小新风量宜达到2次/h。

2. 清洗剂

应选用适用于软式内镜的低泡医用清洗剂，也可根据需要选择特殊用途的医用清洗剂，如具有去除生物膜作用的医用清洗剂。

3. 消毒剂

消毒剂应适用于内镜且符合国家相关规定，并对内镜腐蚀性较低。可选用邻苯二甲醛、戊二醛、过氧乙酸、二氧化氯、酸性氧化电位水、复方含氯消毒剂，也可选用其他消毒剂。

4. 灭菌剂

灭菌剂应适用于内镜且符合国家相关规定，并对内镜腐蚀性较低。可选用戊二醛、过氧乙酸，也可选用其他灭菌剂。

四、软式内镜的清洗、消毒

1. 基本原则

（1）对每条软式内镜及重复使用的附件、诊疗用品每次使用后都应彻底清洗和高水平消毒或灭菌。

（2）软式内镜及重复使用的附件、诊疗用品应遵循以下原则进行分类处理：高度危险软式内镜及附件应进行灭菌，如胆道镜、膀胱镜、输尿管镜等；中度危险软式内镜应进行高水平消毒，如胃镜。与完整皮肤接触而不与黏膜接触的用品宜低水平消毒或清洁。

（3）每次清洗前应进行漏液检测（以下简称测漏），条件不允许时，应至少每天测漏1次。测漏是清洗前完成，先测漏后清洗。

（4）每次使用后的软式内镜应及时清洗消毒，每日诊疗工作开始前，应对当日拟使用的消毒内镜进行再次消毒、终末漂洗、干燥，此后才能用于患者诊疗。

2. 手工操作

（1）将内镜、按钮和阀门完全浸没于清洗液中，应重点擦洗插入部和操作部，管腔刷洗时应两端见刷头，适合超声清洗的按钮和阀门应遵循生产厂家的使用说明书。

（2）软式内镜应与活检钳及锋利的金属器械分开清洗。

（3）擦拭布应一用一更换，每清洗1条内镜后清洗液应更换（一镜一换）。

（4）清洗软式内镜时压力气枪的压力不宜超过0.2 MPa。

（5）终末漂洗应使用动力泵或压力水枪，用纯化水或无菌水冲洗内镜各管道至少2 min，直至无消毒剂残留。

（6）干燥要用75%～95%的乙醇或异丙醇灌注所有管道然后使用压力气枪，用清洁压缩空气向所有管道充气至少30 s，至其完全干燥。干燥时专用干燥台铺无菌巾，无菌巾应每4 h更换1次。

五、软式内镜的储存

（1）内镜干燥后应储存在通风良好的镜柜内，镜体应悬挂，所有能拆卸的都要拆卸；不能卷曲保存；弯角固定钮应置于自由位，并将取下的各类按钮和阀门单独储存。

（2）内镜与附件储存库（柜）每周清洁消毒 1 次，遇污染时随时清洁消毒将各管道内充满消毒液。

（3）灭菌后的内镜、附件及相关物品应遵循无菌物品储存要求进行储存。

六、软式内镜的监测

1. 浓度监测

使用中的消毒剂或灭菌剂应遵循产品使用说明书进行浓度监测。产品说明书未写明浓度监测频率的，一次性使用的消毒剂或灭菌剂应每批次进行浓度监测，重复使用的消毒剂或灭菌剂配制后应进行一次浓度测定，每次使用前也要进行浓度监测；消毒内镜数量达到规定数量的一半后，应在每条内镜消毒前进行测定；酸性氧化电位水在每次使用前，应在使用现场酸性氧化电位水出水口处，分别测定 pH 值和有效氯浓度。

2. 清洗质量监测

应采用目测方法对每件内镜及其附件进行检查。内镜及其附件的表面应清洁、无污渍。可采用蛋白残留测定、ATP 生物荧光测定、血液残留定性检测法等方法定期监测内镜的清洗效果。

3. 消毒质量监测

消毒内镜应每季度进行生物学监测，采用轮换抽检的方式，每次按照 25％ 的比例抽检，数量≤5 条的，应每次进行全部监测；数量＞5 条的，每次监测数量应不少于 5 条。监测方法应遵循 GB 15982—2012《医院消毒卫生标准》中的相关规定，消毒合格标准是菌落总数≤20 CFU/件。

学习思考

1. 内镜诊疗中心的工作人员应正确掌握哪些知识与技能？

2. 软式内镜风险分类的处理原则是什么？

第二章

医院感染相关行业标准要点分析

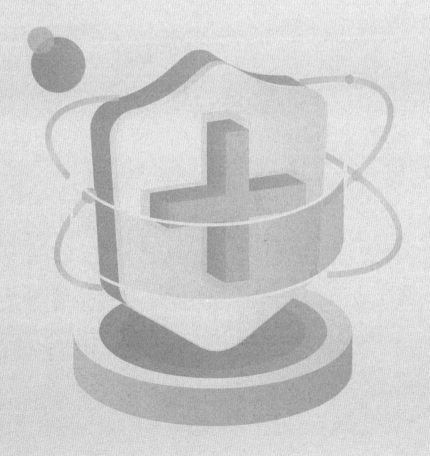

第一节

GB 15982—2012《医院消毒卫生标准》要点分析

引 言

GB 15982—2012《医院消毒卫生标准》为国家强制性标准，于 2012 年 6 月 29 日发布，自 2012 年 11 月 1 日起实施，全部代替 GB 15982—1995。本标准明确规定了医院消毒卫生标准、医院消毒管理要求以及检查方法。为医疗机构卫生监督执法提供技术要求，同时也是各级疾病预防控制机构、医疗机构开展医院消毒灭菌质量检测的技术依据，以及消毒产品生产企业验证消毒产品现场应用效果的评价标准。

学习要点

一、术语和定义

（1）多重耐药菌（MDRO）：对临床使用的三类或三类以上抗菌药物同时呈现耐药的细菌。常见多重耐药菌包括耐甲氧西林金黄色葡萄球菌（MRSA）、耐万古霉素肠球菌（VRE）、产超广谱 β-内酰胺酶（ESBLs）细菌等。

（2）医疗器材：用于诊断、治疗、护理、支持、替代的器械、器具和物品的总称。根据使用中造成感染的危险程度，分高度危险性医疗器材、中度危险性医疗器材和低度危险性医疗器材。

（3）灭菌：杀灭或清除医疗器材上一切微生物的处理。无菌保证水平应达到 10^{-6}。

二、医院各类环境空气、物体表面消毒卫生要求

从空气消毒的角度可将医院环境分为Ⅰ、Ⅱ、Ⅲ、Ⅳ四类。Ⅰ类环境为采用空气洁净技术的诊疗场所，分洁净手术部和其他洁净场所。Ⅱ类环境为非洁净手术部（室），产房，导管室，血液病病区、烧伤病区等保护性隔离病区，重症监护病区、新生儿室等。Ⅲ类环境为母婴同室，消毒供应中心的检查包装灭菌区和无菌物品存放区，血液透析中心（室），其他普通住院病区等。Ⅳ类环境为普通门（急）诊及其检查、治疗室，感染性疾病科门诊和病区。各类环境空气、物体表面菌落总数的卫生标准要求见表 2-1-1。

表 2-1-1 各类环境空气、物体表面菌落总数的卫生标准要求

环境类别		空气平均菌落数		物体表面平均菌落数 / (CFU · cm^{-2})
		平板暴露法 / (CFU · 皿$^{-1}$)	空气采样器法 / (CFU · m^{-3})	
Ⅰ类环境	洁净手术部	符合 GB 50333 要求	≤150	≤5.0
	其他洁净场所	≤4.0 (30 min)^a		
Ⅱ类环境		≤4.0 (15 min)^a	—	≤5.0
Ⅲ类环境		≤4.0 (5 min)^a	—	≤10.0
Ⅳ类环境		≤4.0 (5 min)^a	—	≤10.0

注：a 为平板暴露法检测时的平板暴露时间。

三、医务人员手卫生要求

（1）卫生手消毒后菌落总数应≤10 CFU/cm^2。

（2）外科手消毒后菌落总数应≤5 CFU/cm^2。

四、医疗器材消毒卫生要求

各类医疗器材消毒卫生要求见表 2-1-2。

表 2-1-2 各类医疗器材消毒卫生要求

医疗器材分类	菌落数	致病性微生物
高度危险性医疗器材	无菌	不得检出
中度危险性医疗器材	≤20 CFU/件 (CFU/g 或 CFU/100 cm^2)	不得检出
低度危险性医疗器材	≤200 CFU/件 (CFU/g 或 CFU/100 cm^2)	不得检出

五、消毒剂的卫生要求

（1）使用中的消毒液的有效浓度应符合使用要求；连续使用的消毒液每天使用前应进行有效浓度的监测。

（2）灭菌用消毒液的菌落总数应为 0 CFU/mL；皮肤黏膜消毒液的菌落总数应符合相应标准要求；其他使用中消毒液的菌落总数应≤100 CFU/mL，不得检出致病性微生物。

六、消毒器械的卫生要求

（1）30 W 紫外线灯的辐射照度值应≥70 μW/cm^2。

（2）产生臭氧的消毒器械工作环境的臭氧浓度应＜0.16 mg/m^3。

（3）环氧乙烷灭菌器工作环境的环氧乙烷浓度应＜2 mg/m^3，该数值与环氧乙烷的 8 h 工作中的 TWA 限制不同。

七、消毒产品使用管理

（1）含氯消毒液、过氧化氢消毒液等易挥发的消毒剂应现配现用。

（2）过氧乙酸、二氧化氯等二元、多元包装的消毒液活化后应立即使用。

（3）采用化学消毒、灭菌的医疗器材，使用前应用无菌水（高水平消毒的内镜可使用

经过滤的生活饮用水）充分冲洗以去除残留。

（4）不应采用甲醛自然熏蒸方法消毒医疗器材。

（5）不应采用戊二醛熏蒸方法消毒、灭菌管腔类医疗器材。

八、消毒灭菌方法选择原则

（1）高度危险性医疗器材使用前应灭菌；中度危险性医疗器材使用前应选择高水平消毒或中水平消毒；低度危险性器材使用前可选择中、低水平消毒或保持清洁。

（2）耐湿、耐热的医疗器材应首选压力蒸汽灭菌，带管腔和（或）带阀门的器材应采用经 PCD 确认的灭菌程序或外来器械供应商提供的灭菌方法。

（3）玻璃器材、油剂和干粉类物品等应首选干热灭菌。

（4）不耐热、不耐湿的医疗器材应选择经国家卫生行政部门批准的低温灭菌方法。

（5）重复使用的氧气湿化瓶、吸引瓶、婴儿暖箱水瓶以及加温加湿罐等宜采用高水平消毒。

学习思考

1. 卫生手与外科手的洗手指征是哪些？

2. 空气采样时，不同面积房间如何采样？

3. 常见多重耐药菌有哪些？

第二节

WS/T 311—2023《医院隔离技术标准》要点分析

引 言

医院里存在各种病原体及微生物，为减少疾病的传播，医院应利用各种技术、措施防止病原体传播。WS/T 311—2023《医院隔离技术标准》为推荐性卫生行业标准，于 2023 年 8 月 20 日发布，自 2024 年 2 月 1 日起实施，全部代替 WS/T 311—2009。本标准规定了医院隔离的术语和定义、隔离的管理要求、建筑布局与隔离要求、医务人员个人防护用品的使用和不同传播途径疾病的隔离预防原则与措施，适用于各级各类医院的隔离技术及其管理工作。

学习要点

一、术语和定义

（1）隔离：采用各种方法、技术，防止病原体从患者、携带者及场所传播给他人的措施。

（2）传播途径：病原体从感染源传播到易感人群的途径。包括空气传播、飞沫传播、接触传播。①空气传播：具有感染性的飞沫核（≤5 μm）在空气中远距离（＞1 m）导致的传播。②飞沫传播：带有病原体的飞沫核（＞5 μm），在空气中短距离（≤1 m）移动到易感人群的口、鼻黏膜或眼结膜等导致的传播。③接触传播：通过手、物体表面等媒介物直接或间接接触导致的病原体传播。

（3）标准预防：基于患者的体液（血液、组织液等）、分泌物（不包括汗液）、排泄物、黏膜和非完整皮肤均可能含有病原体的原因，针对医院患者和医务人员采取的一组预防感染措施。包括手卫生、呼吸道卫生/咳嗽礼仪、个人防护用品的正确选择和穿戴、安全注射、锐器伤预防等多个措施。

（4）呼吸道卫生/咳嗽礼仪：呼吸道感染患者佩戴医用外科口罩、在咳嗽或打喷嚏时用纸巾盖住口鼻、接触呼吸道分泌物后实施手卫生，并与其他人保持 1 m 以上距离的一组措施。

（5）个人防护用品：用于保护使用者避免接触病原体的各种屏障用品。包括口罩、手套、护目镜、防护面罩、隔离衣、医用一次性防护服、防水围裙等。

（6）负压隔离病区：用于隔离通过和可能通过空气传播的传染病患者或疑似患者的病区（病室），通过机械通风方式，使病区（病室）的空气按照由清洁区向污染区流动，使病区（病室）内的空气静压低于周边相邻相通区域空气静压，以防止病原微生物向外扩散。

二、建筑布局与隔离要求

（1）建筑区域：根据患者获得感染危险性的程度，由低到高划分为低度风险区域、中度风险区域和高度风险区域。

（2）隔离要求：流程明确，洁、污分明，标识清晰，同一风险等级科室相对集中，高度风险区域的科室宜相对独立成区，收治感染患者区域与采取保护性隔离区域分开设置，通风系统区域化，有合适的手卫生设施。

不同病区的建筑布局与隔离要求见表 2-2-1。

表 2-2-1　不同病区的建筑布局与隔离要求

病区种类	建筑布局	隔离要求
普通病区	布局合理，洁、污分明，标识清晰。设备设施符合医院感染防控要求。通风设施良好	①感染性与非感染性疾病患者分室安置； ②同种感染性疾病、同种病原体感染患者集中安置，隔帘方便消毒； ③床间距：单排病床通道≥1.1 m，双排病床（床端）通道≥1.4 m，病床间距宜＞0.8 m
感染性疾病病区／经接触传播疾病患者的隔离病区	相对独立，符合普通病区的建筑布局要求	①分区及标识明确清晰； ②不同种类疾病患者分室安置； ③非手触式开关的流动水洗手设施
经飞沫传播疾病患者的隔离病区	相对独立，符合普通病区的建筑布局要求	①疑似患者应单独安置； ②确诊患者宜单独安置； ③同种疾病患者安置于一室时，两病床之间距离不少于1.2 m
经空气传播疾病患者的隔离病区	相对独立，设三区、两通道和缓冲间，宜设置负压病室	①严格工作流程、各区域、两通道等的管理，标识明显； ②疑似患者应单独安置； ③确诊患者宜单独安置，同种疾病患者安置于一室时，床与床之间距离≥1.2 m； ④患者出院所带物品消毒处理； ⑤进入隔离病区的人员应根据要求，做好个人防护

三、个人防护用品的选择和使用

医务人员应根据标准预防、不同传播途径疾病预防与控制需要及疾病危害性，选择适宜的个人防护用品。

1. 口罩

应根据不同的诊疗要求选用不同种类的口罩。一般诊疗活动可佩戴一次性使用医用口罩或医用外科口罩；手术部（室）工作或诊疗护理免疫功能低下患者、进行有体液喷溅的操作或侵入性操作时应戴医用外科口罩；接触经空气传播传染病患者、近距离（≤1 m）接触飞沫传播的传染病患者或进行产生气溶胶操作时，应戴医用防护口罩。

2. 护目镜、防护面罩

在进行可能发生患者体液、血液、组织液、分泌物、排泄物等喷溅诊疗和护理操作时，应使用护目镜或防护面罩；为呼吸道传染病患者进行气管插管、气管切开等近距离操作时，宜使用全面型防护面罩；佩戴前应检查有无破损，佩戴装置有无松脱，每次使用后应清洁与消毒。

3. 手套

应根据不同操作的需要选择合适种类和规格的手套。接触患者的体液、分泌物、排泄物等及污染物品时，应戴一次性使用医用橡胶检查手套。进行手术、换药等无菌操作以及接触患者破损皮肤、黏膜时，应戴一次性使用灭菌橡胶外科手套。一次性手套应一次性使用。

4. 隔离衣和医用一次性防护服

接触经接触传播的感染性疾病患者或其周围环境、为保护性隔离的患者进行诊疗、护理时，可能受到患者体液、分泌物、排泄物污染时，对实施保护性隔离的患者，如大面积烧伤、骨髓移植等患者进行诊疗、护理时需要穿隔离衣。接触甲类及"乙类甲管"的传染病患者时，接触传播途径不明的新发传染病患者时，为高致病性、高病死率的传染病患者进行诊疗护理操作时，需要穿医用一次性防护服。

5. 帽子

帽子应能够遮盖全部头发，进行无菌技术操作，进入污染区、保护性隔离区域、洁净医疗用房等应戴帽子，被患者体液、分泌物等污染时，应立即更换，布质帽子应保持清洁，每次或每天更换与清洁，一次性帽子应一次性使用。

（学习思考）

1. 如何正确选择和穿戴个人防护用品？
2. 病原体的传播途径主要有哪几种？
3. 医用外科口罩与医用防护口罩的区别有哪些？

第三节

WS/T 313—2019《医务人员手卫生规范》要点分析

引　言

　　手卫生是医院感染控制的重要手段，是降低医院感染发生率的最基本、最简单且行之有效的手段。WS/T 313—2019《医务人员手卫生规范》为推荐性卫生行业标准，于 2019 年 11 月 26 日发布，自 2020 年 6 月 1 日起实施，全部代替 WS/T 313—2009。本标准规定了医务人员手卫生管理与基本要求、手卫生设施、洗手与卫生手消毒、外科手消毒和卫生手监测等内容。

学习要点

一、术语和定义

　　（1）手卫生：为医务人员在从事职业活动过程中的洗手、卫生手消毒和外科手消毒的总称。①洗手是医务人员用流动水和洗手液（肥皂）揉搓冲洗双手，去除手部皮肤污垢、碎屑和部分微生物的过程。②卫生手消毒是医务人员用手消毒剂揉搓双手，以减少手部暂居菌的过程。③外科手消毒是外科手术前医护人员用流动水和洗手液揉搓冲洗双手、前臂至上臂下 1/3，再用手消毒剂清除或者杀灭手部、前臂至上臂下 1/3 暂居菌和减少常居菌的过程。

　　（2）常居菌：是能从大部分人体皮肤上分离出来的微生物，是皮肤上持久存在的固有寄居菌，不易被机械摩擦清除，一般情况下不致病，在一定条件下能引起导管相关感染和手术部位感染等。

　　（3）暂居菌：是寄居在皮肤表层，常规洗手容易被清除的微生物，直接接触患者或被污染的物体表面时可获得，可通过手传播，与医院感染密切相关。

　　（4）手消毒剂：应用于手消毒的化学制剂。①速干手消毒剂是含有醇类和护肤成分的手消毒剂。②免冲洗手消毒剂是主要用于外科手部皮肤消毒，使用后不需用水冲洗的手消毒剂。

　　（5）手卫生设施：用于洗手与手消毒的设施设备，包括洗手池、水龙头、流动水、洗手液（肥皂）、干手用品、手消毒剂等。

二、手卫生消毒效果的要求

（1）卫生手消毒监测的细菌菌落总数应≤10 CFU/cm^2。

（2）外科手消毒监测的细菌菌落总数应≤5 CFU/cm^2。

三、手卫生设施

1. 洗手与卫生手消毒设施

（1）医疗机构应设置与诊疗工作相匹配的流动水洗手和卫生手消毒设施，并方便医务人员使用。

（2）手术部（室）、产房、导管室、洁净层流病区、骨髓移植病区、器官移植病区、血液透析中心（室）、烧伤病区、感染性疾病科、口腔科、消毒供应中心、检验科、内镜中心（室）等感染高风险部门和治疗室、换药室、注射室应配备非手触式水龙头。有条件的医疗机构在诊疗区域均宜配备非手触式水龙头。

（3）应配备洗手液（肥皂）。要求盛放洗手液的容器为一次性使用，若为重复使用的洗手液容器，应定期清洁与消毒。洗手液发生浑浊或变色等变质情况时应及时更换，并清洁、消毒容器。使用的肥皂应保持清洁与干燥。

（4）应配备干手用品或设施。

（5）手消毒剂宜使用一次性包装。

2. 外科手消毒设施

（1）应配置专用洗手池。洗手池应设置在手术间附近，水池大小、高度适宜，能防止冲洗水溅出，池面光滑无死角，易于清洁，洗手池应每日清洁与消毒。洗手池及水龙头数量应根据手术间的数量合理设置，每2～4间手术间宜独立设置1个洗手池，水龙头数量应不少于手术间的数量，水龙头开关应为非手触式。

（2）应配备清洁指甲的用品。

（3）可配备手卫生的揉搓用品（如刷毛柔软的手刷等）。

（4）手消毒剂的出液器应采用非手触式。手消毒剂宜采用一次性包装，重复使用的消毒剂容器应至少每周清洁与消毒。

（5）盛装干手布的包装开启后使用不得超过24 h。

（6）应配备计时装置和外科手卫生流程图。

四、洗手与卫生手消毒的指征

（1）下列情况医务人员应洗手和（或）使用手消毒剂进行卫生手消毒：①接触患者前。②清洁和无菌操作前。③进行侵入性操作前。④暴露患者体液风险后，包括接触患者黏膜、破损皮肤或伤口、血液、体液、分泌物、排泄物、伤口敷料等之后。⑤接触患者后。⑥接触患者周围环境后，包括接触患者周围的医疗相关器械、用具等物体表面后。

（2）下列情况应洗手：①手部有血液或其他体液等肉眼可见的污染时。②可能接触艰难梭菌、肠道病毒等对速干手消毒剂不敏感的病原微生物时。

（3）出现下列情况时医务人员应先洗手，然后进行卫生手消毒：①接触传染病患者的血液、体液和分泌物以及被传染性病原微生物污染的物品后。②直接为传染病患者进行检查、治疗、护理或处理传染病患者污物之后。

（4）手部没有肉眼可见污染时，宜使用手消毒剂进行卫生手消毒。

五、外科手消毒的方法

1. 外科手消毒的原则

（1）应先洗手，后消毒。

（2）不同患者手术之间、手套破损或手被污染时，应重新进行外科手消毒。

2. 外科手消毒的方法与要求

（1）洗手之前应先摘除手部饰物，修剪指甲，指甲长度≤指尖。

（2）取适量的洗手液清洗双手、前臂和上臂下 1/3，使用揉搓用品清洁手部皮肤的皱褶处。

（3）用流动水冲洗双手、前臂和上臂下 1/3，使用干手用品擦干双手、前臂和上臂下 1/3，之后再进行外科冲洗手消毒或外科免冲洗手消毒。

3. 注意事项

（1）应保持指甲和指甲周围组织的清洁。

（2）外科手消毒过程中应保持双手位于胸前并高于肘部，使水由手部流向肘部。

（3）术后摘除手套后应洗手。

（4）揉搓用品、清洁指甲用品应一人一用一消毒或者一次性使用。

六、手卫生的监测

医疗机构应定期进行医务人员手卫生依从性的监测与反馈，依从性的监测用手卫生依从率表示。手卫生依从率的计算方法为：手卫生依从率＝手卫生执行时机数/应执行手卫生时机数×100％。

学习思考

1. 什么是手卫生？

2. 洗手和卫生手消毒的指征有哪些？

3. 手卫生的管理与要求有哪些？

第三章

职业防护相关行业标准要点分析

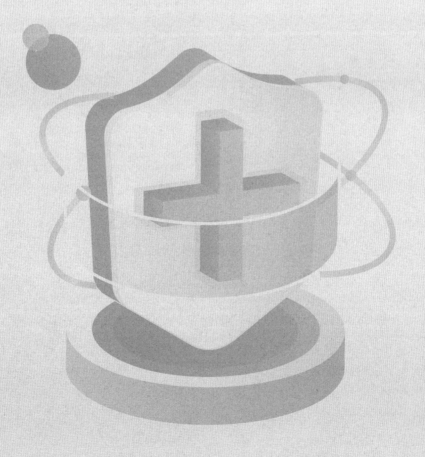

第一节

GB/T 12903—2008《个体防护装备术语》要点分析

引 言

消毒供应中心存在高温、噪声、化学制剂等多种可能对人体造成伤害的因素，因此非常有必要准备足够的、适当的个体防护装备，包括防烫手套、面屏、口罩、耳塞、防静电鞋等。GB/T 12903—2008《个体防护装备术语》为强制性国家标准，于 2008 年 12 月 11 日发布，自 2009 年 10 月 1 日起实施，全部代替 GB/T 12903—1991。本标准规定了个体防护装备的术语及定义，适用于有关标准的制定、修订，技术文件的编制，专业手册、教材、书刊等的编写和翻译，但不适用于医疗救护用个人防护装备。

学习要点

一、通用术语

（1）个体防护装备：从业人员为防御物理、化学、生物等外界因素伤害所穿戴、配备和使用的各种保护物品的总称。在生产作业场所穿戴、配备和使用的劳动防护用品也称个体防护装备。包括头部防护装备、呼吸防护装备、眼面部防护装备、听力防护装备、手部防护装备、足部防护装备、躯体防护装备、坠落防护装备、劳动护肤用品和逃生防护装备。

（2）防护性能：防御各种危险和有害因素，保护工作人员安全与健康的能力。

二、防护装备术语

（1）呼吸防护装备：防御缺氧空气和空气污染物进入呼吸道的装备。在消毒供应中心里，若有环氧乙烷灭菌设备，需要配置相应的防毒面具。

（2）面罩（呼吸防护）：用于连接佩戴者呼吸道和其他装置并且将呼吸道和外界空气环境隔离。面罩可以是全面罩、半面罩或四分之一面罩，也可以与帽子或上衣连接在一起。

（3）眼面部防护装备（简称眼面护品）：防御电磁辐射、紫外线及有害光线、烟雾、化学物质、金属火花和飞屑、尘粒，抗机械和运动冲击等伤害眼睛、面部和颈部的防护装备，眼面部防护装备包括太阳镜、职业眼面部防护装备和运动眼面部防护装备。

（4）防护面罩（眼面部防护）：保护面部的眼部防护用品，可以直接戴在头上或者连接在防护头盔上，既可以保护眼部，也可以保护面部、喉部和颈部。

（5）听力防护装备：保护听觉、使人耳免受噪声过度刺激的防护装备。

（6）耳塞：塞入外耳道内（耳内的）或戴在耳甲腔中对准外耳道口的（半耳内的）听力防护用品。

（7）耳罩：压在耳廓周围包围耳廓具有降低噪声伤害的听力防护用品，通常由耳壳、衬垫、头带等组成。

（8）足部防护装备：保护穿用者的小腿及脚部免受物理、化学和生物等外界因素伤害的防护装备。

（9）坠落防护装备：防止高处作业者坠落或高处落物伤害的防护用品。

（10）防护服：防御物理、化学和生物等外界因素伤害的躯体防护装备。

三、其他术语

（1）颗粒物（气溶胶）：悬浮在空气中的固态、液态或固态和液态的颗粒状物质。

（2）劳动护肤用品：防御物理、化学、生物等有害因素损伤皮肤或引起皮肤疾病的护肤剂。

（3）救生缓降器：通过主机内的行星轮减速机构及摩擦轮毂内的摩擦块的作用，保证使用者依靠自重始终保持一定速度安全降至地面的往复式高楼火灾自救逃生器械。

学习思考

1. 常用的个体防护装备有哪些？

2. 常用的面罩类型有哪些？

3. 耳塞和耳罩的区别？

第二节
GB 14866—2023《眼面防护具通用技术规范》要点分析

引　言

GB 14866—2023《眼面防护具通用技术规范》为强制性国家标准，于2023年12月28日发布，自2025年1月1日起实施，全部代替GB/T 14866—2006《个人用眼护具技术要求》和GB 32166.1—2016《个体防护装备　眼面部防护　职业眼面部防护具　第1部分：要求》。本标准给出了眼面部防护产品材料安全、结构安全、维护安全等基础性安全要求，规定了视野、屈光力和棱镜互差等几何光学性能要求，给出了透射比、散射光、交通信号灯识别等物理学光学性能要求，规定了防护区域、冲击防护、耐热、耐紫外辐射、耐腐蚀、通风孔防刺穿等十余项机械防护性能要求，适用于生产与生活中用于保护眼部或面部的防护产品或部件。此外，本标准还提出了产品永久标识要求，明确了产品永久标识的组成信息、标记位置、标记方式，并给出了示例；还根据人体测量和数据分析，给出了基于中国人头面部特征的眼面部防护产品用头部模型、眼面部防护区域的关键尺寸参数以及有关检测方法。

学习要点

一、眼面部防护产品的分类

根据外形和结构，可以将眼面部防护产品分为眼镜型、眼罩型、面屏型等。眼镜型面部防护产品示例图见图3-2-1，眼罩型面部防护产品示例图见图3-2-2、面屏型眼面部防护产品示例图见图3-2-3。

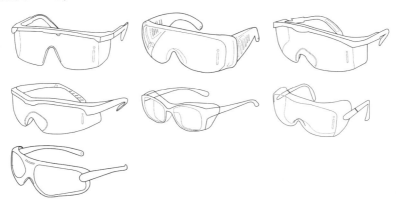

图3-2-1　眼镜型面部防护产品示例图

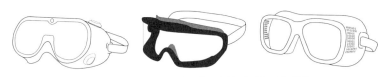

图 3-2-2　眼罩型面部防护产品示例图

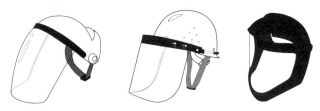

图 3-2-3　面屏型眼面部防护产品示例图

二、眼面部防护产品的一般要求

眼面部防护产品应满足使用目的和使用环境的要求，不应存在任何影响佩戴者健康或安全的因素，制造商应确保材料不会对佩戴者皮肤造成伤害，结构不应有凸出物、尖锐边缘或其他可能在使用过程中引起不适或造成伤害的部分，对于眼面部防护产品上可拆卸、调整、更换的机构或配件，应确保其拆卸调整更换时的便利性，尽量简化操作过程，操作中应符合人类工效学要求，应采取目视、触摸等方法进行检测。

三、眼面部防护产品的清洁和消毒

使用者应根据制造商在使用说明书中提供的眼面部防护产品的清洁消毒和维护的材料/方法和步骤对产品进行清洁消毒，眼面部产品性能不应出现变化或影响佩戴者的健康。

四、眼面部防护产品的基本冲击防护性能

基本冲击防护性能是眼面部防护产品的最低机械强度要求，本标准中的眼面部防护产品均应符合该要求。默认情况下，应使用中号头部模型进行测试，对于带有侧面保护的眼面部防护产品，测试位置共有 4 个，分别是左眼的正面和侧面、右眼的正面和侧面。对于不带有侧面保护的眼面部防护产品，测试位置共有 2 个，分别是左眼的正面、右眼的正面。

五、眼面部防护产品的检测

按照 GB/T 32166.2—2015《个体防护装备　眼面部防护　职业眼面部防护具　第 2 部分：测量方法》给出的方法检测，眼面部防护产品不应出现以下情况：镜片碎成两片或多片，整个眼面部防护产品碎成两部分或多部分，镜片脱落，未受冲击一面有材料脱落，镜片被击穿，镜片与头部模型眼部接触。当眼面部防护产品后面装配有矫正镜片时，冲击之后，矫正镜片不应出现以下情况：镜片有裂纹或碎成两片甚至多片；钢球、镜架或镜片与头部模型眼部接触。

(学习思考)

1. 消毒供应中心眼面护具有哪些，各自的优缺点是什么？

2. 眼面部防护产品除了应具有基本抗冲击能力，还应具备哪些性能？

3. 消毒供应中心眼面护具的清洗消毒处理怎么执行？

第三节

GB 19082—2023《医用一次性防护服》要点分析

引　言

　　医用一次性防护服大量使用于医疗工作中，适用于医疗机构的人员在进行医疗、疾病防控等工作时，在可能接触具有传染性的血液、体液、分泌物、空气中颗粒物等潜在暴露风险场景下穿戴的医用一次性防护服。GB 19082—2023《医用一次性防护服》为强制性国家标准，首次发布于 2003 年（GB 19082—2003），于 2009 年进行了第一次修订，为现行标准（GB 19082—2009），于 2023 年进行了第二次修订，最新标准（GB 19082—2023）已于 2023 年 11 月 27 日发布，将自 2025 年 12 月 1 日起实施，全部代替 GB 19082—2009。本标准规定了医用一次性防护服的要求、标志、使用说明、包装运输和贮存等内容，描述了相应的试验方法。本节仅对 GB 19082—2023 进行介绍。

学习要点

　　一、术语和定义

　　（1）颗粒过滤效率：在规定检测条件下，防护服材料滤除空气中颗粒物的百分比。

　　（2）合成血液：由红色染料、表面活性剂、增稠剂和蒸馏水组成的混合物，其表面张力和黏度可以代表血液和其他体液，并具有与血液相似的颜色。

　　（3）透湿率：在试样两面保持规定的温湿度条件下，规定时间内垂直通过单位面积试样的水蒸气质量。

　　二、产品要求

　　（1）基本要求：要求防护服干燥、清洁、无霉斑，无表面粘连、裂缝、孔洞等缺陷。防护服连接部位平整，密封，无气泡。装有拉链的防护服拉链不能外露，拉头能自锁。防护服袖口、脚踝口采用弹性收口方式，帽面部收口和腰部采用弹性收口、拉绳收口或搭扣等方式，确保结合部位严密。

　　（2）尺寸要求：防护服的身长、袖长、胸围、袖口和脚踝口应符合制造商规定的尺寸和允差要求。

　　（3）材料物理性能：对撕破强力、断裂强力、抗刺穿强力、接缝强力、耐磨损性能、耐屈挠破坏性能进行物理性能分级。

（4）材料液体阻隔功能：抗渗水性中的抗静水压值介于 4～13 kPa、表面具有抗沾湿性能、抗合成血液穿透性压强值不应低于 1.75 kPa 的要求。

（5）材料阻隔传染因子穿透性能：抗噬菌体穿透性压强值应≥0 kPa，颗粒过滤效率不应小于 70%，透湿率不应小于 3 500 g/（m²·24 h），不具备易燃性且离开火焰后继续燃烧时间≤5 s，带电量≤0.6 μC/件，无生物相容性危害，灭菌防护服为无菌状态，非灭菌防护服微生物总数≤200 CFU/g，若采用环氧乙烷灭菌，其环氧乙烷残留量不应超过 10 μg/g。

三、标志与使用说明

（1）标志：防护服最小销售包装应具有清晰的中文标志，至少包括产品名称、型号、规格、生产日期或批号、使用期限或失效日期、制造商名称及联系方式、执行标准编号或产品技术要求编号、注册证、一次性字样或是否灭菌等信息。

（2）使用说明：至少包括执行标准编号或产品技术要求编号、材料物理性能、型号规格等信息。

学习思考

1. 医用一次性防护服相关要求应符合什么标准？
2. 使用者拿到医用一次性防护服应该做哪些检查？
3. 医用一次性防护服使用后的注意事项？

第四节
GB 19083—2023《医用防护口罩》要点分析

引　言

　　口罩包括医用口罩、医用外科口罩和医用防护口罩等。GB 19083—2023《医用防护口罩》为强制性国家标准，首次发布于 2003 年（GB 19083—2003），于 2010 年进行了第一次修订，为现行标准（GB 19083—2010），于 2023 年进行了第二次修订，最新标准（GB 19083—2023）已于 2023 年 11 月 27 日发布，自 2025 年 12 月 1 日起实施，全部代替 GB 19083—2010。本节仅对 GB 19083—2023 进行介绍。本标准规定了一次性使用医用防护口罩的要求、标志与使用说明及包装和贮存，适用于医疗工作环境下，过滤空气中的颗粒物，阻隔飞沫、血液、体液、分泌物等的自吸过滤式口罩（半面罩）。

学习要点

　　一、术语和定义

　　（1）过滤效率：在规定检测条件下，口罩滤除颗粒物的百分比。

　　（2）死腔：从前一次呼气中被重新吸入的气体的体积；用二氧化碳在吸入气中的体积分数表示。

　　（3）总泄漏率：在试验室规定测试条件下，受试者吸气时从包括口罩在内的所有部位泄漏入口罩内的模拟剂浓度与测试环境中模拟剂浓度的比值。

　　二、产品要求

　　（1）基本要求：口罩材料和结构设计的外观无破损、污渍，能覆盖佩戴者的口鼻部，并能紧密贴合面部，口罩不应设置呼气阀，口罩上配有鼻夹或替代鼻夹的设计，佩戴时起到固定和密合作用，口罩带采用弹性材料或可调节设计，便于佩戴和摘除，能将口罩牢固地固定在脸上。

　　（2）口罩带连接强度：每根口罩带的断裂强力应≥10 N，口罩带与口罩体每个连接点处的断裂强力均应≥10 N。

　　（3）过滤效率：防护级别为 1 级的口罩对非油性颗粒过滤效率应≥95％，防护级别为 2 级的口罩对非油性颗粒过滤效率应≥99％。

　　（4）死腔：吸入空气中二氧化碳平均体积分数应≤1％。

（5）抗合成血液穿透性：将 2 mL 合成血液以 16 kPa（约为 120 mmHg）压力喷向口罩，口罩内侧不应出现渗透。

（6）微生物指标：灭菌口罩应无菌，非灭菌口罩微生物总数应≤100 CFU/g。

（7）其他：口罩如经环氧乙烷灭菌或消毒，其环氧乙烷残留量应≤10 μg/g。若制造商明示口罩材料不具有易燃性，续燃时间应≤5 s。生物相容性方面，皮肤刺激性原发刺激记分应≤0.4，细胞相对增殖率（存活率）应≥70%。

三、标志与使用说明

（1）标志：口罩最小销售单元应具有清晰的中文标志，标志内容应至少包括产品名称和本文件规定的级别、型号规格、生产日期和（或）批号、使用期限或者失效日期、制造商名称及联系方式、执行标准编号或产品技术要求编号、产品注册证编号等。

（2）使用说明：防护级别，执行标准编号或产品技术要求编号，用途和使用限制，使用前需进行的检查，口罩佩戴方法、佩戴气密性检查方法相关说明等。

学习思考

1. 医用防护口罩的基本要求是什么？

2. 非灭菌口罩微生物总数是多少？

3. 医疗不同用途口罩的区别？

第五节
GB/T 38144—2019《眼面部防护　应急喷淋和洗眼设备》要点分析

引　言

消毒供应中心去污区是工作人员职业暴露的高风险区域，关于眼面部防护设备宜掌握相关要求。GB/T 38144—2019《眼面部防护　应急喷淋和洗眼设备》为推荐性国家标准，于 2019 年 12 月 10 日发布，自 2020 年 7 月 1 日起实施，适用于作业人员的眼部和身体在作业场所暴露于危险化学品等危险物品后，进行紧急冲洗处理的应急喷淋和洗眼设备。本标准由 2 个部分组成：

第 1 部分：技术要求（GB/T 38144.1—2019）；

第 2 部分：使用指南（GB/T 38144.2—2019）。

由于篇幅有限，本节仅对第 1 部分内容进行讨论分析，该部分规定了应急喷淋和洗眼设备的产品分类、技术要求、试验方法、标识和使用说明等，重点对分类、各类产品的结构和技术要求、试验方法等方面进行了讲解，适用于应急喷淋和洗眼设备正确使用方法的指导与参考。此外，本标准于 2024 年进行了修订，目前正在征求意见中。

学习要点

一、术语和定义

（1）应急喷淋器：紧急情况下进行全身冲淋的设备。

（2）自容式：设备不用连接水源，自身可以盛装冲洗液，可以独立使用的一种形式。

（3）复合式装置：由应急喷淋器、洗眼器或洗眼/洗脸器等组合成的装置。

二、产品分类

眼面部防护设备的应急喷淋和洗眼设备主要包括应急喷淋器、洗眼器、洗眼/洗脸器、复合式装置。使用者应根据不同的防护部位和需求选择相应的防护设备，消毒供应中心最常见的是洗眼器。

三、洗眼器的技术要求

洗眼器喷头应受到保护，防止接触空气中的污染物，在实施保护喷头的措施时，应保证当开启洗眼器时不需要使用者将防护装置取下，要求洗眼器一旦启动就能使用，不需要使用者再次手动操作才能使用。喷头应位于距离使用者站立的水平面至少 838 mm（33 英寸）的高度上，但不得超过 1 143 mm（45 英寸），且距离墙壁最近的障碍物至少为 153 mm（6 英寸）。喷头至少以 1.5 L/min 的流量提供冲洗液，保持洗眼时间至少 15 min，在冲洗眼睛时应有充足空间供使用者用手在冲洗液流中撑开眼皮。

学习思考

1. 应急喷淋和洗眼设备包括哪些类型？
2. 消毒供应中心洗眼器如何进行日常维护？

第六节
GBZ 2—2019《工作场所有害因素职业接触限值》要点分析

引　言

GBZ 2—2019《工作场所有害因素职业接触限值》根据《中华人民共和国职业病防治法》制定（GBZ 为国家职业卫生标准的缩写），为强制性国家职业卫生标准，首次发布于 2002 年（GBZ 2—2002），于 2007 年进行了第一次修订（新增 GBZ 2.1—2007，且 GBZ 2.2—2007 代替 GBZ 2—2002），于 2019 年进行了第二次修订（GBZ 2.1—2019 代替 GBZ 2.1—2007）。本标准由 2 个部分组成：

第 1 部分：化学有害因素（GBZ 2.1—2019）；

第 2 部分：物理因素（GBZ 2.2—2007）。

本节仅对第 1 部分（GBZ 2.1—2019）内容进行分析讨论，该部分规定了工作场所职业接触化学有害因素的卫生要求、检测评价及控制原则，适用于工业企业卫生设计以及工作场所化学有害因素职业接触的管理、控制和职业卫生监督检查等。

学习要点

一、术语和定义

（1）化学有害因素：指工作场所存在或产生的化学物质、粉尘及生物因素。

（2）不良健康效应：机体因接触职业性有害因素而产生或出现的有害健康效应或毒作用效应，只有达到一定水平的接触，即过量的接触才会引起健康损害。

（3）职业接触限值（OELs）：劳动者在职业活动过程中长期反复接触某种或多种职业性有害因素，不会引起绝大多数接触者不良健康效应的容许接触水平。

（4）时间加权平均容许浓度（PC-TWA）：以时间为权数规定的 8 h 工作日、40 h 工作周的平均容许接触浓度。

（5）短时间接触容许浓度（PC-STEL）：在实际测得的 8 h 工作日、40 h 工作周平均接触浓度遵守 PC-TWA 的前提下，容许劳动者短时间（15 min）接触的加权平均浓度。

（6）最高容许浓度（MAC）：在一个工作日内、任何时间、工作地点的化学有害因素均不应超过的浓度。

（7）峰接触浓度（PE）：在最短的可分析的时间段内（≤15 min）确定的空气中特定物质的最大或峰值浓度。对于接触具有 PC-TWA 但尚未制定 PC-STEL 的化学有害因素，应使用 PE 控制短时间的接触。在遵守 PC-TWA 的前提下，容许在一个工作日内发生的任何一次短时间（15 min）超出 PC-TWA 水平的最大接触浓度。

（8）生物监测：系统地对劳动者的血液、尿等生物材料中的化学物质或其代谢产物的含量（浓度）或由其所致的无害生物效应水平进行的系统监测，目的是评价劳动者接触化学有害因素的程度及其可能产生的健康影响。该生物监测和消毒供应中心行业标准所述的生物监测并不相同。

二、工作场所空气中化学有害因素职业接触限值

工作场所空气中常见的化学有害因素职业接触限值见表 3-6-1。

表 3-6-1　工作场所空气中常见的化学有害因素职业接触限值

中文名	英文名	OELs/（mg·m^{-3}）			临界不良健康效应
		MAC	PC-TWA	PC-STEL	
过氧化氢	Hydrogen peroxide	—	1.5	—	上呼吸道和皮肤刺激；眼损伤
环氧乙烷	Ethylene oxide	—	2	—	皮肤、呼吸道、黏膜刺激；中枢神经系统损害
甲醛	Formaldehyde	0.5	—	—	上呼吸道和眼刺激
棉尘（总尘）	Cotton dust	—	1	—	棉尘病
二氧化氯	Chlorine dioxide	—	0.3	0.8	呼吸道刺激；慢性支气管炎
臭氧	Ozone	0.3	—	—	刺激

三、工作场所化学有害因素职业接触控制要求

（1）劳动者接触制定有 MAC 的化学有害因素时，一个工作日内，任何时间、任何工作地点的最高接触浓度不得超过其相应的 MAC 值。

（2）劳动者接触同时规定有 PC-TWA 和 PC-STEL 的化学有害因素时，实际测得的当日时间加权平均接触浓度不得超过该因素对应的 PC-TWA 值，同时一个工作日期间任何短时间的接触浓度不得超过其对应的 PC-STEL 值。

（3）劳动者接触仅制定有 PC-TWA 但尚未制定 PC-STEL 的化学有害因素时，实际测得的当日时间加权平均接触浓度不得超过其对应的 PC-TWA 值。

（4）同时劳动者接触水平瞬时超出 PC-TWA 值 3 倍的接触每次不得超过 15 min，一个工作日期间不得超过 4 次，相继间隔不短于 1 h，且在任何情况下都不能超过 PC-TWA 值的 5 倍。

学习思考

1. 什么是时间加权平均容许浓度（PC-TWA）？

2. 什么是短时间接触容许浓度（PC-STEL）？

3. 什么是最高容许浓度（MAC）？

4. 消毒供应中心常见化学有害因素的接触限值分别是多少？

第七节
YY 0469—2023《医用外科口罩》要点分析

引　言

YY 0469—2023《医用外科口罩》为强制性医药行业标准，首次发布于 2004 年（YY 0469—2004），于 2011 年进行了第一次修订（YY 0469—2011），于 2023 年进行了第二次修订，最新标准（YY 0469—2023）已于 11 月 22 日发布，将自 2026 年 12 月 1 日起实施。本标准规定了医用外科口罩的技术要求、试验方法、标志、包装、运输和贮存等内容，适用于医护人员在含有潜在血液、体液、分泌物污染风险的医疗环境及有创操作环境佩戴的一次性医用口罩。

学习要点

一、医用外科口罩

医用外科口罩能够覆盖佩戴者口鼻及下颌的屏障，用于防止佩戴者呼出的病原微生物、飞沫等直接污染患者或周围环境，并用于防止患者的体液、血液等喷溅物穿透口罩对佩戴者造成伤害。

二、医用外科口罩的技术要求

（1）外观：口罩外观应整洁、形状完好，不得有破损、污渍；口罩符合标志的设计尺寸及允差，佩戴好后应能罩住佩戴者的鼻、口至下颌，口罩的设计应能分辨其内外侧方向；口罩上应配有鼻夹，鼻夹由可塑性材料制成，长度应≥8 cm。

（2）口罩带：对于耳挂式口罩，每根口罩带、每根口罩带与口罩体两个连接点处的断裂强力应≥15 N；对于绑带式口罩，每根口罩带、每根口罩带与口罩体两个连接点处的断裂强力应≥10 N。

（3）抗合成血液穿透性：2 mL 合成血液以 16.0 kPa（约为 120 mmHg）压力喷向口罩外侧面后，口罩内侧面不应出现渗透。

（4）过滤效率及通气阻力：口罩的细菌过滤效率应≥98％，对非油性颗粒的过滤效率应≥80％，口罩两侧进行气体交换的通气阻力应≤60 Pa。

（5）其他：口罩材料应采用不易燃材料，离开火焰后燃烧≤5 s；细菌菌落总数≤30 CFU/g，包装标志有"灭菌"或"无菌"字样或图示的口罩应无菌；经环氧乙烷灭菌的口罩，其环氧乙烷残留量应≤10 μg/g；生物相容性方面，原发刺激记分应≤0.4，细胞相对增殖率（存活率）应≥70％，迟发型超敏反应不应大于1级。

三、医用外科口罩的标志

口罩最小包装应有清晰的中文标志，如果包装是透明的，应能透过包装看到标志。标志应包括产品名称、生产日期和（或）批号、制造商名称及联系方式、执行标准号、产品注册证号、使用说明、贮存条件、"一次性使用"字样或符号，如为灭菌产品应有相应的灭菌标志，并应注明所用的灭菌方法及灭菌有效期、规格尺寸及允差和产品用途等信息。

学习思考

1. 什么是医用外科口罩？
2. 医用外科口罩有哪些技术要求？
3. 医用外科口罩最小包装必须具备哪些标志？

第四章

清洗消毒设备相关行业标准要点分析

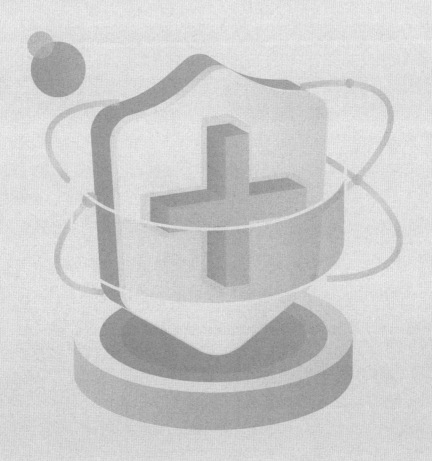

第一节

GB 30689—2014《内镜自动清洗消毒机卫生要求》要点分析

引　言

为了更好地对软式内镜进行清洗和消毒处理，越来越多的医疗机构会采用内镜自动清洗消毒机进行软式内镜的再处理。GB 30689—2014《内镜自动清洗消毒机卫生要求》为强制性国家标准，于 2014 年 12 月 22 日发布，自 2015 年 7 月 1 日起开始实施。本标准规定了内镜清洗消毒机的命名分类原则、性能要求、机械和程序要求、电器安全要求和包装、运输、贮存的要求，适用于内镜清洗消毒机的清洗消毒效果和安全性。

学习要点

一、术语和定义

（1）内镜自动清洗消毒机：使用化学消毒方式对内镜进行清洗和消毒的自动化设备，本标准中规定的内镜清洗消毒机是用于处理能浸在水或水溶液中的不耐热的柔性内镜。

（2）泄露测试：确认内镜包着的表层和里面的管道是否完整地检测，测试时保持较低的正压。

（3）自身消毒程序：自动控制器控制下的操作程序，在清洗器内空载时使用，对用于清洗、消毒和漂洗器械使用的水和水溶液接触的所有的液体输送系统、腔体、水槽和其他部件进行消毒。

二、清洗系统

（1）准备：内镜自动清洗消毒机应能对内镜的所有表面进行清洗，包括内表面和外表面。

（2）冲洗：内镜自动清洗消毒机应能够对内镜的内表面和外表面都进行必要的冲洗。冲洗水或冲洗溶液在每次处理过程中或每次处理后排放，不可回用。

（3）清洗：清洗溶液在每次处理过程中或每次处理后排放，不可回用。应对整个清洗阶段溶液的温度进行监控，确保温度控制在清洗液制造商规定的温度范围内。

（4）漂洗：漂洗应保证残余液体的浓度（处理的化学物质和污染物包括微生物污染

物）降低到不会影响消毒效果的水平。

三、消毒

内镜自动清洗消毒机选择的消毒剂分为液态、气态，至少要求能杀灭 lg5 大肠杆菌、金黄色葡萄球菌和铜绿假单胞菌，能杀灭 lg4 白念珠菌、分枝杆菌、黑曲霉菌和脊髓灰质炎病毒疫苗株，在一定的时间内消毒液能杀灭 lg5 的枯草杆菌黑色变种芽孢。一次性使用的消毒剂应每批次进行浓度监测；重复使用的消毒剂配制后应测定一次浓度，其后的监测频率遵循产品说明书执行；产品说明书未写明的，消毒内镜数量达到规定数量的 1/2 后，每条内镜消毒前应进行测定。

四、最后漂洗

（1）漂洗要求：①内镜自动清洗消毒机如果附带水的处理设备宜使水质的理化指标达到纯化水要求，并不得存储再次使用。②应保证细菌总数<10 CFU/100 mL。

（2）漂洗水的排放：内镜自动清洗消毒机应有漂洗水排放装置，器械管道内残余的漂洗水可通过过滤气体吹出。空气过滤器应能去除 99.99% 的 0.2 μm 以上的颗粒，在自动程序完成后器械的外表面不应含有太多水分，不需要在使用前再次擦干。

五、设备的自身消毒

设备应有自身消毒程序确保内镜自动清洗消毒机不会堆积器械的污染物质，并且在设备因维护、维修或测试中断使用后进行自身消毒。自身消毒程序应保证对内镜清洗、消毒、漂洗阶段所使用的水或溶液接触的内镜自动清洗消毒机的所有腔体、管道和水槽进行消毒。

学习思考

1. 泄露测试的方法及目的是什么？
2. 内镜自动清洗消毒机常见使用的消毒剂是什么？
3. 内镜自动清洗消毒机处理后的软式内镜可以保存在清洗槽内吗？

第二节
YY/T 0734《清洗消毒器》要点分析

引　言

　　YY/T 0734《清洗消毒器》为推荐性医药行业标准，适用于对可重复使用的医疗器械进行清洁和消毒的清洗消毒器的指导与参考，由5个部分组成，各部分的现行版本有所不同，具体如下：

　　第1部分：通用要求和试验（YY/T 0734.1—2018）；

　　第2部分：对外科和麻醉器械等进行湿热消毒的清洗消毒器　要求和试验（YY/T 0734.2—2018）；

　　第3部分：对人体废弃物容器进行湿热消毒的清洗消毒器　要求和试验（YY/T 0734.3—2018）；

　　第4部分：对非介入式等医疗器械进行湿热消毒的清洗消毒器　要求和试验（YY/T 0734.4—2016）；

　　第5部分：对不耐高温的非介入式等医疗器械进行化学消毒的清洗消毒器　要求和试验（YY/T 0734.5—2020）。

　　本标准第1部分规定了自动控制的清洗消毒器及其附件的术语和定义、通用要求、试验方法、标志与使用说明书、包装、运输和贮存等，适用于对可重复使用的医疗器械和对医疗机构等领域的物品进行清洁和消毒的清洗消毒器，处理特殊负载的清洗消毒器的要求和试验由本标准的其他部分或其他标准规定；第2部分规定了预期在单一工作周期对可重复使用医疗器械，例如外科器械、麻醉器械等进行清洗和湿热消毒的清洗消毒器的专用要求；第3部分规定了采用单个工作周期对盛接人体废弃物容器进行清空、冲洗、清洁和湿热消毒的清洗消毒器的专用要求；第4部分要求的清洗消毒器适用于非介入式（即非穿透皮肤或非接触黏膜表面）等复用医疗器械的清洗和消毒，不适用于内镜清洗消毒器，本部分规定进行处理的医疗器械不包括动力器械、管腔器械和其他介入器械；第5部分要求的清洗消毒器适用于对非介入式、不耐高温的可重复使用医疗器械，在一个周期内进行清洁和化学消毒的清洗消毒器的特殊要求，包括清洁和消毒的性能要求，以及有可能会用到元器件和附件的要求。

学习要点

第1部分：通用要求和试验

一、清洗消毒器的基本要求

（1）外表面应处理光滑并且易于清洁，所有可维修部件和表面都不应有尖锐的边角和毛刺等。

（2）设备在运行过程中，腔体、管路和相关部件不应出现泄漏。

（3）负载架（清洗层架）的结构应确保其本身在正常工作周期过程中被清洁和消毒，并且不应阻碍自排水。

（4）清洗消毒器的设计和结构应能保证在消毒和后续阶段中，负载不得二次污染。

二、清洗消毒器的运行要求

清洗消毒器应是自动控制型，每个周期一般包括清洁、消毒、漂洗和干燥（若适用）等阶段，其中清洁可以包括更多的环节，例如清洗阶段可以包括预洗、酶洗和碱洗等。消毒可以采用湿热消毒或化学消毒，但是在实际条件允许的情况下，优先使用湿热消毒。

1. 清洁

（1）在冲洗阶段，注入的水应保持足够的低温（<45 ℃）以阻止蛋白质发生凝固。

（2）在清洗阶段，与负载接触的水和水溶液的温度应控制在清洗消毒器制造商规定的限值内，清洗剂的温度也应控制在清洗剂制造商声明的温度范围内。

2. 消毒

（1）湿热消毒：湿热消毒可以通过暴露在热水、蒸汽或者两者的混合物来实现。在规定的消毒时间内，负载、负载架和腔体内壁的表面温度应不低于规定的最低温度。

（2）化学消毒：负载的所有表面、腔体内壁和负载架应暴露在规定浓度和温度的化学消毒剂中达到规定的接触时间。

3. 漂洗

清洗消毒器应提供漂洗阶段。漂洗完成后，负载表面的化学剂浓度应≤化学剂制造商或供应方规定的水平，确保负载在预期使用过程中的安全。

4. 干燥

（1）干燥阶段结束后应监测不到残留水。

（2）干燥所用的热空气或者压缩空气的质量不应降低负载的清洁度，也不应将微生物污染引入到负载中，一般使用高效微粒过滤器过滤得到不含细菌或微粒污染的空气。

三、清洗消毒器的装载门和卸载门及控制

清洗消毒器可安装一个门，用于装载和卸载；也可以安装两个"直通"型的门，一个用于装载，另一个用于卸载。对于双门清洗消毒器门的控制：

（1）工作周期的开始控制应只能装在清洗消毒器的装载端，当装载门关闭和锁好以后，在清洗消毒器结束完整的工作周期之前，应无法打开卸载门。

（2）若发生故障，应只能打开装载门。

（3）操作人员应无法在清洗消毒器的一端操作，从而打开或关闭另一端门。

（4）在正常操作条件下，应不允许同时打开清洗消毒器两端的门，以防止空气自由流过清洗消毒器。

四、水喷淋系统

（1）当按制造商使用说明书的规定放置负载时，喷头的位置分布应确保喷淋水能与负载和负载架各个部分完全接触。

（2）应能防止喷头发生微粒的堵塞，所有安装喷头的管道都应可拆卸，能检测喷头是否发生堵塞。

（3）所有预期由用户拆卸的喷头应设计成最少能够完成 250 次拆装。

五、负载温度保护

（1）设备应提供一个或多个超温保护装置，防止其暴露温度过高而导致待处理的热敏器械发生损坏，超温保护装置最高限温是 +5 ℃。

（2）在消毒阶段维持时间内，消毒温度介于设定温度至设定温度 +5 ℃之间，在任意时刻同一负载的表面测得的温度与同一阶段内测得的平均温度相比，变化量应 ≤ ±2 ℃，并且同一时刻任意负载的温度差值不能超过 4 ℃。

六、配套推车要求

（1）推车的设计应使操作人员在装载和卸载时，推车易于与清洗消毒器对齐。

（2）推车应提供装置收集负载上的残留液体，防止其滴落到地面，而且该装置应能被拆卸清洁。

（3）推车应安装停车掣动装置，使满载的推车在 3°的斜坡上能保持稳定。

第 2 部分：对外科和麻醉器械等进行湿热消毒的清洗消毒器　要求和试验

一、术语和定义

（1）麻醉和呼吸附件：指呼吸软管、储气囊和其他麻醉产品，此类型产品通过喷淋喷头不能被充分冲洗，处理时需安装在固定的喷淋喷头上。

（2）管腔器械：指由软管、硬管（单管或同轴组合）组成的器械，需要用专用的连接器与清洗消毒器连接。

二、相关要求

（1）在处理管腔器械和（或）动力装置时，清洗消毒器应提供必要的连接器和负载架，并确保所有装置在处理过程中都能够得到充分的清洗。这里必须注意负载架上空置的连接器不应故障，没用连接器械时不应开放通路，避免水流从此处大量流出。

（2）在清洗阶段，负载、腔体内壁、腔体排污口和负载架所有表面的温度应在设定温度至设定温度 +10 ℃之间，且各点温差 ≤5 ℃（注：一个清洗阶段可以包含 ≥2 个清洗温度和清洗温度范围）。

（3）在湿热消毒阶段，腔体内部和负载架表面的 A_0 值应 ≥600，清洗消毒器应能设置消毒时间和消毒温度，能确保最大 A_0 值 ≥3 000。

（4）同一压力源供应流体要求：同一压力源向超过 1 个通道或负载供应流体，应确保对每个通道或负载的清洗、消毒和漂洗处理有效。具体含义就是即使专用清洗架的各个水流出口压力有变化，但是要确保压力最小的连接器也能提供足够的水量和冲洗力量。

第3部分：对人体废弃物容器进行湿热消毒的清洗消毒器 要求和试验

一、相关要求

（1）清洗消毒器应能处理一种或多种人体废弃物容器及其支架。

（2）清洗消毒器应能在每个运行周期处理一个或多个人体废弃物容器。

（3）在对人体废弃物容器（常见的有尿壶、便盆等）进行处理〔如清空、清洁（冲洗、清洗）、消毒、干燥等〕的过程中，腔体内表面应做好清洗和消毒。

（4）清洁：容器应用足够的水冲洗去除明显的污染物，应能清洗容器的内外表面（注：用于冲洗/清洗容器的水可不经循环使用就排放，或在运行周期的一个单一冲洗/洗涤阶段内循环使用）。

（5）在消毒阶段，负载表面的温度不应低于消毒温度。所有需要消毒的表面均应暴露在 A_0 值≥60 的条件下处理（对于湿热消毒来说，这个要求非常容易达到）。在规定了时间—温度关系的整个消毒过程中，负载和腔体壁表面的温度应在设定温度至设定温度 +15 ℃之间。

二、清空试验要求

清洗消毒器应分别对每种预定要处理的容器进行试验，每个容器内装不少于占其最大容量 75% 的水，包含手动清空和自动清空两种类型。应尽可能避免使用手动清空容器，当容器被自动清空时应确保容器的内容物和内容物产生的悬浮物没有泄漏。当容器放入清洗消毒器手动清空时，门和负载架的设计应使得容器被清空时和放置在负载架上都不会发生溢出或泼洒。

第4部分：对非介入式等医疗器械进行湿热消毒的清洗消毒器 要求和试验

一、术语和定义

非介入式器械：通过人体腔道或体表，不能穿透体内的器械。

二、相关要求

1. 清洁

与本节第 2 部分相同，在清洗阶段，负载、腔体内壁、排水孔和负载架的任何表面温度应在设定温度至设定温度+10 ℃之间，且不同表面温差≤5 ℃（注：一个清洗阶段可以包含≥2 个清洗温度和清洗温度范围）。

2. 消毒

（1）运行周期应包括湿热消毒阶段，此阶段的时间和温度应维持被消毒的负载各表面的 A_0 值至少为 60。

（2）消毒时，负载、清洗室壁和负载架表面温度应在消毒温度的 $0\sim+10$ ℃内。

（3）消毒时间应能预先设定，设定时间范围通常为 $1\sim60$ min，时间调整应由密码、钥匙或工具进行。

第5部分：对不耐高温的非介入式等医疗器械进行化学消毒的清洗消毒器　要求和试验

一、术语和定义

化学消毒：通过一种或多种消毒剂的作用实现的消毒。凡不适用于物理消毒灭菌的物品，都可以选用化学消毒灭菌法，如非介入、不耐高温的可重复使用医疗器械。

二、相关要求

1. 清洁

（1）清洗开始时，清洗消毒器的温度控制传感器所测得的温度不低于设定的清洗温度。

（2）清洗过程中，清洗消毒器的温度控制传感器所测得的温度与设定温度偏差应≤±5 ℃。

（3）清洗阶段结束后目测，负载上应无明显的可见污染物。

2. 消毒

（1）可以有单独的化学消毒阶段，也可以与清洁阶段合并。

（2）测试时，负载表面在清洗消毒器的最小暴露时间、最低浓度和最低温度下，消毒效果应达到：①繁殖体杀灭对数值≥5。②酵母菌杀灭对数值≥4。③包膜病毒灭活杀灭对数值≥4（注：化学消毒无法和湿热消毒一样使用 A_0 值进行消毒效果评价）。

3. 漂洗

终末漂洗用水的含菌量应＜10 CFU/100 mL。

4. 自身消毒

（1）设备应有自身消毒周期以确保清洗消毒器不会成为负载的污染源。

（2）自身消毒可以采用湿热消毒或者化学消毒，湿热消毒的 A_0 值最少应达到 60，并应该能够设置 A_0 值达到 600；若使用化学消毒，应使用不同于负载消毒的化学消毒剂（即消毒器械和自身消毒的化学消毒剂应不同），因为使用基于相同有效成分的化学消毒剂会导致具有该消毒剂抗性的微生物增殖的风险。

5. 干燥

（1）应能对负载进行干燥。

（2）程序结束时有少量可见水也视为合格。

学习思考

1. 清洗消毒器有哪些类型？

2. 如何测定化学消毒的消毒效果？

3. 本标准为何把介入器械和非介入器械完全分开描述？

第三节

YY/T 0992—2023《内镜清洗工作站》要点分析

引 言

内镜清洗包括多个步骤，需要使用多个清洗槽等配件完成清洗工作。YY/T 0992—2023《内镜清洗工作站》规定了内镜清洗工作站的分类与型式、要求、标志、使用说明书、包装、运输和储存，适用于主要用在医疗机构对软式或硬式内镜进行手动清洗，并可使用化学消毒剂进行消毒的内镜工作站。本标准为推荐性医药行业标准，于2023年6月20日发布，自2024年7月1日起实施，全部代替YY/T 0992—2016。

学习要点

一、术语和定义

（1）内镜清洗工作站：由不同功能槽及附件组成，用于对内镜进行手动清洗，并可以使用化学消毒剂进行消毒的设备。

（2）灌流装置：使液体注入内镜管腔的装置，以达到内镜管腔内部清洗、消毒的目的，主要用于软式内镜。

二、分类

按内镜种类，内镜清洗工作站可分为软式内镜清洗工作站和硬式内镜清洗工作站，两者主要的区别是超声波、灌流器的区别。

三、外观与结构

（1）内镜工作站功能槽外表面及台面应光滑、无死角且易于清洁，要配置纱布架。

（2）内镜工作站的功能槽均应设有排水口，排水口应有过滤功能，过滤网格尺寸应不大于25 mm²，且任意一边长或直径不应大于5 mm，必要时要有防溢水口（实际使用经验表明，有防溢水口更实用）。

（3）软式内镜工作站应至少包括清洗槽、漂洗槽、消毒槽、终末漂洗槽和干燥台；硬式内镜工作站应至少包括初洗槽、清洗槽、超声槽、终末漂洗槽和干燥台。

（4）各功能槽应有容量标识，标示的分度值应≤2 L，容量标示误差应≤20%。

四、功能槽要求

（1）初洗槽：硬式内镜工作站初洗槽至少应配置水龙头、清洗喷枪。

（2）清洗槽：软式内镜工作站清洗槽应至少配置清洗喷枪、注水装置、灌流装置、计时装置、水龙头，且有容量标识，还应配置适宜的便于拆卸接头。硬式内镜工作站清洗槽应至少配置水龙头、清洗液灌流装置，且有容量标识。若有清洗液自动配比装置，其混合比例可以调节，所加入剂量与设定值的误差应在 $\pm 5\%$ 范围以内。

（3）超声槽：内镜工作站应至少配置超声装置、水龙头，超声装置的实际功率应 $\geqslant$ $0.3\,W/cm^2$，因故障导致的功率过低会严重降低清洗效果，所以需要定期使用超声波清洗效果测试装置进行测试，宜具有加热功能，加热温度在 $0\sim45$ ℃可调。

（4）终末漂洗槽：应配置计时装置、灌流装置和水龙头。

（5）干燥台：应配置空气过滤减压装置、清洗喷枪（气源）和纱布架，所有的物品均在干燥台上彻底干燥。关于气枪的要求：能过滤 $\geqslant 0.2\,\mu m$ 的微粒，压力可在 $0.15\sim$ $0.85\,MPa$ 范围调节，显示精确度 $\leqslant 0.02\,MPa$。也可以配备乙醇干燥功能。

五、自身消毒程序

内镜清洗工作站应有自身消毒程序，可以由用户选择程序并自动运行，应对终末漂洗槽全管路系统进行消毒。

学习思考

1. 内镜清洗工作站的组成及功能？

2. 超声波清洗槽超声功率测量的可行方案？

3. 较为合理的软式内镜和硬式内镜需要搭配多少不同的功能槽？

第四节

YY/T 1309—2016《清洗消毒器 超声清洗的要求和试验》要点分析

引 言

随着医疗技术的发展，医疗设备的种类和数量不断增加，设备的清洗和消毒成为医疗质量管理的重要环节。超声清洗作为一种高效、环保的清洗方式，被广泛应用于医疗设备的清洗和消毒，为规范超声清洗设备的性能要求，保证清洗效果，原国家食品药品监督管理总局牵头制定了 YY/T 1309—2016《清洗消毒器 超声清洗的要求和试验》，主要规定了超声清洗设备的性能要求、清洗效果的验证方法以及相关的试验要求。本标准为推荐性医药行业标准，于 2016 年 3 月 23 日发布，自 2017 年 1 月 1 日起实施。

学习要点

一、术语和定义

（1）超声清洗：采用超声波在水中震荡产生空化效应进行清洗，以去除器械表面污物及其他杂质。适用于管腔及结构复杂器械的清洗，宜与手工清洗或清洗消毒器联合使用。

（2）超声换能器：在超声频率范围内，将电能转换成机械能和（或）将机械能转换成电能的装置。

二、工作过程

（1）超声波发生器通过一系列的振荡电路将外接电源的 50 Hz 的频率转换为 20 kHz 以上的高频电信号；超声换能器将高频电信号转换为同等频率的机械震荡信号，这些高频震荡信号以声波形式传播。

（2）超声波在清洗液中传播时会形成数以万计的微小的真空泡（空洞），这些气泡在超声波纵向传播的负压区形成、生长，最终发生向内崩塌，在局部区域产生极高的温度和压力，这个现象被称为"空化效应"。空化效应所产生的高速微射流和强烈的剪切力能够去除物体表面或内部缝隙中的污垢、油脂、氧化物等污染物，同时，污染物质会被分解成较小的颗粒，从而易于被清洗液冲刷走。

三、性能要求

（1）超声换能器的发热不应该使腔体内的水温超过 35 ℃。

（2）应根据器械的不同材质选择相匹配的超声频率。超声清洗的超声工作频率参考选用 20～150 kHz 范围。超声波频率越低，清洗效果越好，但是器械表面产生的气蚀现象也越强烈。普通器械的超声清洗频率为 35～40 kHz；精密细小的器械（如眼科器械及微小器械）则宜选择 80 kHz 或 100 kHz，或遵循器械厂家说明书。

（3）超声功率容积比：超声清洗的超声发生器输入总功率与超声介质有效容积比应在 10～40 W/L。

（4）超声功率密度：超声换能器发射端面单位面积的功率范围应在 0.3～0.55 W/cm²。

（5）超声清洗阶段的工作噪声应≤75 dB（A 计权）。

（6）超声清洗作用于玻璃材质医疗器械时，应无破碎。

四、超声波清洗机的验证

通过目测和实际操作检验超声波清洗机空化效应、超声波清洗机对器械外部（管腔内部）污染物去除情况。

五、注意事项

（1）为保证超声清洗的效果，在注入适量清洗液后，需先运行 5 min，充分排除清洗液中的空气。

（2）每次清洗时间一般≤10 min，或遵循器械生产厂家的说明书。

（3）清洗时应盖好超声清洗机盖子，防止产生气溶胶。

学习思考

1. 自己所在医院目前使用的超声清洗机的工作频率是多少？是否可调节？

2. 超声清洗时管腔器械如何摆放？为什么？

第五节

GB 28234—2020《酸性电解水生成器卫生要求》要点分析

引 言

随着人们对公共卫生安全越来越重视，特别是在医疗卫生、食品加工等领域，对于清洁和消毒材料的安全性、有效性有更高的要求。酸性电解水作为一种安全环保的消毒剂，其应用逐渐广泛。GB 28234—2020《酸性电解水生成器卫生要求》为强制性国家标准，于 2020 年 7 月 23 日发布，自 2021 年 8 月 1 日起实施，全部代替 GB 28234—2011。本标准规定了酸性电解水生成器和酸性电解水的技术要求、应用范围、使用方法、运输、贮存和包装、标识及检验方法，适用于连续发生型酸性氧化电位水生成器和微酸性电解水生成器及其生成的酸性氧化电位水和微酸性电解水。

学习要点

一、术语和定义

（1）酸性电解水生成器：利用电解槽将氯化钠和（或）盐酸水溶液电解，生成以次氯酸为主要杀菌成分的酸性水溶液（pH 值<6.5）的装置。包括酸性氧化电位水生成器和微酸性电解水生成器。

（2）酸性氧化电位水生成器：利用有隔膜式电解槽将氯化钠水溶液电解，在阳极一侧生成具有低浓度有效氯、高氧化还原电位的酸性水溶液（pH 值为 2.0～3.0）的装置。

（3）微酸性电解水生成器：利用有隔膜或无隔膜式电解槽将盐酸和（或）氯化钠水溶液电解，生成以次氯酸为主要杀菌成分的酸性水溶液（pH 值为 5.0～6.5）的装置。

（4）氧化还原电位：在电解过程中，氧化物质和还原物质同处于离子状态时，在电极和溶液之间产生电位差时的电极电位。

（5）碱性电解水：在电解生成酸性氧化电位水的同时，从电解槽内阴极一侧生成的负氧化还原电位的碱性水溶液。

二、技术要求

1. 主要元器件要求

（1）电解槽：电解槽体、阴阳电极及离子隔膜对电解产物具有耐腐蚀性，且无溶出物。电解槽电极的正常使用寿命应≥3 000 h。

（2）材料：输送和贮存酸性电解水的管道和容器应是耐腐蚀、避光、无溶出物的非金属材料。

2. 性状及理化指标

（1）酸性氧化电位水：外观为无色透明液体，有轻微氯味，pH 值为 2.0～3.0，有效氯含量为 50～70 mg/L，氧化还原电位（ORP）为 1 100 mV，残留氯离子应＜100 mg/L，生成量应≥1 000 mL/min。

（2）微酸性电解水：外观为无色透明液体，有轻微氯味，pH 值为 5.0～6.5，有效氯含量为 40～80 mg/L，氧化还原电位（ORP）为≥600 mV，残留氯离子应＜1 000 mg/L，生成量应≥1 000 mL/min。

三、应用范围及使用方法

酸性氧化电位水和微酸性电解水的主要有效成分均为次氯酸（HCLO），两种酸性电解水的应用范围及使用方法见表 4-5-1。

表 4-5-1　酸性氧化电位水和微酸性电解水的应用范围及使用方法

应用范围	酸性氧化电位水（pH 值为 2.0～3.0）	微酸性电解水（pH 值为 5.0～6.5）
灭菌前手工清洗手术器械和用品	浸泡消毒 2 min，净水冲洗 30 s	无
内镜	全部浸没于酸性氧化电位水，并用全管道灌流器将酸性氧化电位水出水口与内镜各孔道连接，使用动力泵将各管道充满消毒液，流动冲洗浸泡消毒 3～5 min	无
一般诊疗用品	流动冲洗浸泡 3～5 min	无
卫生手	先用碱性电解水冲洗 20 s 再然后用酸性氧化电位水流动冲洗消毒 1 min，用碱性电解水或自来水冲洗 10 s	流动冲洗消毒 1 min，再用自来水冲洗 10 s
皮肤与黏膜	冲洗或反复擦洗消毒 3～5 min	冲洗或反复擦洗消毒 3～5 min
食（饮）具、食品加工器具	冲洗浸泡消毒 10 min	冲洗浸泡消毒 10 min
瓜果蔬菜	浸泡消毒 3～5 min	浸泡消毒 10 min
一般物体表面	冲洗浸泡消毒作用 3～5 min，或反复擦洗消毒 5 min	冲洗浸泡消毒作用 10 min，或反复擦洗消毒 10 min
地面等环境表面	用酸性氧化电位水消过毒的拖布擦拭地面 1～2 次（应朝同一方向擦拭）	无

续表

应用范围	酸性氧化电位水（pH 值为 2.0～3.0）	微酸性电解水（pH 值为 5.0～6.5）
织物类物品	清洗干净后，浸泡消毒 3～5 min	清洗干净后，用微酸性电解水流动浸泡消毒 10 min
口腔综合治疗台水路	无	首次消毒用 40 mg/L 微酸性电解水，对管路流动浸泡消毒，日常持续应用 10 mg/L 微酸性电解水对管路进行卫生处理及漱口

四、注意事项

（1）应将生成器和储水容器放置在干燥、通风良好且没有阳光直射的场所。

（2）酸性电解水应现用现制备，贮存时应选用避光、密闭、硬质聚氯乙烯材质制成的容器，室温条件下≤3 d。

（3）每次使用前应在使用现场酸性电解水出水口处，分别测定 pH 值和有效氯浓度。

（4）对除不锈钢以外的金属物品有一定的腐蚀作用，应慎用。

（5）消毒前，消毒对象应彻底清除有机物，然后再进行消毒处理。

（6）酸性电解水为外用消毒产品，不可直接饮用。

（7）皮肤敏感人员操作时应戴手套，碱性电解水不慎溅入眼内应立即用大量水冲洗，不得将酸性电解水和其他药剂混合使用。

（8）酸性氧化电位水生成器如仅排放酸性氧化电位水，长时间可造成铸铁材质排水管道等的腐蚀，故排放后应再排放少量碱性电解水或自来水。

学习思考

1. 什么是酸性电解水生成器？

2. 酸性氧化电位水和微酸性电解水的概念和区别？

3. 酸性氧化电位水和微酸性电解水的适用范围？

第五章

最终灭菌医疗器械包装相关行业标准要点分析

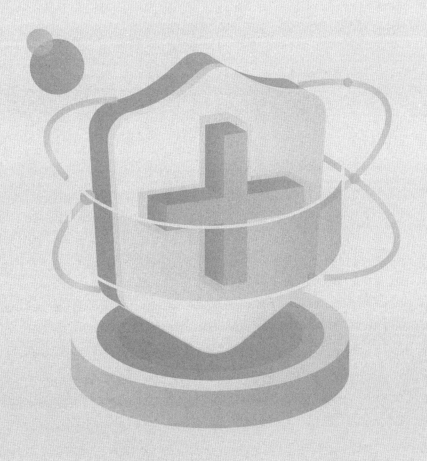

第一节

GB/T 19633—2024《最终灭菌医疗器械包装》要点分析

引　言

最终灭菌医疗器械包装系统的目标是能进行灭菌、提供物理保护、保持使用前的无菌状态，并能无菌取用。医疗器械的具体特性、预期的灭菌方法、预期使用、有效期限、运输和贮存都对包装系统的设计和材料的选择带来影响，所以设计和开发最终灭菌医疗器械包装的设计和开发过程是一项复杂而重要的工作。GB/T 19633—2024《最终灭菌医疗器械包装》为推荐性国家标准，首次发布于 2005 年（GB/T 19633—2005），于 2015 年进行了第一次修订（GB/T 19633—2015），2024 年进行了第二次修订（第 1 部分的内容增加了一倍），将自 2025 年 12 月 1 日起实施，全部代替 GB/T 19633—2015。本标准由以下 2 个部分组成。

第 1 部分：材料、无菌屏障系统和包装系统的要求（GB/T 19633.1—2024）；

第 2 部分：成型、密封和装配过程的确认的要求（GB/T 19633.2—2024）。

本标准第 1 部分规定了预期在使用前保持最终灭菌医疗器械无菌的材料、预成型无菌屏障系统、无菌屏障系统和包装系统的要求和试验方法，不适用于运送受污染医疗器械至再加工或处置地期间的包装材料和（或）包装系统，本部分的目的在于确立适用于各种潜在材料、医疗器械、包装系统设计和灭菌方法的总体原则和相关规则；第 2 部分规定了最终灭菌医疗器械包装过程的开发和确认要求，这些过程包括了预成型无菌屏障系统、无菌屏障系统和包装系统的成型、密封和装配，不适用于无菌制造医疗器械的包装，本部分的目的在于为制造和装配包装系统的过程提供行为和要求框架。本节只对第 1 部分进行讨论分析。

学习要点

一、术语和定义

（1）无菌屏障系统和保护性包装：无菌屏障系统用以描述执行医疗器械包装所需的特有功能的最小包装，其特有功能是可对其进行灭菌，提供可接受的微生物屏障，可无菌取用。保护性包装则用以保护无菌屏障系统，无菌屏障系统和保护性包装组成了包装系统。

（2）闭合和闭合完整性：闭合是指用不形成密封的方法关闭无菌屏障系统；闭合完整

性是指确保能在规定条件下防止微生物进入的特性。

（3）密封、密封完整性和密封强度：密封是指通过结合，使表面连接到一起的结果，形成微生物屏障，可通过粘合剂或热熔等方式连接表面；密封完整性是指尽量降低微生物侵入风险的密封特性；密封强度是指密封承受外力的机械性能。

（4）预成型无菌屏障系统：包括任何已完成部分装配的无菌屏障系统，如组合袋、顶头袋、包装卷材等。

（5）无菌取用：采用尽量降低微生物污染风险的条件和程序，从无菌屏障系统传递无菌内容物。

二、通用要求

1. 通用性能要求

包裹材料、纸、塑料薄膜、非织造布或可重复使用的织物应符合的通用性能要求如下。

（1）在规定条件下应无可溶出物并无味，不对与之接触的医疗器械的性能和安全性产生不良影响，特别提到由于气味很明显，因此不需要用标准化的试验方法测定气味。

（2）材料上不应有穿孔、破损、撕裂、皱褶或局部厚薄不均等影响材料功能的缺陷。

（3）材料应具有可接受的清洁度、微粒污染和落絮水平，应符合规定的或最低物理性能要求，如抗张强度、厚度差异、抗撕裂性、透气性和耐破度。

（4）在使用条件下，材料不论是在灭菌前、灭菌中或灭菌后，应不含有或释放出足以引起健康危害的毒性物质。

（5）材料应具有与规定的可接受准则一致的微生物屏障特性。

2. 重复性使用的无菌屏障系统要求

对于重复性使用的无菌屏障系统，如容器和纺织包裹，应确定按提供的说明处理是否会导致劣化，从而影响使用寿命。

（1）如果预期会发生劣化，应在产品标记中给出最大允许处理次数，或使用寿命终点应是可测定的。可通过说明基于测试确定的无菌屏障系统的重复使用次数，或者说明使用前的性能测试方法，或者说明推荐的外观检查及其接受或不接受准则，例如腐蚀、变色、点蚀和密封破裂。

（2）遵循推荐的处理和灭菌说明，重复性使用的无菌屏障系统在规定的使用寿命期间应保持不低于最低的性能特性。

3. 可重复性使用的容器要求

可重复性使用的容器还应满足以下要求。

（1）每一容器应有"打开迹象"系统，当闭合完整性被破坏时，能提供清晰的指示。

（2）在从灭菌器内取出、运输和贮存过程中，灭菌因子出入口应提供微生物屏障，容器的结构应便于对所有基本部件进行检验。

（3）相同容器型号的单个部件应可完全互换，或设计为部件不能互换。

三、微生物屏障特性要求

（1）应测定材料的不透过性，不透气性材料满足微生物屏障要求。

（2）透气性材料应具有适宜的微生物屏障，保证无菌屏障系统的完整性和产品的安全性。

四、与灭菌过程的适应性要求

（1）应证实材料、预成型无菌屏障系统和无菌屏障系统适用于其预期使用的灭菌过程、周期参数和过程限制。

（2）对预期用途的适应性的确定应考虑材料可能发生的变化。

（3）应评价材料的性能，以确保在经受规定的灭菌过程后材料的性能仍在规定的限度范围之内。规定的灭菌过程可能包括经受多次相同或不同的灭菌过程，当产品用多层包裹或多层包装时，可能对内外层材料的性能有不同的限定，适应性的确定能与所要采用的灭菌过程的确认同步进行。

五、标记系统的要求

（1）在使用前保持固定、完整和清晰。

（2）在规定的灭菌过程和周期参数的过程中和过程后，与材料、无菌屏障系统和医疗器械相适应，应不对灭菌过程造成不良影响。

（3）印墨不应向器械上迁移或与包装材料起反应，从而影响其有效性，也不应使其变色致使标签难以识别。预成形无菌屏障系统和无菌屏障系统制造过程应得到确认，过程确认应至少包括安装鉴定、运行鉴定和性能鉴定。

六、包装系统的设计和开发要求

（1）包装系统的设计应使其在实现预期用途和（或）可合理预见的误使用期间对使用者和患者所造成的风险降至最低。

（2）包装系统应提供物理保护并保持无菌屏障系统的完整性，能与所选择的灭菌过程相适应，不影响灭菌介质的穿透，对其包装内的医疗器械进行有效灭菌。

（3）应在使用前或有效期限内保持无菌状态及无菌屏障的完整性。无菌屏障系统应有透气组件，当相似的医疗器械使用相同的包装系统时，应以最坏情况的条件来确定是否符合本要求。

学习思考

1. 闭合完整性的定义是什么？
2. 对可重复使用的容器，当闭合完整性被破坏时，有什么要求？
3. 包装系统的设计和开发要求？

第二节
YY/T 0681《无菌医疗器械包装试验方法》要点分析

引 言

无菌医疗器械的包装材料、类型多种多样，需要对不同的包装材料、方法的有效性进行测试。YY/T 0681《无菌医疗器械包装试验方法》为推荐性医药行业标准，首次发布于2009 年（YY/T 0681—2009），后进行了多次修订。本标准由 18 个部分组成（第 17 部分和第 18 部分为 2018 年修订时新增加的内容），各部分的现行版本有所不同，具体如下：

第 1 部分：加速老化试验指南（YY/T 0681.1—2018）；

第 2 部分：软性屏障材料的密封强度（YY/T 0681.2—2010）；

第 3 部分：无约束包装抗内压破坏（YY/T 0681.3—2010）；

第 4 部分：染色液穿透法测定透气包装的密封泄漏（YY/T 0681.4—2021）；

第 5 部分：内压法检测粗大泄漏（气泡法）（YY/T 0681.5—2010）；

第 6 部分：软包装材料上印墨和涂层抗化学性评价（YY/T 0681.6—2011）；

第 7 部分：用胶带评价软包装材料上印墨或涂层附着性（YY/T 0681.7—2011）；

第 8 部分：涂胶层重量的测定（YY/T 0681.8—2011）；

第 9 部分：约束板内部气压法软包装密封胀破试验（YY/T 0681.9—2011）；

第 10 部分：透气包装材料微生物屏障分等试验（YY/T 0681.10—2011）；

第 11 部分：目力检测医用包装密封完整性（YY/T 0681.11—2014）；

第 12 部分：软性屏障材料抗揉搓性（YY/T 0681.12—2022）；

第 13 部分：软性屏障膜和复合膜抗慢速戳穿性（YY/T 0681.13—2014）；

第 14 部分：透气包装材料湿性和干性微生物屏障试验（YY/T 0681.14—2018）；

第 15 部分：运输容器和系统的性能试验（YY/T 0681.15—2019）；

第 16 部分：包装系统气候应变能力试验（YY/T 0681.16—2019）；

第 17 部分：透气包装材料气溶胶过滤法微生物屏障试验（YY/T 0681.17—2019）；

第 18 部分：用真空衰减法无损检验包装泄漏（YY/T 0681.18—2020）。

本标准第 1 部分规定了设计加速老化方案的指南；第 2 部分包括了软性屏障材料密封强度的测量等内容；第 3 部分规定了测定包装承受内压能力的程序；第 4 部分规定了通过染色液穿透法测定透气包装密封泄漏的试验方法；第 5 部分覆盖了医用包装中粗大泄漏的

检验；第 6 部分描述了印墨、印刷上层的覆盖漆或涂层化学接触承受能力的评价程序；第 7 部分描述了对软包装材料上墨迹或涂层牢固性的评价方法；第 8 部分规定了测量施加于基材（如膜、纸、非织造布等）上的涂胶量；第 9 部分规定了软包装被置于约束板内进行内部加压来检验其周边密封处最小胀破强度的方法；第 10 部分规定的试验方法用以测定空气传播细菌对用于无菌医疗器械包装的透气材料的穿透性；第 11 部分规定的试验方法能够以 60%～100% 的概率确定 75 μm 以上宽度的通道；第 12 部分描述了软性屏障材料抗揉搓性的试验方法；第 13 部分适用于测定软性屏障膜和复合膜抗驱动测头的戳穿性；第 14 规定了湿性条件和干性条件微生物屏障试验的试验方法；第 15 部分规定了试验室内评价无菌医疗器械运输单元承受运输环境能力的统一方法；第 16 部分规定了试验室内评价无菌医疗器械包装系统在流通周期可能承受的气候应变作用下仍能为产品提供保护不受损坏或变化的统一基准；第 17 部分规定了通过产生直径 1.0 μm 粒子的气溶胶来测定透气包装材料的气溶胶过滤性能，使用两台粒子计数器对材料的过滤效率进行评价；第 18 部分规定了用真空衰减法无损检验无菌医疗器械包装系统泄漏的测试方法。

学习要点

第 1 部分：加速老化试验指南

一、术语和定义

（1）加速老化：将样品贮存在某一较高的温度，以缩短时间来模拟实时老化。

（2）加速老化因子：一个估计的或计算出的与实时条件贮存的包装达到同样水平的物理性能变化的时间比率。温度增加或降低 10 ℃ 的老化因子（Q_{10}）是一个保守估计的加速老化因子。

（3）加速老化温度：进入老化研究的某一较高温度，它是基于估计的贮存温度、估计的使用温度，或两者来推算出的。加速老化温度≤60 ℃，除非证实更高的温度适宜。

（4）无菌屏障系统货架寿命：无菌屏障系统在环境条件下或规定的贮存条件下保持其关键性能参数的预期贮存的时长。

（5）实时老化：将样品贮存在环境条件下的老化过程。

二、意义和应用

（1）材料物理性能随时间的降低和粘接或热合出的材料随时间的降解以及在随后的运输和搬运中的动态时间，可能会导致无菌屏障系统完整性的丧失。

（2）包装系统应提供物理保护并保持无菌屏障系统的完整性。无菌屏障系统应在使用前或有效期限内保持其无菌状态。稳定性试验应证实无菌屏障系统始终保持其完整性。采用加速老化方案的稳定性试验，在实际老化研究的数据出具之前应被视为标称有效期限的充分证据。

三、加速老化理论

材料的加速老化是指与材料或无菌屏障系统的安全性和功能性有关的材料特性随时间加速变化。加速老化技术是基于这样的假定：材料退化中的化学反应遵循阿列纽斯反应速率函数，这一函数表述了均相过程的温度每增加或降低 10 ℃，大约会使其化学反应的速率加倍或减半。

四、聚合物的加速老化

无菌屏障系统加速老化试验中，30 ℃时 29.9 周、40 ℃时 14.9 周、50 ℃时 7.5 周，均相当于室温（22 ℃）里 1 年的老化时间。

五、总结

对研究中的无菌屏障系统信息缺乏了解时，以上为其提供了选择适当的保守老化因子。保守的方案可能会预测出不利于制造商的相对较短的货架寿命，当得不到必要信息来更准确和积极地预测货架寿命时，应从患者安全最大化的角度考虑问题。

第 2 部分：软性屏障材料的密封强度

一、术语和定义

（1）平均密封强度：在试验条件下，使一个软性材料从一个刚性材料或从另一个软性材料逐渐分离时每单位密封宽度所需的平均力。

（2）软性的：表明一个材料其弯曲强度和厚度允许回转 180°的角度。

（3）最大密封强度：在试验条件下，使一个软性材料从一个刚性材料或从另一个软性材料逐渐分离时每单位密封宽度所需的最大力。

二、意义和应用

（1）密封强度是用于过程确认、过程控制和过程能力的定量测量。密封强度不仅用于评价剥离力和包装完整性，还能用于测量包装过程形成稳定密封的能力。

（2）当密封表面发生粘接性破坏（剥离）时，报告该测得的粘接强度值。试样粘接处的内聚性破坏、分层或别处受到破坏，都表明是基材破坏，而不是密封界面破坏，都是限制包装强度的因素。发生这些情况时，可报告为密封强度"不低于"所测强度。

（3）当对材料试验时，所测力值的一部分可能是由弯曲部分形成的，而不只是密封强度。对此设想了多种不同的握持样品的方案，使其与拉伸方向呈不同的角度，从而控制弯曲力。由于不同的支持方案会产生不同的试验结果，建议在一个试验系列中持续使用一个技术。

三、密封破坏类型

在一个试样发生破坏的过程中，经常出现多于一种的破坏类型：密封表面分离（剥离）、材料的内聚性破坏、材料在密封区域或在密封边缘断裂或撕裂、表面层从基材上分层、材料伸长、材料在远离密封区处断裂或撕裂。

<h2 style="text-align:center">第3部分：无约束包装抗内压破坏</h2>

一、术语和定义

（1）包装破坏：密封或材料破裂。

（2）约束：包装膨胀过程中限制包装移动的装置。

二、试验方法

（1）胀破试验：在一台仪器上对包装进行内部加压试验，直到包装破坏。充气和加压设备要求能维持内部压力增加，直到包装胀破。该试验是测量包装破坏前检出的最大压力。

（2）蠕变试验：在仪器上对包装进行内部施加至规定的压力，并保压至规定的时间，充气和加压设备要求能保持内压力。该试验测量结果是合格/不合格。

（3）蠕变至破坏试验：对包装进行蠕变试验直至包装破坏。试验设置类似于蠕变试验，只是设置的压力需要高一些，以确保包装在一个合理的时间内（约 15 s）被破坏。该试验测量结果是破坏所需的时间。

三、意义和应用

（1）该试验方法为评价包装是否会因受到压差作用而导致破坏提供了快捷的评价方法，因为在灭菌和运输等过程中都有可能形成压差。

（2）该试验方法经常在制造过程中和在包装寿命周期的各个阶段用于对包装进行快速评价。

（3）如果要使试验结果具有重复性，重要的是试验方法的所有参数严格保持一致。典型的参数包括包装的规格、材料、密封的构型、试验设备、气流进入包装的速度、灵敏度（设备对压降的响应）和试验品的定位方式等。

四、大面积透气性包装的试验

因为不能提供充足的空气，透气性屏障材料包装的密封试验可能会因此受到限制。例如，当包装非常大，空气通过透气性材料的泄漏比充入快时，就不能提供充足的空气。因为空气的泄漏，低压所产生的力不足以使密封处破裂，或不能达到预期的持续压力水平。工业上通常通过限制透气性屏障的面积来解决这种影响。屏障封堵材料主要有两种，一种是标签或胶带，另一种是涂抹在透气性材料上的非固体封堵剂。无论采用哪种方法，都应注意确保透气性屏障区域被连续、均一地覆盖或涂抹，还应保证封堵面积的连续性，使该方法的变异性降到最小。

第4部分：染色液穿透法测定透气包装的密封泄漏

一、术语和定义

（1）毛细作用：液体向纤维材料内移动。

（2）染色液：一种染色剂和一种表面活性剂的混合水溶液，设计成在发生毛细作用前的时段内用以指示缺陷的部位。

（3）通道：穿过预期密封区域整个宽度的任何未受损的路径，也可理解为跨过包装密封宽度的小的连续开放路径，微生物可通过它进入包装内部。

二、意义和应用

（1）有害微生物或微粒污染可通过泄漏进入器械，这些泄漏经常出现在包装的相同或不同材料间形成的密封处，泄漏也可由材料本身的针孔所致。

（2）本方法是用染色液来检测包装密封边缘的泄漏，当染色液和包装密封位置接触一段时间后，目视检查染色液穿透情况。本染色液穿透法只适用于检测包装密封处的独立泄漏，而不适用透气性包装材料中发现的多个小泄漏，这需要用其他技术来检测。该测试方法可用于判断和定位泄漏位置，但不是定量的方法，不能测出孔径的大小，因此该方法通常用合格/不合格来作为测试结果。

（3）本部分适用于检测透明材料和透气材料组成的包装密封处大于或等于 $50~\mu m$ 的通道，不适用于 $5~s$ 内因毛细作用出现染色的透气材料，也不适用于染色液同不透明材料反差不大的情况。

（4）对于特定包装而言，什么样的泄漏程度才被认为有害，目前尚未达成共识。然而，因为本试验是用来检测封口处泄漏的，任何泄漏迹象通常都判定为不合格。

（5）染色液将在毛细作用下随时间渗入到透气材料，但这一般不会在建议的最长时间内发生（一般不超过 $20~s$）。发生毛细作用前染料将不会使材料的表面变色。

三、测试方法

（1）注射法：将足量的染色液注入包装内，使得染色液可以在包装最长边形成大约 $5~mm$ 的深度，每个边最多作用 $5~s$，总时间≤$20~s$，通过包装的透明面目测检查封口区域，如果染色液流过了密封区域，可以直接观察到通道，必要时可以使用光学放大镜进行细致的检验。

（2）边缘浸入法：在一个长度足够的容器内注入足量的染色液，将包装的一个密封边向下浸入染色液内，每个边最多作用 $5~s$，总时间≤$20~s$，从包装的透明面观察包装密封区域染色液在密封宽度方向的穿透情况。

（3）滴注法：将包装的透明面朝向操作者，在透明材料和透气材料之间，沿着封口边在上方滴入染色液，每个边最多作用 $5~s$，总时间≤$20~s$，观察包装密封区域染色液穿透整个宽度情况。从定义来看，注射法和滴注法较为相似。

第5部分：内压法检测粗大泄漏（气泡法）

一、术语和定义

呼吸点压：使气体开始通过多孔材料的压力。

二、试验方法

包装在水下（液面下 2.5 cm）充气至预先确定的压力，然后观察显示包装破损的连续气泡流。该方法的灵敏度取决于压差和加压方法，对各包装材料和规格确定试验压是得到可重复结果的关键。对包装加压不当，会明显降低本试验方法的灵敏度。增大压差会提高试验灵敏度，但充入过高的压力，又会导致密封开裂或从透气材料中逸出气泡而与缺陷气泡发生混淆，这可能导致对是否有缺陷存在作出错误的结论。本部分对透气性材料和非透气性材料给出了两种不同的试验方法，两个方法的主要差异在于对透气材料给出了渗透时间（5 s）。

三、意义和应用

（1）本部分覆盖了医用包装中粗大泄漏的检验，方法灵敏度对 250 μm 以上孔径的检出概率为 81%（粗大是指该方法适合监测 250 μm 以上孔径的缺陷）。本方法是破坏性试验，试验中需要向包装内部注入空气以形成内压。

（2）该内部加压试验方法提供了可检验包装上会使其成为非无菌的粗大泄漏的试验方法。包装上的粗大泄漏将无法保证产品无菌。该内压试验方法提供了一个检查包装上粗大泄漏的切实可行的途径。

（3）本试验方法在实验室环境下对不常见的包装材料和包装规格的检验非常有用。

（4）本试验方法可适用于非常大或长的包装，此类包装不适合采用其他任何测试包装完整性的试验仪器。

（5）本试验方法可作为评价包装完整性的一个手段。由于热封包装是设计成为产品提供一个无污染和无菌的环境，因此包装完整性对消费者安全是至关重要的。

第6部分：软包装材料上印墨和涂层抗化学性评价

一、术语和定义

状态调节：试验前将供试样品在 (23±2)℃ 和 (50±5)% 的相对湿度下至少调节 24 h，在试验熟化或固化后的印墨或涂层前，确保样品已经在适宜条件下放置足够长的时间以使其充分固化。

二、测试方法

首先需要切割需要测试的材料，面积大约 13 cm×13 cm，如果测试大的印刷或涂胶面积，可能需要切割多个样品，然后将样品置于一个平面上，注意使其平整，印刷或涂胶面（被评价的表面）向上。

（1）倾注法：样品固定在倾斜（约 45°）平面上，沿样品高的一边倾注或喷射化学品，这样能覆盖并流经整个样品面积，检查印刷或涂胶样品有无呈现消失、模糊或褪色，并检查流下的化学品中有无来自样品的颜色。按使用者规定的格式记录结果，例如结果可记录为通过（无变化）/失败，或破坏面积的百分比。

（2）记时接触法：在供试面积上均匀地倾注或喷射化学物质，将平面玻璃放在样品上开始计时（可为 1 min 或其他规定时间），到规定时间后，移走平面玻璃，检查样品有无任何消失、模糊或褪色，用吸收性材料轻轻擦拭，检查擦拭材料上是否有印墨或涂层转移，样品有无模糊或褪色。按使用者规定的格式记录结果。

（3）擦拭法：将一棉签浸透供试化学物质，将浸有化学物的棉签放在样品上，在轻压作用下来回擦拭，擦拭距离大约 75 mm，使用者可选择以印墨/涂层开始模糊、变浅或转移到棉签上的擦拭次数报告结果（一个来回计为 2 次）。记录发生变化的次数。

（4）定时接触后擦拭：在供试面积上均匀地倾注或喷射化学物质，将表面玻璃放在样品上开始计时（常为 5 min），到规定时间后，移走表面玻璃，检查样品有无任何消失、模糊或褪色。然后用棉签轻轻擦拭，检查棉签上有无印墨或涂层转移；将棉签放于样品上，在轻压作用下来回擦拭，每次擦拭距离大约 75 mm。使用者可选择以印墨/涂层开始模糊、变浅或转移到棉签上的擦拭次数报告结果（一个来回计为 2 次），记录发生变化的次数。该方法的测试条件最为严苛。

三、意义和应用

（1）包装材料在其寿命周期内可能会接触到如水、乙醇、酸等的化学品，如果包装材料预期与化学品接触，确保包装材料与化学品接触后印墨或涂层不降解、软化或溶解十分重要。

（2）本部分包括的试验适用于设计成对某一特定化学品稳定的有印刷和有涂层材料的表面。

（3）供试化学品宜与有印刷和（或）有涂层的基质相容（即不损坏或降解）。

（4）本部分描述了印墨、印刷上层的覆盖漆或涂层化学接触承受能力的评价程序，详述了四个方法。这些方法的严格程度从上述的方法（1）到方法（4）逐步提高。宜根据预期的接触类型来选择方法。例如，预期偶然接触（如把化学品泼洒或泼溅到材料表面上）使用倾注法；当期望耐化学性取决于预期的接触水平或擦拭水平时，分别使用记时接触法或擦拭法。定时接触后擦拭表示化学品和材料持续接触并需要有耐化学性（例如，包装在一定时间内被浸入化学品中并受擦拭）。

（5）本部分不涉及可接受准则，这需要产品的供需双方根据预期的接触类型共同商定。

第 7 部分：用胶带评价软包装材料上印墨或涂层附着性

一、意义和应用

（1）基质上墨迹或涂层附着性差会影响印刷材料的可读性，影响涂层材料的功能，或者产生污染源。本部分提供了一个评价软包装材料上墨迹或涂层附着性的方法。

（2）本部分中的试验方法可通过规定和控制压力和胶带使用的方法（例如使用已知重量的滚筒）、胶带去除时的速度和角度等加以改进。

二、操作方法

（1）准备测试胶带，19～25 mm 宽度（也可以选择其他规格宽度）。

（2）将供试样品放在一平面上，样品宜放置平整，无皱纹、折缝或折痕。

（3）切下一条长度足以盖住供试样品印刷或涂层面的胶带。对于较大的面积，几条短的胶带可能较容易操作。

（4）用平稳连贯的动作且胶带或样品不起皱的方式将胶带贴到样品上。用拇指和食指沿胶带滑动确保其完全粘合，表面无任何气泡。

（5）一手持样品使其表面平放，另一只手沿 120°～150°角度向背面剥离胶带。提起胶带用连贯的适度动作向后拉，其速度通常是 300～450 mm/s。

（6）检查试验样品有无印刷缺失或涂层间断，检查胶带有无从试验样品上转移的墨迹或涂层。

（7）记录结果。这是一项主观判定性试验，操作者的培训对报告试验结果的一致性至关重要。

第 8 部分：涂胶层重量的测定

一、术语和定义

涂层：涂层是为提高基材的特性而施加的一种材料。涂层一般是为了达到满足密封稳定性、可剥开性或者外观的目的。

二、意义和应用

（1）涂层重量用以表征有涂层基材的某些性能（如密封稳定性、可剥开性、外观等）。本部分所描述的方法是测定涂胶层重量的手段。

（2）涂胶量一般以每给定面积的重量表示（如 g/m^2）。

（3）本部分不涉及可接受指标。这需要由用户和产品的生产厂共同商定。

（4）本部分描述的方法不包括操作人员对去除涂层效率的评定，这是一个主观评定，要得到一致的结果还需对操作人员进行培训。

（5）本部分只适用于涂层能被所选溶剂溶解的有涂层基材。所用溶剂对于涂层去除过程的成功非常关键。对于有涂层的基材，制造商应提供选择溶剂的指南。

三、测试原理

对有代表性的样品进行称量，用一种适合于涂层的溶剂去除涂层，干燥样品后再次称量，两者之差即为涂层重量。称重天平精确度至少为 0.1 mg。

第 9 部分：约束板内部气压法软包装密封胀破试验

一、术语和定义

（1）约束板：制作成当给包装加压时，接触并限制包装表面膨胀的刚性板。

（2）软包装或组合袋：包装上至少有一种密封材料是软性结构，如纸、聚乙烯（PE）等。

二、测试原理

测试的包装袋置于平行的两个约束板之间，在包装袋内充入气压，直到密封区域破裂。

三、意义和应用

（1）本部分适用于周边密封的软包装（通常指组合袋），尤其适用于其密封具有可剥离特征的包装。

（2）本试验为评价包装受到压差作用时的密封破坏的趋势提供了快捷的评价方法。压差可能产生于灭菌过程中（高温或低温灭菌过程中的抽负压阶段）和运输过程中。本试验方法用以测量包装密封区域的胀破强度（即胀破常发生在密封的一个或几个区域），密封区的最小胀破强度值可能对包装制造商和最终用户确保适宜的包装完整性非常重要。

（3）在制造过程中和在包装寿命周期的各个阶段，本试验经常用于对包装的密封强度进行快速评价。

（4）若要建立试验设备组件之间的相关性，使试验方法的所有参数严格保持一致是非常重要的。需要考虑的参数包括但不限于包装的大小、材料、密封的型式和结构，气流进入包装的速度，压力检测传感装置及灵敏度和试验品的位置，约束板的刚性以及约束板间距。

第 10 部分：透气包装材料微生物屏障分等试验

一、术语和定义

透气包装材料：医用包装中使用的用以提供环境和生物学屏障，同时在气体灭菌中（如环氧乙烷、蒸汽、过氧化氢等离子体）能使足够的气流通过的材料。

二、测试原理

在试验箱内使透气材料样品经受萎缩芽孢杆菌芽孢气溶胶挑战。用滤膜收集穿透透气样品的芽孢并对其计数，用挑战芽孢数的对数值与穿透透气材料芽孢数的对数值之差计算对数降低值。

三、意义和应用

（1）该试验方法设计成在细菌芽孢能够穿透试验材料的条件下对材料进行试验，以便于对材料进行分等。

（2）本试验方法用以在试验规定的条件下定量测定透气材料的微生物屏障性能。本试验中获取的数据用于评价特定透气材料相对于另外一个透气材料对包装内容物无菌状态保持性的相对能力。

（3）这一试验方法不能给出给定材料在特定的无菌包装应用中的性能，因为特定包装应用中无菌状态的保持取决于诸多因素，包括但不限于：①包装在运输和使用过程中遇到的细菌挑战（微生物数量和种类）。这可能会受到运输方法、预期货架寿命、地理位置和贮存条件的影响。②包装的设计。包括材料间的粘合、有或没有第二层包装和第三层包装以及包装内器械的性质。③透气材料在其运输和货架寿命期间经受的空气交换速率和体积。运输、处置、气候或机械干扰（如房门关闭和采暖通风与空调系统等）都会引起包装内自由空气量和压力变化从而导致空气交换。④在不同的气流条件下透气材料的微观结构会影响其吸附和（或）透过微生物的相对能力。

四、注意事项

（1）本试验方法需要操作微生物，只能由经过培训的人员来进行操作。

（2）本部分是测定透气包装材料（无纺布、纸塑袋、特卫强袋等）对细菌芽孢的屏障阻挡作用，最好的状态是可以透过空气，细菌、病毒等微生物无法穿透，但最好的状态几乎不可能达到。

第 11 部分：目力检测医用包装密封完整性

一、术语和定义

（1）通道：任何穿越密封宽度的路径。

（2）无菌包装完整性：包装的密封及材料具有的保证其微生物屏障功能的特性。

二、意义和应用

（1）本试验方法适用于至少一面透明的软材料包装和硬材料包装，密封性能与加工工艺参数中的很多变量直接有关，如设备或材料以及环境（室内温度和相对湿度）。肉眼可见的密封特性和缺陷可为无菌包装的完整性和生产密封问题提供证据。

（2）肉眼可见的密封缺陷通常用于对热封过程的变量给出第一指示，也可在物理性能试验后用于指示包装完整性是否受到损害。

三、操作过程

检验员的目力应能从距离产品 30～45 cm 进行检查，必要时可以使用放大镜，检验包装的整个密封区域的完整性和一致性，识别并记录穿越整个密封宽度的通道所在的密封部位，记录每个包装上识别出的通道数量和位置。

四、密封异常的表现

未密封区、非均态（欠封区）、过封区、窄封、通道、起皱、折叠、破裂、撕裂和针孔。

五、注意事项

本部分所描述的试验方法操作简便，适用于至少一面透明的包装，但由于目力检测包装密封中的缺陷的能力通常取决于通道的大小、密封区和未密封区的反差程度、两个包装层之间的粘合剂的量和类型、反射光的角度、所用材料的类型、放大技术的采用和检验人员的培训水平和经验，因此，还存在一定的不正确率。本方法不能对"通道"给出定量的指标，只能以"通过"和"不通过"报告结果，如果通道宽度＞75 μm，本部分所述方法检出率为 60%～100%。

第 12 部分：软性屏障材料抗揉搓性

一、术语和定义

（1）针孔：非特定形状或尺寸的，能完全穿过软性屏障材料所有层的小开口。

（2）软性：容易用手折叠、弯曲、扭曲的。

二、意义和应用

（1）本部分适用于软性屏障材料抗揉搓性的测试，即对软性屏障材料进行揉搓，然后通过判断形成的针孔大小、破损数量评价其抗揉搓性。

（2）本试验中，只有染色松节油透过物理结构的通孔，材料才被测定为破损。复合层结构中有一层保持完整将不能由染色松节油试验测定出破损。气体穿透和（或）水蒸气穿透试验可与揉搓试验结合来测量复合层的完整性是否丧失。然而，在有针孔的情况下，任何需要压差的穿透试验不能测量出穿透系数。

（3）本试验中所描述的多种条件，是为了防止对一个试样结构进行试验时，出现太多的针孔不便于计数且没有意义，出现的针孔太少也没有意义，一般每个试样上的针孔数宜在 5～50 个。

（4）因为不同的软性屏障材料材质不同，其抗揉搓性差别较大，故设定了五种揉搓的条件，最高难度是全揉搓持续 1 h（45 次/min，共计 2 700 次），最低难度是部分揉搓20 次。

三、针孔计数方法

把经过揉搓后的试验样品粘贴在白纸上（四周固定），用刷子在材料上刷经过染色的松节油，1 min 后擦拭样品上的松节油，最后取下样品观察白纸上红色的点，每个点计数一次。最终的单位是各试样每 300 cm² 的针孔数和平均值。

第 13 部分：软性屏障膜和复合膜抗慢速戳穿性

一、术语和定义

（1）伸长：驱动测头戳穿软性膜材时的弹性/塑性形变。

（2）抗戳穿性：软性膜材承受驱动测头使其伸长和（或）穿透的能力。

（3）穿破和穿透：穿破是指戳穿过程中越过屏障材料的可见裂纹的形成过程。穿透是指软性膜被驱动测头戳穿后呈现出脆弹性破坏。穿破是动作、过程，穿透是结果、现状。

（4）测头戳穿深度：在通用试验机记录仪上观察到的测头从与膜接触至负载呈瞬间下降时的移动距离。

二、意义和应用

薄膜的抗戳穿性是其重要的最终使用性能，锐缘产品会破坏屏障包装的完整性，这会使气体、气味和有害污染物进出包装，从而导致产品受损以及货架寿命降低。材料的抗戳穿性受诸多因素影响，如膜的厚度、弹性模量、戳穿速率、温度、测头的形状和类型等。本部分所述试验在室温下以恒定的试验速率对材料施加双轴应力，直到戳穿发生，测定穿孔前的力、能量和伸长。采用本方法可以观察到穿透对材料伸展性的响应并被量化。尽管多个实验因素的组合可以被设计出来并用以模拟特定的最终应用，但本方法推荐的条件宜得到遵守，以使材料具有标准可比性。

三、试验过程

待测样品平铺，两侧固定，上方安装戳穿试验测头（尖端为半球状），试验开始时，测头以 2.5 cm/min 的距离下移直到戳穿样品，记录穿透力、穿透能量和测头戳穿深度等信息，试验至少重复 5 次取平均值。

第 14 部分：透气包装材料湿性和干性微生物屏障试验

一、试验原理及过程

1. 湿性条件微生物屏障试验

将微生物液滴滴加到试验样品上，待液滴干燥后，进行培养以测定是否有微生物穿透到试验样品的另一面（透过透气包装材料）。

2. 干性条件微生物屏障试验

通过对用待测包装材料密封的微生物屏障装置中的空气进行冷却，空气流将进入试验瓶中（取一个瓶子，瓶口用测试材料密封，瓶子在降温过程中，空气体积缩小，外面的空气会进入），此时在测试材料上放微生物，这些微生物就可能通过包装材料进入瓶子里。

二、意义和应用

本部分给出的试验方法适用于最终灭菌医疗器械的包装材料。

第 15 部分：运输容器和系统的性能试验

一、术语和定义

（1）接受准则：运输单元经受试验方案后必须满足的可接受的质量水平。

（2）保证水平：根据一个典型的流通周期中发生概率所确定的试验强度的水平。保证水平分为三个等级（Ⅰ为最高水平的试验强度，但发生概率低，水平Ⅲ为最低水平的试验强度，但相应的发生概率高，水平Ⅱ的试验强度介于水平Ⅰ和水平Ⅲ之间）。

（3）流通周期：采用试验进程模拟运输单元从生产到消费的特定路线中预期发生的危险（源）因素的顺序列表。

（4）危险（源）因素：一个流通周期中产生的可能对运输单元造成危险（源）的特定事件。该因素通常通过一个单独的试验进程进行模拟。

（5）零担运输：货物量不足一整车厢的运输情况。

（6）运输单元：经历流通环境的最小的完整单元，例如一个运输容器及其内装物。

（7）透气包装材料：医用包装中使用的用以提供环境和生物学屏障，同时在气体灭菌中（如环氧乙烷、蒸汽、气体等离子体）能使足够的气流通过的材料。

二、流通周期的试验进程

模拟医疗器械和材料在运输过程中可能经受的各种危险制定了测试进程（测试环节），包括第一次人工搬运（自由下落或垂直冲击）、运载堆码（压缩载荷）、无约束振动（多个方向经受规定频率的重复振动）、低气压（真空）、运载振动（随机振动和正弦共振）、集中冲击（垂直冲击）和第二次人工搬运。一般需要测试完成后以"包装完整无损＋产品无损坏"为接受准则。

三、意义和应用

由于任何成品的医疗耗材和器械在生产制造后会转移到多种场合进行使用，在运输过程中可能受到撞击、气压改变、振动等影响，这就要求了包装材料能够耐受一定的运输过程中遇到的冲击。本部分适用于指导使用者设计一个适宜的试验方案，使运输单元承受特定流通周期中所要经历的一系列预期危险（源），但不包括单包裹运输包装的性能试验。

第 16 部分：包装系统气候应变能力试验

一、术语和定义

气候应变：将包装系统试验样品暴露于温湿度条件下进行规定时间的状态调节，以此模拟预期设定的贮存和流通系统条件。

二、意义和应用

（1）流通环境中被运输的器械，在年度内各时间段运往各地（特别是进出口）会经历各种气候和物理环境。本部分设计用于建立在运输过程中可能遇到的气候条件和持续时间给包装系统造成的气候应变提供指南，以评价在流通过程中包装对内装物或器械提供保护的能力。

（2）本部分适用于作为一项评价包装系统气候应变能力的独立试验，也适用于作为单一包装的包装系统经受过夜或两天供货所需进行的试验之前的状态调节方法，不适用于冷藏、冷冻或低温贮运包装系统的气候应变能力试验。

（3）本部分提供了发生于实际流通过程中的气候条件对包装系统进行状态调节的方法。推荐的暴露水平是基于已有的运输、搬运和贮存环境，当前工业规范，以及已出版的研究等方面的信息。这些条件不是绝对的极端条件，但它们是世界上冷气候和热气候的日记录的均值。

三、试验过程

本部分提供了一个试验室的测试条件，提供一个室内环境［温度为（23±5）℃，湿度（50±10）％］，将器械分别暴露于冷环境［温度（-20±3）％］——室内——干热环境［温度为（50±3）℃，湿度为（25±5）％］——室内——暖湿环境［温度为（30±3）℃，湿度为（90±5）％］，最后观察包装材料功能。不过已知用户的流通环境的条件和暴露时间与本部分的测试条件不同时，则宜使用用户的流通条件。

第17部分：透气包装材料气溶胶过滤法微生物屏障试验

一、术语和定义

（1）挑战气溶胶：能对滤过气溶胶有效粒子计数的足够数量的气溶胶化的 $1.0~\mu m$ 的粒子。

（2）滤过气溶胶：穿过试验样品后的气溶胶化的粒子。

（3）最大穿透率：在一定压差或空气流量范围对试样进行试验时，滤过气溶胶粒子浓度的最大百分比。

二、试验方法

（1）将透气包装材料试样置于持样器中，使挑战气溶胶和滤过气溶胶间形成一个滤器。在持样器的挑战侧，粒子气溶胶处于试样表面。使气流通过试样。用激光粒子计数器监测挑战气溶胶和滤过气溶胶的粒子浓度。在一定流量范围内测量粒子浓度，以确定该流量范围内的穿透百分比，数据处理后得出最大穿透点。

（2）本试验用几何平均粒径为 $1.0~\mu m$，标准差小于 $0.05~\mu m$ 聚苯乙烯胶乳（PSL）粒子气溶胶。用两台粒子计数器同时分别对挑战气溶胶和滤过气溶胶进行连续计数。每次流量改变不少于 1 min 后，用不少于 45 s 时间段内的平均浓度报告挑战气溶胶浓度和滤过气溶胶浓度。

（3）在本试验所用一系列压差下，样品两侧的压差与通过材料的流量成正比。通过使压力在一定范围内变化，宜至少在高于和低于最大穿透流量下各进行两次测量。

（4）报告的结果是最大穿透率及产生最大穿透时的流量。

三、意义和应用

（1）由于透气包装材料具有孔隙便于灭菌因子的穿透，但又要防止微生物的进入，本标准的第 10 部分和第 14 部分分别提供了定量和定性的微生物试验方法，用于确定透气包装材料的微生物屏障特性，本部分给出的方法是一种经确认的定量物理试验方法，把物理方法和微生物方法相结合，使测试方法更加完善和全面。

（2）本部分适用于最终灭菌医疗器械包装用的透气材料，不适用于本特生透气度超过 4 000 mL/min 的材料。

（3）本试验方法不需要使用微生物学方法；另外，本试验方法操作快速及时。

（4）当测定透气包装材料的过滤效率时，可得到一条典型的过滤效率曲线。特定材料曲线的弧度取决于材料本身。最大穿透率可以作为评判材料屏障性能优劣的重要依据。

（5）粒子过滤法是在 0～3 kPa 压差范围内，用 1.0 μm 的挑战粒子测定材料的微生物屏障特性的一个定量方法，在一定压差下用规定粒径的胶乳粒子气溶胶对透气包装材料进行挑战，用双粒子计数器同时分别对挑战腔和滤过腔进行气体采样并进行粒子计数，以穿透率来确定微生物的屏障特性。

第 18 部分：用真空衰减法无损检验包装泄漏

一、术语和定义

（1）基线真空衰减：用无泄漏对照包装证实的在测试腔内随着时间的推移真空变化的程度。

（2）半硬质托盘或托杯：由挠曲下仍保持其形状的材料制成的托盘或托杯。如使用聚对苯二甲酸二乙醇酯-1,4-环己烷二甲醇酯（PETG）经热成型制成的托盘被视为是半硬质托盘。

（3）点阵式密封：托盘或托杯与透气盖材以一种不完整的热合方式连接，去除盖材料后，托盘的密封面上能明显看到可辨别的点阵状图形。

（4）体积气流计：一种校准工具，能用来向测试腔内提供已知体积气流速率的人为泄漏，用以验证仪器灵敏度。气流计宜按适宜的标准校准。该气流计的工作范围宜能得到预期的泄漏测试所需的灵敏度限值。

二、真空衰减泄漏测试

真空衰减泄漏测试是将供试包装暴露于外部真空来进行的，施加到包装的压力差使气体通过包装上的泄漏通道释出。如果包装内含有液体，真空度低于液体的汽化压，也将使泄漏通道中或其附近的液体汽化，适用于硬质和半硬质无盖托盘、有透气屏障盖材的托盘或杯托、非透气硬包装和非透气软包装。

三、意义和应用

（1）医疗器械包装中的泄漏可能导致不需要的气体（最常见的是氧气）、有害的微生物或颗粒污染物侵入，包装泄漏可能表现为存在于包装组件自身或包装组件间的密封接合处所存在的缺陷。确保包装的一致性和完整性是泄漏检测所必须具有的能力。

（2）本部分所述方法能无损测出不明显的泄漏，测试方法无须引进任何外来材料或物质，例如染液或气体。然而需要注意的是，所有透气材料的表面在测试过程中是需要被物理罩堵的，以防止气体透过透气表面而导致测试腔内的真空快速降低。因为这种测试方法仅仅是基于对测试腔内压力发生变化进行检测，该压力改变是受来源于挑战包装的气体或蒸汽外泄影响的。

（3）本部分所给出的真空衰减法不仅适用于范围中所给出的"包装"，还可以推广到有密封要求的腔形"医疗器械（如注射器）"和"组件"密封性检验。

（4）制定本部分的目的是期望将这一检验技术应用于医疗器械包装、器械或组件的检验中，从而为产品质量提供更高的保证。

学习思考

1. 密封强度测得值可能受哪些因素干扰？

2. 怎样确定透气性包装和非透气性包装试验的压力？

3. 剥离胶带的角度和速度？

4. 开口包装配置的要求是什么？

5. 检验员的目力应与密封袋的距离为多少？

6. 本标准中哪些方法可以在消毒供应中心实施？

第三节

YY/T 0698《最终灭菌医疗器械包装材料》要点分析

引 言

最终灭菌医疗器械包装材料包括多种类型，例如纸袋、纸塑袋、特卫强袋、多种组合袋、无纺布、硬质容器等。YY/T 0698《最终灭菌医疗器械包装材料》为推荐性医药行业标准，首次发布于 2009 年（YY/T 0698.2—2009），后进行了多次修订。本标准由 10 个部分组成，各部分的现行版本有所不同，具体如下。

第 1 部分：吸塑包装共挤塑料膜 要求和试验方法（YY/T 0698.1—2011）；

第 2 部分：灭菌包裹材料 要求和试验方法（YY/T 0698.2—2022）；

第 3 部分：纸袋（YY/T 0698.4 所规定）、组合袋和卷材（YY/T 0698.5 所规定）生产用纸 要求和试验方法（YY/T 0698.3—2009）；

第 4 部分：纸袋 要求和试验方法（YY/T 0698.4—2009）；

第 5 部分：透气材料与塑料膜组成的可密封组合袋和卷材 要求和试验方法（YY/T 0698.5—2023）；

第 6 部分：用于低温灭菌过程或辐射灭菌的无菌屏障系统生产用纸 要求和试验方法（YY/T 0698.6—2009）；

第 7 部分：环氧乙烷或辐射灭菌无菌屏障系统生产用可密封涂胶纸 要求和试验方法（YY/T 0698.7—2009）；

第 8 部分：蒸汽灭菌器用重复性使用灭菌容器 要求和试验方法（YY/T 0698.8—2009）；

第 9 部分：可密封组合袋、卷材和盖材生产用无涂胶聚烯烃非织造布材料 要求和试验方法（YY/T 0698.9—2009）；

第 10 部分：可密封组合袋、卷材和盖材生产用涂胶聚烯烃非织造布材料 要求和试验方法（YY/T 0698.10—2009）。

本标准第 1 部分规定了最终灭菌医疗器械包装用吸塑包装共挤塑料膜的要求和试验方法；第 2 部分规定了预期在使用前保持最终灭菌医疗器械无菌的预成形屏障系统和包装系统的材料要求和试验方法；第 3 部分提供了纸袋（YY/T 0698.4 所规定）、组合袋和卷材（YY/T 0698.5 所规定）生产用纸的要求和试验方法；第 4 部分提供了上一部分规定的纸制造的纸袋的要求和试验方法；第 5 部分规定了相关透气材料和符合相关规定的塑料膜组成的可密封组合袋和卷材的要求和试验方法；第 6 部分提供了使最终灭菌医疗器械在使用前保持无菌的预成形无菌屏障系统和包装系统生产用纸的要求和试验方法；第 7 部分提供了用符合第 6 部分要求的纸生产的可密封涂胶纸的要求和试验方法；第 8 部分提供了重复性使用蒸汽灭菌容器的要求和试验方法；第 9 部分提供了适用于最终医疗器械包装的无涂胶聚烯烃非织造布材料的要求和试验方法；第 10 部分提供了适用于最终灭菌医疗器械包装的涂胶聚烯烃非织造布材料的要求和试验方法。

学习要点

第 1 部分：吸塑包装共挤塑料膜　要求和试验方法

一、材料要求

吸塑膜宜由两层或多层复合共挤而成。

二、规格要求

吸塑膜厚度规格宜在 0.06～0.20 mm 范围选择。预期吸塑成型较深的包装宜选择较厚的吸塑膜，有些特殊器械包装可能要求超过 0.2 mm 的吸塑膜。

三、性能要求和试验方法

（1）外观：在自然光线下目检，吸塑膜不允许有穿孔、异物、异味、粘连、复合层间分离及明显损伤（表面划痕和破裂）、气泡、皱纹、脏污等缺陷。最大厚度和最小厚度与标称值之差应≤标称值的±15%，宽度应为标称值±1 mm。

（2）物理性能：吸塑膜纵向、横向拉伸强度均应≥20 MPa，纵向、横向断裂标称应变（断裂伸长率）均应≥300%，纵向撕裂强度应≥25 kN/m，横向撕裂强度应≥30 kN/m，抗摆锤冲击能量应≥0.40 J，无针孔。

四、意义和应用

本部分适用于在医疗器械厂对医疗器械进行吸塑包装的共挤塑料膜，所谓吸塑包装共挤塑料膜可以简单地理解为注射器或纱布所用纸塑袋的塑面。

第 2 部分：灭菌包裹材料　要求和试验方法

一、性能要求和试验方法

1. 总体要求

包裹材料应不脱色，1 m² 的平均质量应在制造商标称值±5% 范围内。采取 GB/T 1545 制备的热抽提液，其 pH 值≥5.0 且≤8.0、氯化物含量（以氯化钠计）应≤0.05%、硫酸盐（以硫酸钠计）含量应≤0.25%。UV 照射源在距离 25 cm 处照射，每 0.01 m² 上轴长>1 mm 的荧光斑点的数量应≤5 处。

2. 专用要求

（1）平纸包裹材料：包裹材料沿机器方向和横向上的撕裂度应≥500 mN。包裹材料的疏水性是穿透时间≥30 s。10 个试样的平均孔径应≤35 μm，最大值应不超过 50 μm。

用 10 min 浸泡时间试验时，包裹材料的湿态耐破度应≥35 kPa。

（2）皱纹纸包裹材料要求：皱纹纸应经皱化处理以提高其柔软性。其断裂伸长率沿机器方向应≥10%，横向应≥2%。疏水性应是穿透时间≥20 s。平均孔径≤35 μm，最大孔径应≤50 μm。

（3）非织造布包裹材料要求：非织造布材料即无纺布，其内在撕裂度沿机器方向应≥750 mN，横向应≥1 000 mN，耐破度应≥130 kPa。使用 10 min 浸水时间试验时，非织造布的湿态耐破度应≥90 kPa。非织造布的断裂伸长率沿机器方向应≥5%，横向应≥7%。

（4）纺织包裹材料要求：纺织品材料即普通棉布，其径向和纬向断裂强力应≥300 N，干态和湿态胀破强力应≥100 kPa，透气性应≤20 mm/s。

二、意义和应用

本部分适用于预期为一次性使用的平纸包装材料、皱纹纸包装材料、非织造布包装材料和预期为重复性使用的纺织包裹材料的性能测定。

第 3 部分：纸袋（YY/T 0698.4 所规定）、组合袋和卷材（YY/T 0698.5 所规定）生产用纸 要求和试验方法

一、性能要求和试验方法

纸应不脱色，1 m² 纸的平均质量应在制造商标称值的±5%范围内，抽提液的 pH 值应≥5.0 且≤8.0。纸的荧光亮度（白度，F）应≤1%。UV 照射源在距离 25 cm 处照射，每 0.01 m² 上长>1 mm 的荧光斑点的数量应≤5 处。纸的机器方向和横向上的内在撕裂度应≥550 mN。在 1.47 kPa 的气压下，纸的透气性应≥3.4 μm/（Pa·s）。纸的耐破度应≥230 kPa，疏水性应是穿透时间≥20 s。10 个试件的平均孔径≤35 μm，最大孔径应≤50 μm。

二、意义和应用

本部分规定的纸适用于对最终灭菌医疗器械的包装。

第 4 部分：纸袋 要求和试验方法

一、术语和定义

（1）背面：纸袋有纵向接缝的一面。

（2）正面：纸袋无纵向接缝的一面。

（3）如无错边：正面和背面的长度相同、正面宜有一个（9±3）mm 深、宽≥15 mm 的拇指切。

（4）如有错边：背面比正面宜至少长 10 mm 但≤25 mm。

（5）折边袋：有两个侧面的结构。

（6）无折边袋：在纵向边缘处正面和背面相邻。

（7）热封口袋：袋口正面、背面和折边处（如有）的内表面有连续的条状热封胶（这

种胶应抗水并无腐蚀性）。

二、结构和设计

（1）工艺（过程）指示物的要求：如果纸袋上印有一个或多个一类指示物，指示物的性能应符合 GB 18282.1 的要求，每个指示物面积应≥100 mm^2，指示物应不影响密封程序。

（2）密封条的要求：采用密封胶的袋子，密封胶应连续施加在正面、背面和折边处（如果有）的内表面上。袋宽≤200 mm 时，密封条的宽度宜是（25±3）mm，袋宽超过200 mm 时，密封条的宽度宜是（40±3）mm。密封条的上边缘宜离开下错边或拇指切口的底部≥2 mm，但≤10 mm。

（3）性能要求和试验方法：纸与粘合剂组合体的水浸液 pH 值应在 4.5～8.0 范围内，抽提液的氯化物含量应≤0.05%，硫酸盐含量应≤0.25%，背封连接处每单位宽度的抗张强度应≥2.20 kN/m，当纸袋承受 1 000 kPa/min 的最大压力变化速率时应不胀破。

三、意义和应用

本部分规定的纸适用于对最终灭菌医疗器械的包装。

第 5 部分：透气材料与塑料膜组成的可密封组合袋和卷材　要求和试验方法

一、材料要求

（1）透气材料：符合本标准第 3 部分、第 6 部分、第 7 部分、第 9 部分和第 10 部分的要求。

（2）塑料膜：应由两层或多层复合而成，塑料结合层应不发生分离或发白，应无针孔。在发射光下（日光或良好的人工照明）用正常视力或矫正视力检验时，塑料膜应无外来物质有影响的缺陷。薄膜挤出时引起的轻微的连续的表面不规整不宜被认为是缺陷。应能在制造商规定的条件下与透气材料热合。

二、结构与设计

（1）卷材结构应由一层透气材料与一层塑料复合膜沿其两个边平行密封到一起。组合袋结构应是一层透气材料与一层塑料复合膜沿其三个边热合到一起。

（2）密封的总宽度应≥6 mm。对于肋状密封，各肋的宽度之和应≥6 mm。

（3）组合袋的一端到横向密封线最近边缘间的距离应足以使两面分开并剥离，意味着需要给手术部（室）或临床使用者留出足够的空间便于打开。

（4）组合袋的一个面宜设计的便于开启，可以采取拇指切或错边的方式。

（5）如果纸袋上印有一个或多个一类指示物，指示物的性能应符合 GB 18282.1 的要求，每个指示物面积应≥100 mm^2，指示物应不影响密封程序。

（6）密封应连续并覆盖规定的宽度，剥开密封时，邻近密封线的多孔材料的表面应无破坏。

（7）对于批号、过程指示物、剥离方向等信息，在卷材上重复印刷的间隔距离应≤155 mm。

三、意义和应用

透气材料与塑料膜组成的可密封组合袋和卷材可以简单地理解为消毒供应中心常用的

纸塑袋和特卫强袋。本部分仅适用于一次性使用的最终灭菌医疗器械包装材料。这些可密封组合袋和卷材可用作无菌屏障系统和（或）包装系统，以保证最终灭菌医疗器械到使用时的无菌性。

第6部分：用于低温灭菌过程或辐射灭菌的无菌屏障系统生产用纸 要求和试验方法

一、性能要求和试验方法

纸应不褪色，$1\,m^2$ 纸的平均质量应在制造商标称值的 ±5％ 范围内，纸抽提液的 pH 值应≥5.0 且≤8.0，荧光亮度（白度，F）应≤1％。UV 照射源在距离 25 cm 处照射，每 $0.01\,m^2$ 上轴长＞1 mm 的荧光斑点的数量应≤5 处，撕裂度沿机器方向和横向应≥300 mN。纸的透气度应≥0.2 μm／（Pa·s）、耐破度应≥200 kPa、湿态耐破度应≥35 kPa（用 10 min 浸泡时间试验时）。纸的疏水性应是穿透时间≥20 s。10 个试件的平均孔径应≤20 μm，且最大值应≤30 μm。

二、意义和应用

本部分适用于环氧乙烷、辐射和低温蒸汽甲醛灭菌过程的无菌屏障系统的生产。

第7部分：环氧乙烷或辐射灭菌无菌屏障系统生产用可密封涂胶纸 要求和试验方法

一、材料要求

在灭菌前、灭菌中或灭菌后，胶层不应对所包装的产品有不良反应、形成污染或向其迁移。

二、性能要求和试验方法

$1\,m^2$ 纸的平均质量应在制造商标称值的 ±7.5％ 范围内，其余同本节第 6 部分"性能要求和试验方法"内容。

三、意义和应用

纸生产的可密封涂胶纸包装材料用作对最终采用环氧乙烷或辐射灭菌的医疗器械包装。

第8部分：蒸汽灭菌器用重复性使用灭菌容器 要求和试验方法

一、结构与设计要求

容器一般为平行六面体的箱体，所有内角应呈圆弧形。容器的入口应有一个盖子，在使用过程中，盖子的锁定装置应保证盖子与箱体安全锁定。需要有"打开迹象"指示系统或装置，如果该"打开迹象"指示系统不是一次性的，即打开时不呈现不可恢复的破坏，则再次设置该指示系统时应需要采用专门的工具、钥匙、密码或处理。盖子与箱体之间的介面应有一个垫片（塑料缓冲垫，可清洗），当盖子处于闭合时，该垫片所形成的闭合应具备微生物屏障特性。每一容器应有一适宜的提携装置（把手）。顶部和底部应有足够的堆放强度，并应有确保同一来源、同一规格的容器安全堆放的装置。每个容器在其一个或多个主要表面上应有一个或多个灭菌剂口，灭菌剂口应能使容器内达到所规定的灭菌条件且适合于干燥过程。一个整模数规格容器（即 1/1）其结构应设计的装载量最大为 10 kg，分模数规格（3/4、1/2）容器的装载量应按比例缩小。

二、使用寿命

500 个使用周期被认为是容器的最低使用寿命，100 个使用周期则被认为是配件（如垫片）的最低使用寿命。

三、材料要求

容器和组件应能耐受蒸汽灭菌而无任何不良影响，能耐受制造商所规定的清洗程序而不受任何不良影响，在使用条件下具有光稳定性的材料制造，如果容器及其组件是由不同材料制造，材料间不应相互有不良影响（如接触腐蚀）。当容器对预期使用有要求时，容器或其组件所用材料应不产生静电荷。材料、设计、结构和表面光洁度应便于内外消毒和清洗。

第 9 部分：可密封组合袋、卷材和盖材生产用 无涂胶聚烯烃非织造布材料 要求和试验方法

一、材料要求

无涂胶材料应半透明或不透明、由高纯度的连续聚烯烃纤维制造而成，应不释放足以带来健康风险的物质。

二、性能与试验要求

材料应不褪色，1 m² 的平均质量应在制造商标称值的 ±7％ 范围内。材料的撕裂度沿机器方向和横向应≥1 000 mN、耐破度应≥575 kPa。与其他部分所述材料对比来看，无涂胶聚烯烃非织造布材料的抗撕裂性和耐破度数值非常高，原因是它不是纸，而是布，可以通过"特卫强袋透气材料无法徒手撕裂"来理解。

三、意义和应用

本部分所规定的材料预期部分或全部用于可密封组合袋、成形—填充—密封（FFS）包装和包装盖材的生产。

第 10 部分：可密封组合袋、卷材和盖材生产用 涂胶聚烯烃非织造布材料 要求和试验方法

一、相同之处

本部分和第 9 部分区别并不明显，发布和实施时间、材料、性能要求和试验方法、意义和应用等内容均相同。

二、不同之处

材料 1 m² 的平均质量应在制造商标称值的 ±15％ 范围内。单位面积的涂胶层质量应在制造商标称值的 ±2 g/m² 范围内。

学习思考

1. 吸塑包装共挤塑料膜可以用于哪些物品的包装?

2. 非织造布材料包装无菌物品时的要求?

3. 硬质容器垫片的使用次数是多少以及如何判断其功能?

4. 硬质容器与无纺布比较的优缺点?

第六章
高温灭菌相关行业标准要点分析

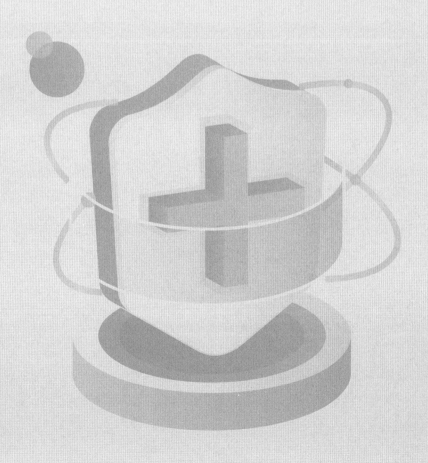

第一节

GB/T 1226—2017《一般压力表》要点分析

引　言

由于使用场景的不同，压力表的原理、测量范围、显示方式和精密度也不同，GB/T 1226—2017《一般压力表》是一般压力表的要求，同一部门还发布了 GB/T 1227—2017《精密压力表》，无论是一般压力表还是精密压力表，均是适用于以弹簧管为主要部件的机械指针式压力表。本标准为推荐性国家标准，首次发布于 1986 年（GB/T 1226—1986），于 2001 年进行了第一次修订（GB/T 1226—2001），于 2010 年进行了第二次修订（GB/T 1226—2010），于 2017 年进行了第三次修订，最新标准（GB/T 1226—2017）于 2017 年 12 月 29 日发布，自 2018 年 7 月 1 日起实施。本标准规定了一般压力表的术语及定义、产品分类、技术要求、试验方法、检验规则和标志、包装与贮存要求，适用于以弹簧管（C 形管、盘簧管、螺旋管）为弹性元件的机械指针式压力表、真空表及压力真空表，包括不锈钢压力表和外壳为异形的压力表。

学习要点

一、术语和定义

（1）绝对压力和相对压力：绝对压力是以绝对真空为零位基准的压力。绝对压力是以真空为 0、相对压力是以大气压力为 0 进行的计数，相对压力比绝对压力大 101.3 kPa，国内主要的压力蒸汽灭菌器及所用压力表使用的是相对压力。

（2）正压（力）：以大气压力为基准，大于大气压力的压力。

（3）负压（力）（真空）：以大气压力为基准，小于大气压力的压力。

（4）差压（力）：两个压力之间的差值。

（5）表压（力）：以大气压力为基准，大于或小于大气压力的压力。

（6）一般压力表：精确度等级等于或低于 1.0 级的压力表、真空表及压力真空表。

（7）轻敲位移：在输入不变的情况下，仪表所显示的被测量经轻敲仪表外壳以后的变化量。

（8）超压：对仪表施加大于其测量上限值的负荷。

（9）交变压力：对仪表施加以一定幅度、频率，按一定规律往复交变的负荷。

（10）回差：在测量范围内，当输入压力上升或下降时，仪表在同一测量点的两个相应的输出值间轻敲后示值的最大差值。

二、产品分类

（1）仪表按测量类别可以分为压力表、真空表、压力真空表。以大气压力为基准，用于测量正压力的仪表为压力表，表示压力的大小；用于测量负压力的仪表为真空表，表示真空的程度；同时可以测量正压力和负压力的仪表为压力真空表。所有的一般压力表均会受到轻敲和温度的影响。

（2）仪表按螺纹接头及安装方式分为：直接安装压力表、嵌装（盘装）压力表、凸装（墙装）压力表。

三、产品外观

一般压力表根据螺纹接头（连接需要测压的空间）位置和表盘安装方式可以分为 8 种不同外形，径向是指接头在表盘下部、轴向指接头在表盘背部。

四、测量范围

压力表测量范围均从 0 开始，包含 21 个类型；真空表只有一个类型，即为 - 0.1～0 MPa；压力真空表的测量范围从 - 0.1 MPa 开始，包含 7 种类型，不同类型的仪表测量范围详见表 6-1-1。国内主流压力蒸汽灭菌器均采用压力真空表"仪表的压力部分一般使用至测量上限的 3/4"，GB 8599—2008《大型蒸汽灭菌器技术要求　自动控制型》中规定若使用压力真空表，其量程应包含 - 100～300 kPa，再结合本标准的要求，使用测量范围为 - 0.1～0.5 MPa 较为合理，工作中实际使用的也是此量程的压力真空表。

表 6-1-1　不同类型的仪表测量范围

类型	测量范围/MPa
压力表	0～0.1；0～1；0～10；0～100；0～1000 0～0.16；0～1.6；0～16；0～160 0～0.25；0～2.5；0～25；0～250 0～0.4；0～4；0～40；0～400 0～0.6；0～6；0～60；0～600
真空表	- 0.1～0
压力真空表	- 0.10～0.06；- 0.10～0.15；- 0.10～0.30；- 0.10～0.50；- 0.10～0.90； - 0.10～1.50；- 0.10～2.40

五、原理

本标准所述的压力表关键部位为弹簧管结构，称为弹簧管压力表，也称为波登管压力表（注：波登为法国工程师），包括 C 形管型、盘簧管型和螺旋管型三种，压力蒸汽灭菌器以 C 形管型最为常见，其主要结构是中空的、截面椭圆形、整体呈 C 形的金属管，该金属管一侧连接舱体（使中空金属管内充满舱体内介质），另一侧为盲端，当舱体压力增加会带动金属管变形，变形的金属管盲端会发生位移，通过连接机构带动指针转动。除了波登管压力表外，还有膜片式（隔膜式）压力表、膜盒式压力表和波纹管压力表，其中膜片式（隔膜式）压力表是波登管压力表在测量腐蚀性介质时的变形应用。

六、基本误差（精确度）

误差是指测量值与实际值的差距，常以二者之差占实际值的比例来表示，比例越小精确度越高，代表测量设备越精确。仪表的基本误差以引用误差表示，其值应不大于相应的基本误差限（通常以量程的百分数计）。一般压力表的精确度包含 1.0、1.6、2.5、4.0 四个等级，详见表 6-1-2。GB/T 1227—2017《精密压力表》的精确度也包含四种，均为上述值的 1/10，标度盘上常以"CL"表示精确度，或者把精确度等级用椭圆圈出以表示。多个压力蒸汽灭菌器标准对压力表的精确度要求为不低于 1.6 等级，意味着误差比例不能超过 ±1.6%。

表 6-1-2　压力表的基本误差限

精确度等级	基本误差限（通常以量程的百分数计）/%			
	零点		测量上限 90% 以下部分（含 90%）	测量上限 90% 以上部分
	带止销	不带止销		
1.0	1.0	±1.0	±1.0	±1.6
1.6	1.6	±1.6	±1.6	±2.5
2.5	2.5	±2.5	±2.5	±4.0
4.0	4.0	±4.0	±4.0	±4.0

注：①对于真空表，测量上限 90% 以下（含 90%）部分是指 -0.09~0 MPa，测量上限 90% 以上部分是指 -0.10~-0.09 MPa；②对于有特殊要求的压力表，经用户与生厂商协商后，也可在测量上限的 10% 以下，降低一个精确度等级；③对于有特殊要求的真空表，经用户与生厂商协商后，也可在 -0.09~-0.10 MPa 区域内降低一个精确度等级；④对于有特殊要求的压力真空表，经用户与生厂商协商后，压力部分及真空部分可分别参照②和③的规定降低一个精确度等级。

在此提出一个问题：为何精确度等级中的 1.6 不是 1.5？或者为什么精确度等级不是 1.0、2.0、3.0、4.0？此处需要引入优先数系，优先数系是由公比为 10 的 5、10、20、40、80（等比关系）次方根，且项值中含有 10 的整数幂的理论等比数列导出的一组近似等比的数列。其中每个数字均为优先数，例如 10 的 5 次方根约为 1.6，以 1.6 为公比的优选数系称之为"优选数系 R5"，包含 1.0、1.6、2.5、4.0、6.3、10.0 共 6 个数，其中前四个数字与本节的精确度等级相同。优先数系是国际上统一的数值分级制度，存在的目的是统一标准、减少浪费，试想某一设备制造领域，由于需要大小不一规格的产品（此处以 1~10 举例），如果不同厂家按照相邻规格差距为 0.5 或者 1.0 来制造产品，那么会生产 10 种/20 种规格的产品，同样的需要 10 种/20 种匹配的工具或连接部件，但按照优先数系 R5 只需要生产 6 种规格产品，大大减少了社会资源的浪费（如减少开模成本、维护成本、维修工具成本、匹配件成本等）。除了节约成本外，约定使用等比关系的数值为标准，可以很好地涵盖各种应用场景，百度百科表示"能在较宽的范围内以较少的规格，经济合理地满足社会需要"，同时符合"产品越小则要求越精细"的现实情况。考虑到不同的使用场合，还包括 R10、R20 等优先数系，数字越大内部包含的数字越多。

在 JJG 52—1987《弹簧管式一般压力表、压力真空表及真空表检定规程》中使用的还是 1.0、1.5、2.5 和 4.0 精确度等级，但在 JJG 52—1999 版本里已经将 1.5 更改为 1.6，即使在最新的 2013 版本中，1.6 和 1.5 仍然伴行，并注明生产时标注为 1.5 精确度等级的 1.5 不必更改，但是最大允许误差按照 1.6 级进行计算。

七、用于特殊介质仪表的附加要求

测量氧气、氢气、乙炔或其他可燃性介质的一般压力表应在标度盘上标示所测量介质的名称和相应的专属颜色的横线，氧气为天蓝色、氢气为绿色、乙炔为白色、其他可燃性气体为红色，同时要求氧气压力表的标度盘上有红色的禁油标志（见图 6-1-1）或者"禁油"文字。

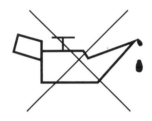

图 6-1-1　禁油标志

学习思考

1. 您所在科室哪些地方有一般压力表？包含哪些精确度等级？

2. 指针式压力表和数字式压力表各自的优缺点？

3. 如何设计便携式压力表检测压缩空气出口的压力？

第二节
GB 8599—2023《大型压力蒸汽灭菌器技术要求》要点分析

引　言

压力蒸汽灭菌的发展较早，其凭借成熟的技术、低廉的成本、完善的监测方法、无化学物质残留等优点在各级医疗机构应用十分广泛。压力蒸汽灭菌器可以根据工作容积大小分为小型和大型，根据控制方式分为手动控制型和自动控制型，还可以根据空气排出方式分为下排气式、预真空式和脉动真空式。GB 8599—2023《大型压力蒸汽灭菌器技术要求》为强制性国家标准，首次发布于 1988 年（GB 8599—1988），于 2008 年进行了第一次修订，为现行标准（GB 8599—2008），最新标准（GB 8599—2023）已于 2023 年 9 月 8 日发布，将自 2026 年 10 月 1 日起实施。本标准界定了大型压力蒸汽灭菌器的术语和定义，规定了分类、要求，描述了试验方法，适用于灭菌室侧向开口且能装载至少一个灭菌单元或容积不低于 60 L，具有真空功能的灭菌器，该灭菌器主要用于医疗保健产品及其附件的灭菌（不包括液体物品、易燃易爆物品、生物废料、人体组织的灭菌）。

学习要点

一、术语和定义

（1）空腔负载：指含有管腔结构的物品，包括两端开口的管腔物品以及一侧盲端、一侧开口的管腔物品，其腔体内直径≥2 mm，腔体长度≤其内直径的 1 500 倍。该定义排除了内径极小或总长度极长的管腔，所以灭菌所讲的空腔负载并没有包含所有的管腔器械，空腔负载还可细分为 A 类空腔负载和 B 类空腔负载。

（2）灭菌单元：指标准体积的灭菌负载，标准体积是指长、宽、高分别为 60 cm、30 cm、30 cm 的长方体，其体积为 54 L。此处的灭菌单元体积固定，在有些标准里，灭菌单元被定义为 1 个完整的灭菌包，体积大小并不固定。

二、灭菌器型式分类

灭菌器按蒸汽供给方式分为自带蒸汽发生器和不自带蒸汽发生器的灭菌器；按结构可分为单门或双门灭菌器。

三、体积要求

60 L 是大型压力蒸汽灭菌器和小型蒸汽灭菌器的分界点，但对于容积刚好等于 60 L

的蒸汽灭菌器归属没有明确要求。GB 8599—2008 里要求容积大于 60 L 为大型压力蒸汽灭菌器，但 2023 版中把"大于"改为了"不低于"，这就纳入了 60 L 的范畴，同时 GB/T 30690—2014 对小型压力蒸汽灭菌器的定义为"不超过 60 L"，也纳入了 60 L 的范畴。

四、结构要求

1. 双门灭菌器

本标准要求灭菌器的两个门的两端都要有可见的表示或信号，用来指示舱内压力，表示门已锁定、周期进行中、周期结束和故障的信号。本标准删除了 2008 版本中提到的"对于前后双门的压力蒸汽灭菌器，常规工作时不能同时打开装载门和卸载门，灭菌程序未结束时不能开启卸载侧门，BD 试验程序结束后应不能打开卸载门，避免灭菌时选错程序导致的灭菌失败"相关内容。

2. 压力传感器（压力表）

灭菌室的压力传感器应使用采用绝对压力型传感器，并要求在 $0\sim400$ kPa 绝对压力的数值范围内精确度至少为 $\pm1.6\%$。2008 版对压力表的指示范围要求为跨度需要达到 400 kPa，可以为 $100\sim300$ kPa，也可以为 $0\sim400$ kPa，2003 版要求只能为 $0\sim400$ kPa，这和大多数国内目前的灭菌设备，甚至 WS 310 里采用的相对压力不同。压力表的精确度要求为 1.6 级，即可以允许 $\pm1.6\%$ 的偏差。

五、性能要求

1. 灭菌温度

灭菌温度一般取 121 ℃和 134 ℃，维持时间应分别不小于 15 min 和 3 min。灭菌时灭菌温度下限为设定的灭菌温度，上限不超过设定灭菌温度$+3$ ℃，且同一时刻各点之间的差值不超过 2 ℃。

2. 灭菌时间

灭菌时间＝平衡时间＋维持时间。平衡时间是指从参考测量点达到设定的灭菌温度开始计算到灭菌负载各个部分都达到设定灭菌温度所需要的时间，该时间无法通过压力蒸汽灭菌器获得，需要使用温度压力检测仪进行测试，温压仪测试时，一般取最早和最晚达到灭菌温度的探头时间差值计算。800 L 以下的蒸汽灭菌器平衡时间应≤15 s，800 L 以上的蒸汽灭菌器平衡时间应≤30 s，测算平衡时间时，小负载和满负载要求均一样。维持时间是指所有探头均达到灭菌温度时连续保持在灭菌温度范围内的时间，在维持时间里，同一时刻的各点之间温度差值应≤2 ℃。不管负载多少，121 ℃的灭菌程序为维持时间必须≥15 min，134 ℃的灭菌程序维持时间必须≥3 min。

六、物理参数记录

物理参数记录应包括灭菌程序启动、每一次真空脉冲、灭菌开始、灭菌结束、干燥开始、干燥结束和灭菌程序结束的时间、温度（或压力）等内容。物理参数打印包括热敏式和色带式，热敏式打印机不需要色带耗材，操作简便，但打印记录的清晰度随时间延长而降低；色带式打印机的打印记录清晰且长时间不褪色，但需要定期更换色带，且打印记录的清晰度随色带寿命起伏波动。

七、性能要求试验

1. BD 试验

BD 试验是对多孔负载灭菌的灭菌器是否能成功排除空气的测试，是小负载温度试验的补充。成功的 BD 试验说明蒸汽能快速而均匀地渗透试验包。试验包内尚有空气存在的原因有：排除空气不完全；在排除空气的阶段出现了真空泄漏的情况；在供给蒸汽过程中出现了非冷凝气体。BD 试验是判断压力蒸汽灭菌器排除舱体内空气的测试，不适用于下排式压力蒸汽灭菌器。标准里提到"将标准测试包放置在灭菌室水平面的几何中心"，但考虑到空气从排气孔排出，把 BD 试验包放在排水口上方应更为合适，测试包应位于距离灭菌器底面 10～20 cm 高的地方。BD 试验失败的原因可能有：空气排除不完全、排气阶段出现真空泄漏情况、供应的蒸汽出现了非冷凝气体。

2. 真空泄漏试验

测试用于验证在真空状态下，漏入灭菌室的气体量不足以阻碍蒸汽渗透负载，并且不会导致在干燥期间，负载受到再次污染。测漏时压力上升的速度不应超过 0.13 kPa/min，否则应视为故障，不过本标准和 WS 310.3—2016《医院消毒供应中心　第 3 部分：清洗消毒及灭菌效果监测标准》均未给出测漏的频次要求。

八、标准测试包

测试包用于测试当周期参数达到设定值时，蒸汽能快速均匀地渗透测试包，可反复使用，可以用于 BD 试验、小负载测试、织物干燥效果等，并与其他材料一起组成满负载。标准测试包是多孔负载，其使用漂白纯棉布单组成，大约 30 张，每张布单 90 cm×120 cm，每平方米重量（185±5）g，每张布单折叠为 22 cm×30 cm 大小摞放，总高度约 25 cm 并捆扎，重量为（7±0.14）kg。标准测试包在使用前需要在温度 20～30 ℃、相对湿度 40%～60%的环境中平衡，未规定平衡时间，要求为包内温度和相对湿度在上述范围内。

学习思考

1. 蒸汽进入舱体的速率对平衡时间有无影响？

2. 压力蒸汽灭菌器还需要增加哪些便于操作交互的功能？

3. 相较于 2008 版，2023 年版本删除了联锁装置部分内容，可能是基于什么考虑？

第三节

GB/T 12241—2021《安全阀　一般要求》要点分析

引　言

安全阀作为压力容器或者管道上关键的泄压保护装置，在现代工业中应用非常广泛。当设备或者管道压力超过允许值后，安全阀开启，排放泄压，防止容器刚度失效。因此，安全阀及排放系统，对设备安全及人身安全都有着极为重要的意义。GB/T 12241—2021《安全阀　一般要求》为推荐性国家标准，首次发布于 1989 年（GB/T 12241—1989），于 2005 年进行了第一次修订（GB/T 12241—2005），于 2021 年进行了第二次修订，最新标准（GB/T 12241—2021）于 2021 年 3 月 9 日发布，自 2021 年 10 月 1 日起实施。本标准规定了安全阀的术语和定义、设计、出厂试验、型式试验、安全阀排量性能的确定、安全阀尺寸的确定、标志和铅封，适用于流道直径≥4 mm，整定压力≥0.1 MPa 的安全阀。

学习要点

一、术语和定义

（1）安全阀：是一种自动阀门，它不借助任何外力而利用介质本身的力来排出一定数量的流体，以防止压力超过额定的安全值。当压力恢复正常后，阀门再行关闭并阻止介质继续流出。

（2）直接载荷式安全阀：仅靠直接的机械加载装置如重锤、杠杆加重锤或弹簧来克服由阀瓣下介质压力所产生作用力的安全阀。

（3）整定压力：安全阀在运行条件下开始开启的预定压力。

二、安全阀设计和性能要求

（1）应设计有导向机构以保证动作和密封的稳定性。

（2）除非阀座与阀体做成一体，否则阀座应可靠地固定在阀体上以防止在运行时松动。

（3）应对所有外部调节机构采取上锁或铅封措施，以防止或便于发现对安全阀未经许可的调节。

（4）用于有毒或可燃介质的安全阀应为封闭式，以防止介质向外界泄漏。

（5）应采取措施，以防止液体聚集在安全阀阀体的排放侧部位。

三、安全阀出厂试验

所有安全阀成品均应进行出厂试验。试验的目的在于确保每台安全阀都满足其设计要求，其承压部件或连接部位不发生任何形式的渗漏。所有临时用于试验的管道、连接件以及封闭装置应能足够承受试验压力。2005 版标准还提到"试验后，应仔细地除去所有临时焊接上的附件，并将留下的焊疤磨到与基体齐平，然后用液体渗透或磁粉等无损探伤方法进行检查。试验设备上的所有压力测量装置应按照相应国家标准的规定定期进行校准，以保证精确度"。

四、安全标识和说明

安全阀上必须清晰标识额定参数和工作原理，并配备使用说明书，以便操作人员正确使用和维护。此外，所有外部调节机构应加铅封。

五、安全阀的安装

关于安全阀的安装，2021 版标准未提及，2005 版标准提到以下内容。

振荡或锤击现象会导致安全阀排量减少或使密封面及其他零件受到损伤。为把这样的危险降至最低限度，在安装安全阀时对下列各点应予以考虑。

（1）如果打算将安全阀安装于非垂直向上的位置，应得到制造厂的同意，并注意使指示介质流向的箭头指向正确的方向。

（2）安全阀安装于一个进口支管上时，该支管的通道最小截面积应≥安全阀进口截面积。

（3）安全阀的安装位置应尽可能靠近被保护的系统，其进口支管应短而直。对于高压力和（或）高排量的场合，进口支管在其入口处应有足够大的圆角半径，或者具有一个锥形通道，锥形通道的入口处截面积近似为出口处截面积的两倍。

（4）安全阀的进口支管绝不应设置在某一支管的正对面。

学习思考

1. 安全阀的原理是什么？

2. 安全阀的应急处理该如何做？

第四节

GB/T 12244—2006《减压阀 一般要求》要点分析

引 言

当蒸汽供应的压力大于设备设定压力时，可能导致设备的损坏，甚至造成安全生产事故的发生，所以需要通过某种装置将供给的高压蒸汽降低到设备可以接受的压力范围，而这种装置就是减压阀。除压力蒸汽灭菌器外，布类洗涤部门所用的熨烫机、洗衣机也需要减压阀，在日常生活中液化石油气罐上均连接有减压阀（燃气减压阀）。GB/T 12244—2006《减压阀 一般要求》为推荐性国家标准，于 2006 年 12 月 25 日发布，自 2007 年 5月 1 日起实施，全部代替 GB/T 12244—1989。本标准规定了安全阀的术语和定义、设计、出厂试验、型式试验、安全阀排量性能的确定、安全阀尺寸的确定、标志和铅封，适用于流道直径≥4 mm，整定压力≥0.1 MPa 的安全阀。此外，本标准于 2023 年进行了修订，目前正在审查中。

学习要点

一、术语和定义

（1）减压阀：通过阀瓣的节流，将进口压力降至某一需要的出口压力，并能在进口压力及流量变动时，利用介质本身能量保持出口压力基本不变的阀门。

（2）进口压力：阀门进口端的介质压力。

（3）出口压力：阀门出口端的介质压力。

（4）调压性能：进口压力一定，连续调节出口压力时，减压阀的卡阻和振动现象。

（5）压力特性：出口流量一定，进口压力改变时，出口压力与进口压力之间的函数关系。

（6）流量特性：稳定流动状态下，当进口压力一定时，出口压力与流量的函数关系。

二、特点

压力蒸汽灭菌器所使用的减压阀安装在蒸汽管道上，通过阀瓣的节流，将供给蒸汽的压力（进口压力）降低至压力蒸汽灭菌器需要的压力范围（出口压力），同时可以确保当进口压力波动变化时，出口压力基本不变，这是通过出口压力的变化来调整阀瓣的开度来实现。需要注意的是，无论进口压力如何变化，其始终大于出口压力，这是减压阀工作的前提。减压阀除了降低进口压力外，还能稳定出口压力，这是减压阀的两个作用。

三、分类

根据主要部件的不同，可以将减压阀分为直接作用式减压阀、先导式减压阀、薄膜式减压阀、活塞式减压阀和波纹管式减压阀 5 种主要类型。直接作用式减压阀利用出口压力直接控制阀瓣运动；先导式减压阀结构复杂、体积较大，包含主阀和导阀两部分，出口压力的增减通过导阀放大后控制主阀阀瓣的运动；后三种分别使用膜片、活塞和波纹管作为敏感元件来带动阀瓣运动。

四、调压区间

所有的减压阀都可以进行人工调节来控制出口压力值，在减压阀标定的调压范围内，出口压力能够在最大值和最小值之间连续调整，不得出现卡阻和异常振动。

五、注意事项

减压阀可能因为蒸汽中的杂质导致堵塞而失效，所以在最初安装时需要在减压阀之前（蒸汽供应侧）安装蒸汽过滤器。

学习思考

1. 减压阀出口处需要安装压力表吗？
2. 减压阀和背压阀的区别和联系是什么？
3. 减压阀的定期维护保养如何进行？

第五节

GB/T 30690—2014《小型压力蒸汽灭菌器灭菌效果监测方法和评价要求》要点分析

引 言

GB/T 30690—2014《小型压力蒸汽灭菌器灭菌效果监测方法和评价要求》为推荐性国家标准，于 2014 年 12 月 22 日发布，自 2015 年 7 月 1 日起实施，规定了小型压力蒸汽灭菌器的用途、验证方法、监测方法及评价标准。"适用于容积不超过 60 L 的压力蒸汽灭菌器"，可以理解为该标准适用于卡式蒸汽灭菌器、手提式蒸汽灭菌器、舱体容积不超过 60 L 的立式蒸汽灭菌器以及小型压力蒸汽灭菌器自动控制型。

学习要点

一、术语和定义

（1）小型压力蒸汽灭菌器：容积不超过 60 L 的压力蒸汽灭菌器。

（2）满载：本标准对其定义为"按生产厂家说明书规定方式摆放的最高装载量"，在 YY/T 0646—2022《小型蒸汽灭菌器》中，满载为填满（90±10）%的可用空间。

（3）BD 测试物：将 BD 测试纸与负载整合在一起可直接用于 BD 测试的指示装置或产品。

（4）灭菌过程验证装置（PCD）：对灭菌过程有预定抗力的模拟装置，用于评价灭菌过程的有效性，其内部放置化学指示物时称化学 PCD，放置生物指示物时称生物 PCD。

二、灭菌过程验证装置介绍

由于物品灭菌后无法打开包装进行灭菌效果验证（因为打开后就破坏了无菌状态），此时 PCD 是作为待灭菌物品的模拟物而存在，目的是通过判断 PCD 内部的灭菌结果来推断灭菌后物品是否灭菌合格，这就要求 PCD 具有和最难灭菌的待灭菌物品相同的抗力，这个抗力主要是抵抗空气排除和蒸汽进入的能力。PCD 只是一个模拟装置，并非一成不变，如果模拟的是敷料可以称之为敷料 PCD，模拟的是管腔时是管腔 PCD；同时 PCD 的类型还可以根据其内置的指示物不同进行分类，当其内部放置化学指示物时称为化学 PCD，放置生物指示物时即为生物 PCD。试想一下，BD 试验包是否也是一种特殊类型的化学 PCD 呢？

三、小型压力蒸汽灭菌器的分类和用途

1. 下排气式压力蒸汽灭菌器

利用重力置换的原理，使热蒸汽在灭菌器中从上而下，将冷空气由下排气孔排出，排出的冷空气由饱和蒸汽取代，利用蒸汽释放的潜热使物品达到灭菌。适用于耐高温高湿物品的灭菌，首选用于微生物培养物、液体、药品、实验室废物和无孔物品的处理，不能用于油类和粉剂的灭菌。因为热空气比重轻、冷空气比重大，当两者在同一空间内时，热空气会聚集在上方，冷空气位于下部，所以在舱体内注入蒸汽的时候，蒸汽在舱体上部聚集并随着蒸汽注入量的增加而不断向下扩大体积，从而逐步把冷空气从下方的排气孔挤出，最终使舱体内充满蒸汽，重力置换的方法排除空气的能力有限，尤其是当待灭菌物品为管腔器械时，但其可以用于液体的灭菌，这是预排气压力蒸汽灭菌器所不能实现的。需要注意手提式蒸汽灭菌器的排气孔是在上方，但其也属于重力置换排气方式，因为排气孔连接了接近桶身高度的管道，该管道的上开口为排气孔，下开口在灭菌舱体底部，蒸汽不断增加，舱体内冷空气通过该管道不断排除，当排气孔排出大量水蒸气时表明冷空气基本排除完毕，此时关闭放气阀等待升压升温。

2. 预排气式压力蒸汽灭菌器

利用机械抽真空的原理，使灭菌器内形成负压，蒸汽得以迅速穿透到物品内部，利用蒸汽释放的潜热使物品达到灭菌，便于管腔器械、多孔负载器械内部的空气排出。适用管腔物品、多孔物品和纺织品等耐高温高湿物品的灭菌，不能用于液体、油类和粉剂的灭菌。

3. 正压脉动排气式压力蒸汽灭菌器

利用脉动蒸汽冲压置换的原理，在大气压以上，用饱和蒸汽反复交替冲压，通过压力差将冷空气排出，利用蒸汽释放的潜热使物品达到灭菌。即先向舱体内注入蒸汽升高舱内压力，然后打开与外界相连的通道，利用压力差将舱体内蒸汽和空气混合物排除，再次进行"注入—排除—注入"的多次循环，最终使舱体内的蒸汽占比达到接近100%的水平。适用于不含管腔的固体物品及特定管腔、多孔物品的灭菌。用于特定管腔、多孔物品灭菌时，需进行等同物品灭菌效果的检验；不能用于纺织品、医疗废物、液体、油类和粉剂的灭菌。

四、潜热

压力蒸汽灭菌就是湿热灭菌，灭菌需要的湿和热均由蒸汽产生，其中涉及潜热，本标准里多次提及"利用蒸汽释放的潜热使物品达到灭菌"。"潜热"是和"显热"相对的概念，以水为例，对一定体积的常温水进行加热，随着加热时间的增加水温会升高，水中吸收的热量可以通过水温的升高来衡量、体现或者表示，这样的热量增加是便于测量的，故称之为显热；但水加热至100℃时，再继续进行加热，此时水温不会升高，而是表现为水

不断变为蒸汽而温度不再变化（蒸汽的温度也是 100 ℃），这样的热量增加但是温度没有变化，吸收了大量能量却无法通过温度变化来衡量，故称之为潜热，1 kg 常温水升高 1 ℃ 需要吸收 4.2 kJ 能量，而 1 kg 的 100 ℃ 水全部变为蒸汽需要吸收 2 258 KJ 能量。潜热所蕴含的能量非常大，当蒸汽接触待灭菌物品时，就会释放巨大的能量促使待灭菌物品升温同时凝结成水珠，产生热和湿来完成灭菌。

五、小型压力蒸汽灭菌器的验证

小型压力蒸汽灭菌器每年应进行灭菌参数、灭菌效果和排气口生物安全性的验证，灭菌参数验证是灭菌过程的控制，灭菌效果验证是灭菌结果的控制，排气口生物安全性验证是避免设备对周围环境的污染，其中仅第二个可以由消毒供应中心完成，另两个需要专用的仪器和场地才能进行。

（1）灭菌参数验证的参数包括温度、压力和时间三个，需要使用温压仪在灭菌器满载状态下进行测试，测试结果需要同时满足以下三个要求：灭菌温度介于设定值和设定值＋3 ℃ 之间且温压仪任意两点在同一时刻的温度差值≤2 ℃、压力范围与温度范围相对应、灭菌时间介于设定值和设定值＋10％ 之间。

（2）灭菌效果验证是指通过生物监测进行验证，需要根据小型压力蒸汽灭菌器的不同类型制备不同的生物测试包，验证时在灭菌器每一层中间、灭菌器排气口和灭菌器门处各放置一个生物测试包，然后满载运行后进行培养判读，所使用的细菌芽孢是嗜热脂肪杆菌芽孢，培养温度是（56±2）℃。

（3）排气口生物安全验证只需要在特定的情况下进行，例如Ⅲ级或Ⅳ级生物安全实验室，或者灭菌物品可能带有呼吸道传播的病原微生物。

六、小型压力蒸汽灭菌器的日常监测

小型压力蒸汽灭菌器的日常监测和大型压力蒸汽灭菌器的监测方法基本一致，包括化学监测和生物监测。化学监测包括 BD 试验、化学指示胶带和化学指示卡三种，小型压力蒸汽灭菌器一般不必进行 BD 试验，如果要进行，BD 试验包应放置在靠近柜门和排气口的位置、空载运行，实验室灭菌可不使用化学指示胶带和化学指示卡，其余场景灭菌应使用。由于小型压力蒸汽灭菌器不同类型灭菌周期的灭菌能力和适用范围差异较大，故生物监测应根据灭菌周期类型的不同选择不同的方法，B 类灭菌周期应将生物指示物放入最难灭菌的物品包中央，S 类灭菌周期是放置在厂家说明特定的灭菌物品中，N 类灭菌周期宜采用自含式生物指示物，以上物品均需要放置在灭菌器最难灭菌部位，灭菌完成后判断生物监测结果。

七、生物验证时的装载量

小型压力蒸汽灭菌器在进行生物验证时，需要在满载状态下进行，而大型压力蒸汽灭菌器要求在空载时进行生物监测，造成以上不同要求的原因可能与两种压力蒸汽灭菌器蒸

汽供应方式不同有关，小型压力蒸汽灭菌器内有一个储水器，储水器的容积有限导致其供应的蒸汽量有限，所以蒸汽不足（尤其是吸湿类材质较多时）是小型压力蒸汽灭菌器灭菌失败的重要风险点，而大型压力蒸汽灭菌器蒸汽供应充足且随时可以补充，故小型压力蒸汽灭菌器在生物验证时要求满载进行，YY/T 0646—2022 中提及"水箱水量应保证运行完整的单个灭菌周期，或在带测试负载的情况下，连续运行具有最大蒸汽耗量的工作周期"。

学习思考

1. 大型压力蒸汽灭菌器需要进行排气口的生物安全性验证吗？

2. 正压脉动排气式压力蒸汽灭菌器需要配备真空泵吗？

3. 相同重量的冰融化（0 ℃）与水蒸发（100 ℃）需要的热量一样吗？

第六节
YY 0504—2016《手提式蒸汽灭菌器》要点分析

引 言

　　压力蒸汽灭菌器按照体积分为小型压力蒸汽灭菌器和大型压力蒸汽灭菌器，按照形态分为卡式蒸汽灭菌器、手提式蒸汽灭菌器、立式蒸汽灭菌器和卧式灭菌器（可用体积依次增大），还有一种类型是台式蒸汽灭菌器。手提式蒸汽灭菌器外形类似家庭中使用的高压锅，在顶盖上加装放气阀和压力表，其舱内容积一般＜30 L，较小的体积便于移动，主要在实验室和科研部门中使用，包含手动控制和自动控制两种类型。YY 0504—2016《手提式蒸汽灭菌器》为强制性医药行业标准，首次发布于 1999 年（YY 91006—1999、YY 91124—1999），于 2005 年进行了第一次修订（YY 0504—2005），于 2016 年进行了第二次修订，自 2018 年 1 月 1 日起实施，为现行标准（YY 0504—2016）。本标准规定了手提式蒸汽灭菌器的术语和定义、分类、结构和基本参数、要求、试验方法、检验规则、标志与使用说明书以及包装、运输和贮存，适用于灭菌温度≤132 ℃的手提式蒸汽灭菌器。

学习要点

一、结构功能

　　手提式蒸汽灭菌器由桶箱和盖两部分构成，桶箱为一体成型的不锈钢桶，底部有加热管（工作原理类似热得快），加热管上方有镂空提篮（盛装待灭菌物品）；盖上有放气阀、安全阀和压力表（温度压力双刻度表），手动控制型的桶箱和盖通过多个螺栓连接。开始使用时需要在桶箱内加水没过加热管，装载完待灭菌物品后加盖并拧紧螺栓，确认放气阀打开、安全阀关闭后启动灭菌程序，此时加热管工作产生蒸汽，桶箱内蒸汽逐步增加直至放气阀排出大量水蒸气，此时关闭放气阀，等待桶箱升压升温，到达设定温度时开始计时到灭菌完成（手动控制型手提式蒸汽灭菌器操作流程）。由于其蒸汽产生方法、基本构造和应用场景所决定，手提式蒸汽灭菌器一般使用 121 ℃的灭菌程序。本标准中对灭菌压力的要求和温度分别是＜0.22 MPa 和≤132 ℃，低于小型压力蒸汽灭菌器和大型压力蒸汽灭菌器要求的 0.25 MPa 和 138 ℃。

二、工作条件

　　灭菌器正常工作应满足下列条件：

（1）环境温度 5～40 ℃。

（2）相对湿度不大于 85%。

（3）大气压力 70～106 kPa。

（4）电热式灭菌器使用电源。家用交流 220 V 电源供应即可（外加热式不需要电源）。GB 8599—2008《大型蒸汽灭菌器技术要求　自动控制型》根据规格大小分别需要使用 220 V 或 380 V 交流电。

三、安全装置

手提式蒸汽灭菌器"应有联锁保护，应保证灭菌室内压力完全释放后，顶盖才能打开"，对于一些手动控制型的手提式蒸汽灭菌器可能达不到以上标准。

四、压力温度表

灭菌器应装有压力温度表。温度指示在 50～150 ℃数值范围内，分辨率应≥1 ℃。压力温度表在最高工作压力和最高工作温度处应标有红线。手提式蒸汽灭菌器使用的是温度压力双刻度压力表，应该是在压力表的表盘上增加了相对应温度的数值，便于使用者判断温度读数，其精确度要求是不低于 2.5 级。温度压力表的应用比较少见，除此以外，压力式温度计和压力温度一体表也较为少见。

五、电加热

电加热是手提式蒸汽灭菌器的主要加热方式，应具有防止干烧的功能，当水位低于警示值时，灭菌器能自动切断加热电源，灭菌器启动至达到最高工作压力的时间应≤30 min。除了电加热，还可以采用外加热方式——电磁炉，加热时间应≤40 min。

学习思考

1. 纯物理结构的螺栓固定方式是否符合联锁保护的要求？

2. 手提式蒸汽灭菌器工作时需要使用化学指示卡吗？

3. 温度压力双刻度表实际只测量了压力这一个参数吗？

第七节

YY/T 0646—2022《小型压力蒸汽灭菌器》要点分析

引 言

YY/T 0646—2022《小型压力蒸汽灭菌器》为推荐性医药行业标准，首次发布于 2008 年（YY 0646—2008），于 2015 年进行了第一次修订（YY/T 0646—2015 全部代替 YY 0646—2008，且由强制性标准改为推荐性标准），于 2022 年进行了第二次修订，于 2022 年 5 月 18 日发布，自 2023 年 6 月 1 日起实施，全部代替 YY/T 0646—2015，但新版本的变化较小。本标准适用于"灭菌室侧向开口""容积＜60 L"且"不能装载一个灭菌单元"的自动控制型小型压力蒸汽灭菌器。"灭菌室侧向开口"是为了与立式蒸汽灭菌器和手提式蒸汽灭菌器进行区别，因为这两种是顶部开口；"容积＜60 L"是与大型压力蒸汽灭菌器进行区别，60 L 为小型和大型压力蒸汽灭菌器的界限，一个灭菌单元的尺寸为 300 mm×300 mm×600 mm，根据计算其体积为 54 L，从体积方面考虑是能够装载到舱体容积接近 60 L 的小型压力蒸汽灭菌器中，但本标准规定"不能装载一个灭菌单元"，应该是小型压力蒸汽灭菌器的舱体内由隔板分为多层或者为圆柱形结构而无法装载一个较大的灭菌负载。自动控制型小型压力蒸汽灭菌器外形类似于侧开门的小冰箱，在顶部或侧面有一个嵌入式的水箱，通常放在台面上使用，也被称为台式蒸汽灭菌器。此外，本标准也不适用于卡式蒸汽灭菌器。

学习要点

一、术语和定义

（1）平衡时间：从灭菌室达到灭菌温度开始到负载的各部分均达到灭菌温度所需要的时间。

（2）维持时间：灭菌室内参考测量点及负载各部分的温度均连续保持在灭菌温度范围内的时间。注：维持时间紧跟在平衡时间之后，时间的长短与灭菌温度有关。

（3）灭菌时间：平衡时间加上维持时间。

（4）灭菌负载：在灭菌室内接受灭菌处理的物品，简称负载。

（5）灭菌周期：灭菌器中用于灭菌的控制程序。

（6）灭菌单元：尺寸为 300 mm（高度）×300 mm（宽度）×600 mm（长度）的矩形平行六面体。

二、空腔负载类型

空腔负载可以简单理解为管腔器械，由于粗细和长短规格的不同，为了进行更好的消毒灭菌处置，消毒供应领域把空腔负载分为 A 类和 B 类，其中 A 类空腔负载较为细长，B 类空腔负载较为粗大，这样的区别可以从字母"A""B"进行联想记忆。由于 A 类空腔负载的定义包含"不属于 B 类空腔负载"的描述，故此处先了解 B 类空腔负载，空腔负载的首要定义是腔体长度超过空腔直径（一侧开口的管腔器械），本标准的表述是"单端开孔负载其腔体长度与孔直径的比率大于或等于 1"，根据该定义，可以判断盆子器械不属于空腔负载，因为盆子的高度约 15 cm，直径 20～30 cm，腔体高度低于直径（长度/直径比率＜1）；B 类空腔负载需要同时满足"1≤长度/直径比率≤5"、孔径≥5 mm（单端开孔器械），两端开孔器械孔径要求不变，另外两个数值翻倍；A 类孔腔负载的定义要求"1≤长度/直径比率≤750"、长度≤1 500 mm 且不属于 B 类空腔负载（单端开孔器械），两端开孔器械的所有数值翻倍；根据以上定义，可以发现 A 类和 B 类空腔负载并没有包含所有的管腔器械，例如没有包含长度＞1 500 mm 的单端开孔器械和长度＞3 000 mm 的两端开孔器械。

三、灭菌周期类型

小型压力蒸汽灭菌器的灭菌周期分为 B、N、S 三种，其顺序也是按照英文字母进行排序，如果按照国人理解习惯，应该的排序是根据灭菌能力由弱到强的 N、S、B 排序。B、N、S 灭菌周期的分类和欧洲标准一致，B 有 big 之意，N 为 none wrapped/hollow 之意，S 是指 special。B 型灭菌周期的灭菌能力最高，具有与大型压力蒸汽灭菌器相近的灭菌能力，适用于双层包装的空腔器械灭菌，这已经是难度很大的待灭菌物品，低于此难度的无包装/单层/双层包装实心器械或多孔渗透性物品均能够完成灭菌；N 型灭菌周期的灭菌能力最低，只能用于无包装的实心器械的灭菌；S 型灭菌周期的应用范围介于 B 型和 N 型之间，S 型灭菌周期要求具有 N 型的灭菌能力，同时包含一项或多项如下物品的灭菌能力，"多孔渗透性物品、小量多孔渗透性混合物、空腔器械、单层包装物品和多层包装物品"，具体的 S 型灭菌周期灭菌适用性与厂家的设置密切相关，故必须严格遵循厂家的说明书进行设备的使用。

四、规格和形态

在空气去除方面，小型压力蒸汽灭菌器和大型压力蒸汽灭菌器一样，包括重力置换型、正压脉动排气和预真空三种类型（目前市面上大多数小型压力蒸汽灭菌器都具有真空泵系统），不同的空气去除方法决定了灭菌器的灭菌能力，进而影响本节第 3 点里小型压力蒸汽灭菌器 B、N、S 类型的区分；在门结构方面两种灭菌器也一致，可以是单门，也可以是前后双门构造，均有安全联锁装置的规定，门状态和程序运行之间存在一些基于安全出发的设定；在灭菌温度和压力方面，小型压力蒸汽灭菌器与大型压力蒸汽灭菌器一样其工作压力可以超过 0.2 MPa，温度可以在 115～138 ℃之间。

五、相关要求

1. 灭菌资料存放要求

本标准原文 5.4.4.1.4 中"所有灭菌过程中数据都应记录下来，记录应至少保存 12 个月"，该时间要求与 WS 310.3—2016《医院消毒供应中心　第 3 部分：清洗消毒及灭菌效果监测标准》的 5.3 中要求的"灭菌质量监测资料和记录的保留期应≥3 年"不同。

2. 水和蒸汽排放要求

本标准规定灭菌器向外部排出的水和水蒸气（例如干燥阶段真空泵的排出物）的温度应≤100 ℃，以减少对排放管道系统或人员的伤害。灭菌器的排水管和其他的排水管应该分开设置，避免其中任何一根排水管内部压力增加导致另一根排水管的排水阻力增加，还为了避免灭菌器排出的热水和热蒸汽通过另一根排水管返溢至室内用水点。

3. 压缩空气要求

压缩空气经过生产后会暂存在储气罐内，储气罐的高压空气输送到灭菌器前，需要经过 25 μm 的过滤器滤除液态水并通过 2 μm 的过滤器滤油，这个要求可以作为消毒供应中心压缩空气管理的规范。

4. 饱和蒸汽温度与时间要求

对于平衡时间，要求是≤15 s，这与 800 L 以下的大型压力蒸汽灭菌器所要求的平衡时间相同，但是在升温阶段的最后 10 ℃范围里，上升速率介于 1～8 ℃/min 且灭菌记录温度和理论蒸汽温度差值≤2 ℃时，平衡时间可以＞15 s，但不应≤30 s。维持时间要求任意两点之间温差≤2 ℃、灭菌温度达到设定灭菌温度且≤＋3 ℃，该要求与大型压力蒸汽灭菌设备的要求一致，但上一版本的＋3 ℃为＋4 ℃，新版本提高了要求。

六、空气泄漏试验

空气泄漏试验是测试外界通过非正常途径向舱体（负压状态）内注入空气的能力，常见的情况为门变形或密封条损坏导致，这些故障会导致舱体内外存在微小的非正常连通途径，在舱体内负压或高压时导致空气注入或漏出，但仅测试舱体负压时外界空气注入的能力，评价指标为≤0.13 kPa/min 合格。只需要对使用预真空排除空气的小型压力蒸汽灭菌器进行空气泄漏测试，因为重力置换或正压脉动排气模式不能在舱体内形成真空，无法测试舱体内压力泄漏的速率。

七、装载装置

装载装置意为待灭菌物品的置物架，与大型压力蒸汽灭菌器的灭菌架功能相同，主要用于帮助灭菌物品进出灭菌器舱体，同时避免灭菌物品直接接触舱体底部或多层摞放。大型压力蒸汽灭菌器的灭菌架主要由不锈钢钢管或者钢条焊接而成，镂空面积占比很大，对于小型压力蒸汽灭菌器，装载装置如果为多个托盘，需要对托盘进行打孔，每个孔的面积≥20 mm²，孔的面积不低于整个表面的 10%，该要求主要是便于蒸汽的穿透和冷凝水的排放，但更为常见的是由不锈钢钢条焊接的篮筐形式。

学习思考

1. 立式蒸汽灭菌器和小型压力蒸汽灭菌器的异同点？

2. 小型压力蒸汽灭菌器的待灭菌包的体积和重量是否需要进行限制？

3. 如何设计更具实用性的称重工具，以及如何在称重过程中减少对负载的污染？

第八节

YY 0731—2009《大型蒸汽灭菌器　手动控制型》要点分析

引　言

　　手动控制型的大型蒸汽灭菌器没有预真空系统，舱体内冷空气排除及干燥能力存在一定不足，导致其在消毒供应中心的应用越来越少，自动化、智能化是现阶段的发展方向。YY 0731—2009《大型蒸汽灭菌器　手动控制型》与 GB 8599—2008《大型蒸汽灭菌器技术要求　自动控制型》的发布单位不同，但其制定参考了 GB 8599—2008 的部分内容。本标准为强制性医药行业标准，于 2009 年 6 月 16 日发布，自 2010 年 12 月 1 日起实施，全部代替了 YY 91008—1999《压力蒸汽消毒器技术条件　卧式圆形》和 YY 91009—1999《压力蒸汽消毒器技术条件　卧式矩形》。本标准适用于额定工作压力为 0.25 MPa 以下，容积大于 60 L 的下排气式、手动控制型的蒸汽灭菌器，不适用于手动控制型的真空式灭菌器和自动控制型灭菌器，结合本标准原文 4.2.2 描述的灭菌工作温度为 115～138 ℃，可以推断即使是下排式压力蒸汽灭菌器，也可以实现 2 个大气压的、134 ℃ 的灭菌过程。

学习要点

　　一、术语和定义

　　（1）平衡时间：从参考测量点达到灭菌温度开始，到负载的各部分都达到灭菌温度所需要的时间。

　　（2）维持时间：灭菌室内参考测量点及负载各部分的温度连续保持在灭菌温度范围内的时间。注：维持时间紧跟在平衡时间之后，维持时间的长短与灭菌温度有关。

　　（3）灭菌时间：灭菌时间为平衡时间加上维持时间。

　　（4）手动控制型的蒸汽灭菌器：采用手动方式设定与调节灭菌参数变量以及进行灭菌周期的运行，以实现灭菌的蒸汽灭菌器，包括纯手动控制型和半自动控制型。

　　二、灭菌负载和灭菌时间

　　本标准定义部分未明确表示所有的待灭菌物品为一个灭菌负载，还是每一个待灭菌物品均是一个灭菌负载，但通过本标准原文 5.3.1 的描述，应该是指所有的待灭菌物品为一个灭菌负载。灭菌时间可以通过设备进行设置，但无法设置平衡时间，平衡时间与设备状态和灭菌负载关系密切，维持时间才是灭菌需要的时间，本标准要求的 134 ℃灭菌周期，维持时间要≥4 min，这和 GB 8599—2008《大型蒸汽灭菌器技术要求　自动控制型》里要求的 3 min 不同，不仅是 134 ℃灭菌周期的要求不同，121 ℃和 126 ℃灭菌周期里要求的维持时间都比 GB 8599—2008 的要求多了 5 min，这也许考虑到手动控制型大型压力蒸汽灭菌器为下排气式（下排气式灭菌器冷空气排除能力低于预真空式压力蒸汽灭菌器）这一因素。以上都是对维持时间的要求，在 WS 310.2—2016《医院消毒供应中心　第 2 部分：清洗消毒及灭菌技术操作规范》里，对预真空式压力蒸汽灭菌器 134 ℃灭菌周期的灭菌时间要求为≥4 min，这应该是执行了 GB 8599—2008 中要求的 3 min，因为 4 min 的灭菌时间减去接近 30 s 的平衡时间，维持时间约为 3.5 min，多余的 0.5 min 可以防止平衡时间延长带来的风险。日本的行业标准（医療現場における滅菌保証のガイドライン—2021）中 134 ℃灭菌周期要求的维持时间为≥3 min，美国的 ST79 和 WHO 的 Decontamination and Reprocessing of medical devices for health-care Facilities 没有规定具体的灭菌时间或维持时间。

三、相关要求

1. 灭菌装载量要求

最大负载量应≤灭菌舱体容积的 80%，此处以容积为判断标准，GB 8599—2008 为对最大装载量/负载量进行要求，旧版本的 WS 310—2009 对压力蒸汽灭菌的最小装载量和最大装载量有要求，但现行的 2016 版标准删除了相关的要求。

2. 安全要求

灭菌器应该有安全联锁装置，相关要求与 GB 8599—2008 的要求一致，但多了一个规定：在灭菌器装载门上有明显的警示"在灭菌周期进行过程中，不能打开灭菌器的门"，对于双门灭菌器，后门有明显警示"在灭菌周期未结束之前，不能打开卸载侧门"。这个规定可能与灭菌器为手动控制型，对灭菌器门施加一定的机械力可能导致灭菌器门在未完成灭菌周期的前提下被暴力打开，造成安全生产事故。

3. 隔热要求

压力蒸汽灭菌器的运行涉及高温蒸汽的传输和储存，高温蒸汽所携带热量对外界的释放和散发，会导致所输送蒸汽的温度降低并促使冷凝水的增加，导致环境升温对人体带来不适感且增加科室降温和通风的能耗成本，而且可能导致人员的烫伤，基于此，本标准规定"除非隔热材料会妨碍灭菌器的运转及其操作，灭菌器的外表面和蒸汽管路都应覆盖隔热材料"。在实际应用中，灭菌器生产厂家已经对舱体外侧和部分管路进行了隔热保护，科室管理方面应该更加关注蒸汽管路的隔热保护，尤其是对于非自带蒸汽发生器的压力蒸汽灭菌器。GB 8599—2008 还给出了管路隔热保护的标准，在不影响灭菌器工作的前提下"当蒸汽和水的管道温度高于 60 ℃时，应采取隔热措施"，而且 GB 8599—2008 还提到"为了减少管道冷凝现象的发生，冷水管道宜采取隔热措施"，对蒸汽输送管道的隔热是避免管道内部的冷凝发生，对冷水管道的隔热是避免管道外部的冷凝发生。

4. 自带蒸汽发生器要求

不论自动控制型还是手动控制型，都有自带蒸汽发生器的设备规格，本标准和 GB 8599—2008 都对自带的蒸汽发生器提出了一定的要求，本标准的要求更为详细。自带蒸汽发生器的进水管路必须具有防回流装置；还需要有水位视镜/视窗，用红线标出最高水位和最低水位的警示线；实际水位低于最低水位线时能够自动切断加热电源并发出报警信号；还要求至少有两种不同的指示灯，以便于操作人员正确、便捷识别其工作状态。

5. 压力表要求

本标准对压力表的精确度要求为不低于 2.5 级，GB 8599—2008 是至少为 ± 1.6%，压力表的精确度数值代表波动范围，数值越小越精密，一般压力表的精确度为 1.0 级、1.6 级、2.5 级和 4 级，故本标准对压力表精确度的要求更低。本标准规定了压力表的表盘直径应≥10 cm。

学习思考

1. 如果本标准再次更新，会将压力表和温度表的精确度要求提高吗？

2. 您所在科室所安装压力蒸汽灭菌器的温度参考测量点有几个？分别安置在何处？

3. 最大灭菌负载量目前是以容积进行判别，还能采取什么标准呢？

第九节

YY/T 0791—2018《医用蒸汽发生器》要点分析

引　言

为确保压力蒸汽的灭菌质量，多个标准对蒸汽供给水和蒸汽冷凝物提出了较为细致、严格的要求，锅炉房生产的工业蒸汽无法达到相关的质量指标，故需要专门的蒸汽发生器供给合格的蒸汽。部分压力蒸汽灭菌器自带蒸汽发生器，其余的压力蒸汽灭菌器需要外界供应蒸汽，YY/T 0791—2018《医用蒸汽发生器》仅适用于独立的蒸汽发生器。本标准为推荐性医药行业标准，于 2018 年 9 月 28 日发布，自 2019 年 10 月 1 日起实施，全部代替 YY 0791—2010。除此之外，蒸汽发生器的使用标准还有由中华人民共和国工业和信息化部发布的 JB/T 20141—2011《电加热纯蒸汽发生器》和 JB/T 20031—2016《纯蒸汽发生器》（注：JB 是指机械行业标准），前者是电加热，后者是工业蒸汽加热方法。除此以外，还有 JB/T 8959—1999《蒸汽发生器》适用于工业洗涤等行业使用的电加热式发生器。

学习要点

一、术语和定义

（1）蒸汽发生器：本标准未对医用蒸汽发生器进行专门定义，不过可以从范围中窥见一斑，其工作压力≤0.8 MPa（该压力远高于压力蒸汽灭菌器工作压力，常见的医用蒸汽发生器工作压力为 0.4～0.6 MPa），可以采用电加热或者蒸汽加热模式，而且该蒸汽发生器为独立控制的、外置于压力蒸汽灭菌器的单独设备。

（2）饱和蒸汽：单位时间内进入蒸汽空间分子数目与返回液体中的分子数目相等，蒸发与凝结处于动态平衡的蒸汽。室温下水会不断蒸发，但过程缓慢不易被发现，温度越高蒸发现象越明显，设想此刻加热一个装有水的相对密闭容器（上部有小孔），水会不断蒸发为水蒸气并分布在容器上部空间，随着蒸发的继续水蒸气越来越多，容器液面上空间充满了水蒸气，无法再继续容纳新的水蒸气分子，此时蒸汽即为饱和蒸汽，如果还需要新增一个水蒸气分子，那么就有原来的一个水蒸气分子凝结成水，同一时刻蒸发的水分子和凝结的水分子数量基本相等。一个较为形象的例子：试想在繁华地段有一辆前门上、后门下的公交车，车内挤满了乘客，人人是前胸贴后背，此时公交车内空间为饱和状态，无法再容纳哪怕一名新的乘客，如果还有乘客从前门强行挤上来，那么后门势必会被挤下一名乘客，前门挤上多少乘客，后门就会被挤下多少乘客，这就是"进入蒸汽空间分子数目与返回液体中的分子数目相等"。

二、分类与组成

1. 分类

蒸汽发生器按容器放置方式可分为立式和卧式；按控制方式可分为自动控制型和手动控制型；按加热方式可分为电加热式和蒸汽加热式。蒸汽加热是通过"热交换系统"进行能量传递，按照容器放置方式可以分为立式和卧式（与大型压力蒸汽灭菌器相同），对于蒸汽加热方式，JB/T 20031—2016 提到了"一次蒸汽"和"二次蒸汽"的概念，一次蒸汽是指蒸汽锅炉产生的饱和蒸汽，纯蒸汽是纯化水进入蒸汽蒸发器经过一次蒸汽加热而产生的二次蒸汽，分离除去微粒及细菌内毒素等杂质而得到的饱和干燥蒸汽。

2. 组成

（1）电加热式蒸汽发生器由容器、控制系统、加热装置、管路等组成。

（2）蒸汽加热式蒸汽发生器由容器、控制系统、热交换系统、管路等组成。

三、相关要求

1. 工作条件要求

本章涉及的多个设备都有规定的工作条件，包括环境温度、相对湿度和大气压力，其中环境温度要求均为 5～40 ℃，大气压力要求均为 70～106 kPa，海平面的大气压力为 101.3 kPa，70 kPa 约为海拔 3 000 m 的大气压力。

2. 硬件设施要求

医用蒸汽发生器的进水管路的设计应能够防止回流，蒸汽出口应有蒸汽冷凝水采样口，容器的底部应该有排水口且排水管管径应≥25 mm，容器及管路外表面应有隔热措施，JB/T 20141—2011 还提到"发生器中的蒸汽管路应保温，其表面温度≤环境温度 15 ℃"，从实际来看，此数值要求标准较高。输入管路或输出管路应有温度、压力和状态指示灯（电源、产汽、供汽等），最好能显示水流量、电导率和产汽量，水箱应配有排空水箱的阀门、防溢流口。

3. 产汽质量要求

（1）产汽压力：在恒压状态下，医用蒸汽发生器设定压力值与实际压力误差应≤±8%。

（2）产汽量：实际产汽量应≥额定产汽量的 95%。

（3）非冷凝气体：以体积分数计算，输出蒸汽的非冷凝气体含量应≤3.5%，在 JB/T 20031—2016 描述为（3.5 mL/100 mL）。

（4）干燥度：输出蒸汽的干燥度≥0.90。

（5）过热度：输出蒸汽的温度应≤大气压力时对应的饱和温度的 25 ℃。

4. 警示信号要求

本标准提出了较为细致的警示信号要求，包括发生故障时有声强至少 85 dB（A 计权）的默认超过 10 min 声音提醒，报警声可以人为消除。

5. 排放要求

蒸汽发生器向外排出的水和蒸汽压力不能超过 0.1 MPa，温度不能超过 100 ℃，此处没有表明是相对压力还是绝对压力，但根据温度可以推算应该是绝对压力，100 ℃ 的要求在 YY/T 0646—2022 中也有提及。

四、注意事项

医用蒸汽发生器在购置前一定要做好场地、地面强度、高温水汽排放管路、电量负荷（尤其是电加热式医用蒸汽发生器）、纯水供应量、蒸汽灭菌设备用汽量和用汽压力的评估；医用蒸汽发生器与连通压力蒸汽灭菌器的管路在工作及工作间隙期会产生冷凝水，冷凝水的排放时机、频次、方法均需要根据厂家规定、现场条件进行确认和执行。

学习思考

1. 蒸汽发生器冷凝水送检专业机构的频次是多少？

2. 如何衡量评估医用蒸汽发生器的寿命和安全性？

3. 如何对蒸汽发生器设备表面、管路的防烫措施进行完善优化？

第十节

YY/T 1007—2018《立式蒸汽灭菌器》要点分析

引 言

立式蒸汽灭菌器和手提式蒸汽灭菌器都是顶部开口、圆柱形灭菌舱体，立式蒸汽灭菌器的舱体容积一般在 30～100 L，可以认为立式蒸汽灭菌器是手提式蒸汽灭菌器的加大版、升级版，由于体积和重量的增加，不便于移动，需要定点放置，再加之其向上开口的特征，故称之为立式蒸汽灭菌器。YY/T 1007—2018《立式蒸汽灭菌器》为推荐性医药行业标准，首次发布于 1999 年（YY 91007—1999），于 2005 年进行了第一次修订（YY 1007—2005），于 2010 年进行了第二次修订（YY 1007—2010），于 2018 年进行了第三次修订（YY/T 1007—2018 全部代替 YY 1007—2010，且由强制性标准改为推荐性标准），于 2018 年 9 月 29 日发布，自 2019 年 10 月 1 日起实施。本标准规定了立式蒸汽灭菌器的术语和定义、分类、要求、试验方法及铭牌、使用说明书、包装、运输、贮存，适用于灭菌室容积不小于 30 L 且开口向上的蒸汽灭菌器（该灭菌器主要用于医疗器械的灭菌），不适用于手提式蒸汽灭菌器。本标准的适用范围是舱体容积不小于 30 L 且开口向上的蒸汽灭菌器，"舱体容积不小于 30 L"排除了卡式蒸汽灭菌器（舱体容积不大于 10 L）和手提式蒸汽灭菌器（舱体容积一般不大于 30 L），"开口向上"排除了台式蒸汽灭菌器（自动控制型小型压力蒸汽灭菌器）和大型压力蒸汽灭菌器，故适用范围可以作为立式蒸汽灭菌器的定义。本标准所述"该灭菌器主要用于医疗器械的灭菌"，实际上立式蒸汽灭菌器在消毒供应中心的普及性不及实验室、研究院所和医院检验科等部门。

学习要点

一、术语和定义

（1）手动控制型蒸汽灭菌器：采用手动方式设定与调节灭菌参数变量以及进行灭菌周期的运行，以实现灭菌的蒸汽灭菌器。即灭菌过程中需要人为干预能源供应、参数调节等事项，不论干预程度如何，只要需要进行干预则认定为手动控制型，包括纯手动控制型和半自动控制型。手动控制型和自动控制型的判别焦点是在灭菌周期运行阶段是否需要人为干预，启动灭菌程序前的所有操作均不考虑其中。

（2）自动控制型：根据预设定的灭菌参数变量，控制灭菌过程按顺序自动运行的蒸汽灭菌器。即灭菌过程由设备自动控制，操作人员启动程序后不再需要调节和干预灭菌周期的运行。

二、分类

灭菌器按控制方式分为自动控制型和手动控制型；按气体置换方式分为下排汽式和预真空式；按蒸汽供给方式分为自带蒸汽发生器和外接蒸汽式；按灭菌室结构形式分为可制成带夹套结构和单层结构。参考其他标准，手动控制大型压力蒸汽灭菌器也包括双层结构或单层结构的种类，而自动控制大型压力蒸汽灭菌器均为双层结构；台式蒸汽灭菌器（自动控制型小型压力蒸汽灭菌器）和大型压力蒸汽灭菌器可以分为单门或双门结构，立式蒸汽灭菌器均为单门。

三、相关要求

1. 安全联锁装置

安全联锁装置是基于安全目的的自动化装置，通过机械或电气化的方法预防危险的发生，例如家用波轮洗衣机在脱水阶段打开顶盖时内桶会紧急制动。本标准里要求"快开门式"立式蒸汽灭菌器门应该具有安全联锁装置，门未锁紧时，蒸汽不能进入舱体，此处强调的是"快开门式"，并不包含螺栓连接类型，所以上一节学习思考中第 1 个问题答案应该是不符合。

2. 灭菌温度要求

与大型压力蒸汽灭菌器、台式蒸汽灭菌器（自动控制型小型压力蒸汽灭菌器）相同，灭菌时要求灭菌温度下限为灭菌温度，上限为灭菌温度＋3 ℃，维持时间内同一时刻各点之间温度差值≤2 ℃（手提式蒸汽灭菌器无温度差值的要求）。

3. 压力表要求

本标准立式蒸汽灭菌器的仪表要求与自动控制大型压力蒸汽灭菌器基本一致，包括压力表量程为 0～400 kPa 或- 100～300 kPa，精确度要求至少为 1.6 级，刻度分度值划分≤20 kPa。

4. 参数留存时间要求

本标准要求所有灭菌过程的数据应该记录并保存至少 12 个月，这与台式蒸汽灭菌器（自动控制型小型压力蒸汽灭菌器）要求一致，与 WS 310.3—2016《医院消毒供应中心第 3 部分：清洗消毒及灭菌效果监测标准》中要求的"灭菌质量监测资料和记录的保留期应≥3 年"不同。

5. 周期计数器要求

"自动控制型"立式蒸汽灭菌器应配有周期计数器，台式蒸汽灭菌器（自动控制型小型压力蒸汽灭菌器）、卡式蒸汽灭菌器也有相关要求，周期计数器要显示不得被操作者复位或改变的周期次数，位数至少显示 4 位，每位数字应显示为 0～9。手提式蒸汽灭菌器无相关要求，可能与手提式蒸汽灭菌器的手动控制型无法自动计数有关。

6. 空气过滤要求

预真空立式蒸汽灭菌器应配有空气过滤器，该过滤器对直径>0.3 μm 微粒的滤除效率应≥99.5%，这与自动控制大型压力蒸汽灭菌器和台式蒸汽灭菌器（自动控制型小型压力蒸汽灭菌器）要求一致，空气过滤器和灭菌舱体之间应该装有单向阀/止回阀，以避免蒸汽进入过滤器内。

7. 预真空系统要求

预真空系统的主体为真空泵，预真空系统的存在是便于空气的排除和干燥，抽出空气是舱体冷空气的排除，抽出舱内蒸汽是降低沸点加快干燥速率（例如压力 20 kPa 对应的沸点约为 6 ℃）。"为了满足负载干燥要求"，宜采用绝对压力≤4 kPa 的预真空系统，大气压的绝对压力是 101.3 kPa，预真空系统需要把舱体压力从 101.3 kPa 逐步降低达到 4 kPa 时，差不多需要排除 96% 的舱体内空气/蒸汽。预真空系统能力强弱对灭菌前的舱体内空气排除也有着较大的影响。具有预真空系统的立式蒸汽灭菌器应进行空气泄漏测试和 BD 试验，判断标准和自动控制大型压力蒸汽灭菌器的要求一致。

学习思考

1. 没有预真空系统的蒸汽灭菌器其灭菌后的干燥如何实现？
2. "快开门式"的具体机械和电气结构是什么？
3. 半自动控制方式属于自动控制型还是手动控制型？

第十一节
YY 1275—2016《热空气型干热灭菌器》要点分析

引　言

干热灭菌方法用于耐热不耐湿物品的灭菌处理，其工作温度较高，较为常见的大小与台式蒸汽灭菌器相同，主要用于小件物品的灭菌，在实验室应用较多，也不乏在养殖场中的应用。热量的传递包括传导、辐射和对流三种方式，热空气型干热灭菌器主要是采用对流方法进行热量传递，主流为使用鼓风系统让热空气循环来均匀升高舱体内温度，这与家用的烤箱略有不同。YY 1275—2016《热空气型干热灭菌器》为强制性医药行业标准，于2016 年 3 月 23 日发布，自 2018 年 1 月 1 日起实施。本标准规定了热空气型干热灭菌器的术语和定义、要求、试验方法、检验规则和标志、包装、使用说明书、运输和储存等内容，适用于以对流热空气为灭菌介质的干热灭菌器，即热空气型干热灭菌器主要用于能耐受高温物品、蒸汽或气体不易穿透的物品（油脂、粉剂等）灭菌，不适用于植物纤维制品（纸张、木棉制品）、橡胶、塑料和液体的灭菌。该灭菌器主要用于实验室、护理诊所、医院和其他医疗保健场所的医疗保健产品及其附件的灭菌，不适用于传导型或辐射型干热灭菌器。除此之外，中华人民共和国工业和信息化部发布的 JB/T 20163—2014《药用干热灭菌器》主要应用于制药领域，两者相比，后者的要求（灭菌温度波动限制要求）更为严格。

学习要点

一、术语和定义

（1）热空气型干热灭菌：使用对流热空气作为灭菌介质的灭菌过程。

（2）维持时间：灭菌室内参考测量点及各部分的温度都连续保持在灭菌温度范围内的时间。

（3）参考测量点：用于灭菌周期控制的温度传感器位置，是厂家规定的灭菌舱体温度最低点，参考测量点为计算维持时间的重要参数。手动控制型和自动控制型大型压力蒸汽灭菌器标准均有相关定义。

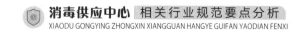

二、分类与基本参数

1. 分类

灭菌器按对流形式分为强制对流和自然对流；按门结构形式分为单门结构和双门结构；按灭菌室结构分为带夹套结构和单层结构。后两种与手动控制型和自动控制型大型压力蒸汽灭菌器一致。

2. 基本参数

灭菌工作温度为 160～300 ℃。

三、相关要求

1. 灭菌工作温度要求

灭菌工作温度为 160～300 ℃。当灭菌温度设定在 160～200 ℃时，实际灭菌温度可波动范围应在±3 ℃（注意是±3 ℃，与压力蒸汽灭菌的＋3 ℃不一样），任意两点的温度差≤5 ℃（压力蒸汽灭菌为 2 ℃）；当灭菌温度设定在 201～300 ℃时，相关数值分别为±5 ℃和±9 ℃。以上要求均低于 JB/T 20163—2014 中的相关规定。

2. 安全联锁装置要求

与多种压力蒸汽灭菌器一样，热空气型干热灭菌器对门状态与舱体内温度的关系有出于安全角度的规定，门未关闭到位时舱体内不能升温，灭菌结束舱体温度下降到一定限值时门才能被打开，而且在处理玻璃器皿时该限值为 40 ℃。

3. 灭菌周期要求

干热灭菌是依靠热进行灭菌，灭菌过程无须考虑也没有压力的增减，灭菌周期无排出冷空气的环节，仅包含"升温—灭菌—冷却"环节。设备本身只有温度和时间传感器，这两项为干热灭菌的重要参数。

4. 隔热材料要求

灭菌室外表面应有隔热材料，隔热材料不能影响灭菌器的操作和运行，使用隔热材料可以实现减少热量散失、维持舱内温度和避免人员烫伤等作用。JB/T 20163—2014 要求灭菌器外表面平均温度应≤40 ℃，局部最高温度不能超过 50 ℃。

5. 空气过滤器要求

要求空气过滤器滤除直径 0.3 μm 以上微粒的效率≥99.5%，这与其他类型灭菌器的要求一致。

6. 升温速率要求

热空气型干热灭菌器的平均升温速率应≥5 ℃/min。

7. 装载要求

待灭菌物品包装≤10 cm×10 cm×20 cm，高度不应超过舱体高度的 2/3，体积≤舱体的 1/5，油剂、粉剂的厚度≤0.635 mm（该数值非常不具有操作性，其等于 0.025 英寸，在计算机领域和纽扣规格上应用非常广泛，应该是从国外直接引用），凡士林纱布厚度≤13 mm。还要求物品每立方米的总质量≤80 kg（相类似的是在《过氧化氢低温等离子体灭菌器》GB/T 32309—2015 对过氧化氢等离子灭菌器的装载要求每层≤20 kg），物品装载时不能阻塞气流的流向，且在一定的截面上待灭菌物品的面积不能大于相同截面舱体的 1/3。

学习思考

1. 利用家用烤箱可以实现干热灭菌吗？

2. 工业、制药领域的粉剂灭菌，是否有更大的厚度规定？

3. 干热灭菌不适宜纸张、布类和塑料的处理，那么应该使用什么包装材料进行待灭菌物品的包装呢？

第十二节
YY 1277—2023《压力蒸汽灭菌器 生物安全性能要求》要点分析

引 言

消毒供应中心的生物安全性能取决于设施设备、产品选择、操作规程和培训以及库存管理等多个方面，只有综合考虑并加强管理，才能确保供应中心的生物安全性能达到标准要求。YY 1277—2023《压力蒸汽灭菌器 生物安全性能要求》为强制性医药行业标准，于 2023 年 9 月 5 日发布，自 2025 年 9 月 15 日起实施，全部代替 YY 1277—2016。本节仅对 YY 1277—2023 进行讨论分析。本标准规定了压力蒸汽灭菌器生物安全性能要求，并描述了相应的试验方法。本标准适用于以生物安全为目的的材料、器械、器皿、培养基以及废弃物等物品的灭菌，以防止通过气溶胶等方式传播的致病因子对人员、动植物或环境造成污染，不适用于密闭性液体的灭菌。

学习要点

一、术语和定义

（1）生物安全：与生物有关的各种因素对国家、社会、经济、人民健康及生态环境所产生的危害或潜在风险。

（2）防护区：生物风险相对较大的区域，对围护结构的密闭性、气流，以及人员进入、个体防护等进行控制的区域。

（3）辅助工作区：生物风险相对较小的区域，也指防护区以外的区域。

二、相关要求

主要包括双门互锁、仪表和显示装置、控制系统、报警、数据传输、排水装置、排气装置和生物密封结构 8 个方面。

1. 双门互锁要求

双门灭菌器需要有双门互锁装置，在正常使用时，双门不能同时解除密封（一般仅维修时由工程师打开）。装载侧门解除密封以后，应经过一个有效的灭菌循环后，卸载侧的门才能够解除密封。

2. 仪表和显示装置要求

生物安全防护水平三级、四级实验室所用灭菌器，其内室压力表应采用隔膜式（灭菌舱体物质不进入压力表内部）。

3. 控制系统要求

灭菌器控制系统至少实现三级或更多层级管理，一般包括初级操作者、更高权限操作者和工程师权限。

4. 报警要求

（1）外排气体过滤器异常报警：生物安全防护水平为三级、四级的实验室或其他场所使用的灭菌器，制造商应规定外排气体过滤器前后端压差范围；当前后端压差超过或低于设定值时，灭菌器应报警。

（2）外接公用设施异常报警：制造商应规定外接蒸汽源、外接水源、外接压缩空气等的压力范围，当其超出规定范围时，灭菌器应报警。

5. 数据传输要求

生物安全防护水平为三级、四级的实验室或其他场所使用的灭菌器，应有数据传输系统和数据传输接口，数据可通过有线通信（如以太网、传真、音视频监控等）或无线通信等方式传递。

6. 排水安全性要求

灭菌器应设置灭菌室外排冷凝水取样接口，灭菌室外排冷凝水应为无菌状态。

7. 排气安全性要求

生物安全防护水平为三级的实验室所用灭菌器排向室外的气体应至少经过一级除菌装置，四级实验室应至少通过两级除菌装置，以确保排出的气体为无菌状态。通常可使用高效过滤器作为除菌装置，过滤器应符合以下要求：滤除直径 $0.2\ \mu m$ 微粒的滤除效率不低于 99.99%；能承受不低于 $140\ ℃$ 的高温蒸汽；采用疏水性滤芯；过滤器及部件易于更换；具有在线灭菌功能；具有在线灭菌效果测试接口；保证其完整性，并有完整性测试接口。

学习思考

1. 生物监测是灭菌成功的金标准还是灭菌失败的金标准？
2. 怎么确保生物安全性能达到最佳状态？

第十三节

YY/T 1609—2018《卡式蒸汽灭菌器》要点分析

引 言

YY/T 1609—2018《卡式蒸汽灭菌器》为推荐性医药行业标准，于 2018 年 6 月 26 日发布，自 2019 年 7 月 1 日起实施，规定了卡式蒸汽灭菌器的正常工作条件、要求、试验方法等，适用于电加热产生蒸汽的自动控制型，其灭菌室容积不超过 10 L 的卡匣式小型蒸汽灭菌器。卡式蒸汽灭菌器的灭菌舱体及设备外形扁平，类似卡片，在所有类型灭菌器中体积最小，市面上以 2 L、5 L 较为常见，定义中限制其灭菌舱体容积不超过 10 L。卡式蒸汽灭菌器是电加热、自动控制型，其技术难度一般高于手提式蒸汽灭菌器（手提式蒸汽灭菌器包含手动控制型和外加热型），所以卡式蒸汽灭菌器体积在小于手提式蒸汽灭菌器的背景下价格更高。卡式蒸汽灭菌器一般用于单个或少量无包装器械的紧急灭菌，灭菌效果确定但无保存时限。

学习要点

一、术语和定义

（1）卡式蒸汽灭菌器：使用电加热产生的饱和蒸汽作为灭菌介质，灭菌室为卡匣式结构、容积不大于 10 L 且灭菌后可整体取出卡匣的灭菌器。

（2）灭菌卡匣：卡式蒸汽灭菌器的一部分，可以抽出的灭菌室。

二、卡匣的使用

卡匣在过氧化氢低温等离子灭菌领域较为常见，大多数国产或者进口过氧化氢低温等离子灭菌器的灭菌剂使用胶囊形式包装，多个胶囊排列在一起称为"过氧化氢卡匣"，由此可知卡匣是指规则的、高度较低且长度远大于高度的长方体。卡式蒸汽灭菌器的灭菌卡匣是灭菌器的一部分，可以从灭菌器中完全抽离，待灭菌的物品放置在卡匣内灭菌，灭菌未启动前卡匣可以反复抽插、卡匣盖和卡匣槽有定位装置、配置适宜的把手、使用状态的卡匣应无大于 1 mm 的永久变形等。灭菌卡匣应该也具有安全联锁装置：灭菌器未监测到灭菌卡匣时无法启动灭菌程序、卡匣内压力高于环境 20 kPa 时卡匣被锁定无法取出、灭菌期间设备发生故障时卡匣能自动释放内部压力。

三、本标准与 YY/T 0646—2015 的关系

本标准多处内容引用 YY/T 0646—2015《小型蒸汽灭菌器　自动控制型》的内容，5.1 概述里列出了两个标准不同的条款编号，其余部分均为修改后保留或直接保留，附录 A 是两个标准的条款对照表。

四、相关要求

1. 仪表要求

灭菌器仪表一般有灭菌卡匣温度指示仪表和灭菌卡匣压力指示仪表两种。本标准要求灭菌器的提醒音应"清脆响亮"，声信号应≤30 s。行业标准中用"清脆响亮"来对声音提出要求的做法较为少见，且并未给出"清脆"和"响亮"的判断方法和标准，常见的描述是设备在运行周期内不得有异常杂音，噪声不超过多少分贝。分贝是用于描述声音大小的单位，例如 GB 50118—2010《民用建筑隔声设计规范》规定病房白天噪声应≤45 dB，夜间应≤40 dB。声音是一种振动波，该振动波传递到耳膜时会给耳膜施加一定的压力，这个压力常以 Pa 为单位计量，理论上人耳可以听到的最小声音（耳膜可以感知到的最小压力）为 0.000 02 Pa，可以听到的最大声音为 20 Pa，两者之间的波动范围非常大，不利于人民群众的生产生活，因为使用具体的数字表示声音大小非常复杂而且不便于相互比较，故发明电话的贝尔取声音实际压力与理论压力（0.000 02 Pa）比值的对数来描述声音，这就使声音的描述和表达更加便捷，此时的单位为贝尔，但是又发现 1 贝尔的跨度太大，就把每个贝尔分成了十份，即为分贝，类似米和分米的关系。dB 除了可以描述声音压力级别外，还可以描述声功率和声音强度级别。

2. 位置安全检测

灭菌器应具备灭菌卡匣位置检测装置。当灭菌卡匣插放到位后，灭菌器才能正常运行；否则，应有提示信息。当灭菌卡匣内压力高于 20 kPa（相对压力）时，灭菌卡匣应无法取出。在周期运行时，若发生故障，灭菌卡匣内压力应能自动释放，并具有同步的故障报警。

3. 灭菌卡匣及密封圈要求

同一型号的灭菌器其灭菌卡匣形状相同，尺寸应符合制造商规定的要求。灭菌卡匣应具备卡匣盖与卡匣身定位装置，应有适宜的把手，整体结构应能防止蒸汽进入后直接排出，容积应不大于 10 L。在灭菌周期启动之前，灭菌卡匣应易于重复抽出和插入。当灭菌卡匣装载后，把手与灭菌卡匣连接处，以及灭菌卡匣本身应无大于 1 mm 的永久变形。灭菌卡匣由上部卡匣盖和下部卡匣槽组成，二者之间的密封圈是确保密封效果的重要部件，本标准要求"密封圈中进气口和排气口不能直接相连"，这是为了确保进气口的蒸汽充满卡匣内部后，多余的蒸汽再通过排气孔排出，如果二者直接相连/开口在同一处，可能导致蒸汽不进入卡匣内部而直接从排气口排出的现象。

4. 干燥要求

在干燥结束时对于包装的负载，任何残余的水分不应造成湿包，而且不应对负载造成危害。虽然卡式蒸汽灭菌器没有预真空系统，但由于其整个灭菌舱体较小，表面积相对较大，散热和蒸发较快，加之其只灭菌实心负载（大多为金属器械），金属内蓄积的热量较多也能够促进蒸发，而且因为其只灭菌实心负载，所以在干燥环节只规定了实心负载的含水量限值（实心负载含水量不应超过 0.2%）。

5. 装载装置要求

可以把装载装置理解为卡式蒸汽灭菌器卡匣槽内放置的有孔托盘，托盘卡匣底部距离装载装置距离≤5 mm，装载装置的空隙面积不少于整个表面的 10%，而且每个孔的大小不低于 20 mm²，如果装载装置有盖，也需要有孔，透气孔的存在是便于水蒸气的穿透。

6. 承压性能要求

由于卡式蒸汽灭菌器运行时，卡匣内压力大于大气压，故本标准规定关闭的卡匣内部加水达到设计压力的 1.25 倍时保持 15 min，灭菌卡匣无漏水、无变形为合格。

学习思考

1. 卡式蒸汽灭菌器的蒸汽发生器可以在灭菌期间间断补充蒸汽吗？

2. 卡式蒸汽灭菌器有安全阀吗？

3. 灭菌卡匣耐压性能的测试方法是否可以用于硬质容器的测试？

第七章

低温灭菌相关行业标准要点分析

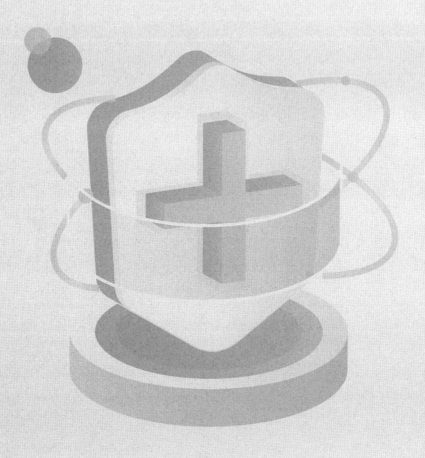

第一节
GB 27955—2020《过氧化氢气体等离子体低温灭菌器卫生要求》要点分析

引 言

过氧化氢气体灭菌器凭借灭菌温度低、灭菌耗时短、周转迅速、灭菌剂无残留、无害等特点，已逐步取代臭氧、甲醛、戊二醛等灭菌剂，被广泛运用于硬式内镜、软式内镜、电子内镜等精密昂贵的手术器械中。现已成为医院消毒供应中心低温灭菌设备中的主打低温灭菌设备。关于过氧化氢气体灭菌器国内现行有两个相关标准，包括本节介绍的由国家市场监督管理总局主导发布的 GB 27955—2020《过氧化氢气体等离子体低温灭菌器卫生要求》，以及下一节介绍的由原国家质量监督检验检疫总局主导发布的 GB/T 32309—2015《过氧化氢低温等离子体灭菌器》。本标准为强制性国家标准，于 2020 年 4 月 9 日发布，自 2020 年 11 月 1 日起实施，全部代替 GB 27955—2011。本标准规定了过氧化氢气体等离子体低温灭菌器的技术要求、应用范围、使用注意事项、检验规则、检验方法、标志与包装、运输和贮存，适用于不耐湿、不耐高温的医疗器械、器具和物品灭菌的过氧化氢气体等离子体低温灭菌器。

学习要点

一、术语和定义

（1）等离子体：由离子、电子和中性分子或原子组成的混合体。注：本标准的等离子体是由气体分子在电场作用下电离后形成的。

（2）过氧化氢气体等离子体低温灭菌器：在 60 ℃下，用过氧化氢气体进行灭菌，并用等离子分解残留过氧化氢的装置。

（3）准备期：过氧化氢注入舱体前为准备灭菌进行真空和加热的过程，可有过氧化氢提纯、等离子体化过程。

（4）灭菌期：过氧化氢注入舱体，依靠过氧化氢气体在一定浓度、温度、压力下作用一定时间进行灭菌的过程。

二、设备原理

在一定真空度和温度条件下注入含量 550 g/L 以上的过氧化氢溶液，经过汽化、穿透、覆盖到管腔器械的内外表面，在 45～55 ℃温度协同下杀灭微生物。最后启动等离子电源,一方面产生消毒因子协同作用达到最终灭菌水平,另一方面利用等离子体快速解离器械表面的过氧化氢变成水和氧气,从而达到消除灭菌介质残留,使之无有害物质残留。灭菌后的器械出舱后可立即投入使用,实现接台手术器械快速周转的需要。

三、灭菌程序

过氧化氢气体等离子体低温灭菌器的灭菌循环分为准备期、灭菌期和解析期,三个期可以重复交叉。

1. 准备期

过氧化氢注入前,设备进行抽真空和加热(灭菌负载温度为室温,低于设定的灭菌温度),同时可伴有过氧化氢提纯和等离子体化过程。抽真空过程的压力最低值不能高于制造商规定的压力,该压力值一般≤80 Pa,准备期结束时舱体内壁温度应≥45 ℃,灭菌物品过湿时应报警,其原理应该是准备期的抽真空和加热过程使物品上水分源源不断地变成水蒸气,导致抽真空的最低值一直无法达到制造商规定的压力,最终出现报警。

2. 灭菌期

在舱体接近真空的环境下注入过氧化氢,过氧化氢气体迅速渗透到舱体内开始灭菌,整个灭菌期舱体内壁温度应≤60 ℃。在灭菌期对灭菌舱内过氧化氢浓度进行实时监测且浓度范围要符合制造商的规定。

3. 解析期

灭菌阶段结束后需要减少残留在舱体、灭菌负载上的过氧化氢,解析期就是排出和分解过氧化氢的过程,包括采取抽真空排气和等离子体等方法,最终灭菌负载的过氧化氢残留值应≤30 mg/kg。

四、过氧化氢灭菌剂的要求及特性

(1)过氧化氢灭菌剂浓度应在 53%~60% 范围内(受国际危化品管理要求的影响),灭菌器与灭菌剂应配套使用同一制造商,使用中的过氧化氢灭菌剂有效期应≥10 d,尤其是瓶装灭菌剂的需要更加关注。

(2)过氧化氢作为消毒灭菌剂,其降解后的产物为水和氧气,具有无残留毒性、灭菌安全性和环境友好性的特点,同时气态和等离子态的过氧化氢具有良好的穿透性,可以有效发散的消毒空间对物体表面和内腔进行消毒灭菌,保障灭菌安全性。

五、生物监测

使用生物监测对设备的灭菌效果进行评价及监测,测试的生物菌株(嗜热脂肪杆菌芽孢)经过半周期满载运行后进行培养,结果应无菌生长。

六、应用范围

(1)过氧化氢气体等离子体低温灭菌器适用于:不耐湿、不耐高温的医疗器械、器具和物品。

（2）过氧化氢气体等离子体低温灭菌器不适用于：①不完全干燥的物品。②吸收液体的物品或材料。③含纤维素或木质纸浆的物品（如纸类的器械目录单或者日期标签）。④带盲端、半盲端的管腔器械。⑤一次性使用物品。⑥植入物。⑦液体、粉末、油剂。⑧不能承受抽真空的物品。⑨灭菌器设备制造商对管腔长度和细度限制的器械。⑩明确标示仅使用压力蒸汽灭菌的器械等。

七、注意事项

（1）物品清洁质量、充分干燥是灭菌的关键。

（2）使用专用包装材料（如特卫强、硅树脂器械盒、聚乙烯器械盒、医用无纺布等）。

（3）灭菌物品的装载严格遵守灭菌器使用要求，灭菌物品装载不能超过设备盛物筐容积的 80%，重量不应超过 20 kg/层。

（4）高浓度的过氧化氢会灼伤皮肤，更换新灭菌剂时请佩戴乳胶、聚氯乙烯或丁腈手套。

（5）灭菌设备最难灭菌部位按照制造商说明书建议，可能是灭菌舱下层器械搁架后方。

学习思考

1. 过氧化氢气体等离子体低温灭菌器使用的注意事项？

2. 过氧化氢灭菌剂的要求及特性？

3. 过氧化氢气体等离子体低温灭菌器不能用于哪些物品的灭菌？

第二节

GB/T 32309—2015《过氧化氢低温等离子体灭菌器》要点分析

引 言

过氧化氢低温等离子体灭菌技术以过氧化氢为介质,借助汽化过氧化氢在短时间内杀死细菌芽孢,并分解成水和氧气。过氧化氢低温等离子灭菌相比环氧乙烷灭菌、低温甲醛蒸汽灭菌具有低温、无毒、快速、安全等优越性,在一定程度上延长了内镜和器械的使用寿命。GB/T 32309—2015《过氧化氢低温等离子体灭菌器》为推荐性国家标准,于 2015年 12 月 10 日发布,自 2016 年 9 月 1 日起实施。本标准规定了过氧化氢低温等离子体灭菌器的术语和定义、要求、试验方法、检验规则和标志、包装、使用说明书、运输和储存,适用于仅以过氧化氢为灭菌介质,能够产生等离子体的低温灭菌器。

学习要点

一、术语和定义

(1)灭菌周期:以灭菌为目的,在灭菌器内执行的自动程序阶段,是指灭菌器根据灭菌对象设置相应的灭菌程序,有对医疗器械的表面、管腔和软式内镜的灭菌程序,包括准备期、灭菌期、解析期三个阶段。

(2)测试周期:为测试灭菌性能而专门设置的自动程序,该程序不能用于正常灭菌。与灭菌周期相比,其灭菌作用时间或过氧化氢注入量或灭菌阶段重复次数等减半。

二、空气过滤器

空气过滤器材质具备抗腐蚀和抗降解的作用,对过滤器才有保护作用。空气过滤器直径>0.30 μm 微粒且滤除率≥99.5%(不同制造商灭菌器空气过滤器滤除效果存在差异性,但最终解析后物品残留的过氧化氢≤30 mg/kg)。

三、灭菌周期各阶段要求

灭菌周期包括抽真空、注射、扩散、等离子体发生、通风等阶段(不同制造商灭菌器包括但不限于上述灭菌周期名称),可以多次重复运行。

(1)抽真空阶段:真空期是灭菌过程的第一阶段,为了过氧化氢能充分扩散,抽真空阶段灭菌室压力不能高于制造商规定的压力,且最低压力≤80 Pa。保障水分蒸发并通过真空泵抽出腔外,将物品表面或内部的残留湿气驱除。然后通气阀打开,经过过滤的空气进入腔体,当压力达到大气压时真空泵再次工作,将腔内压力降低到设定压力(不同制造商压力不同）。

（2）注射阶段：通过注液系统把灭菌剂注入腔体内部，灭菌剂瞬间气化，均匀扩散到腔体各部。灭菌器未达到设定压力要求，不能启动注射阶段。

（3）扩散阶段：使过滤后的空气进入灭菌室，使过氧化氢均匀弥散到灭菌室内各个角落以及灭菌物品的表面。由于舱内已抽为高真空，过氧化氢迅速汽化并充分扩散，这一过程过氧化氢已有对生物组织的致死作用。

（4）等离子体发生阶段：启动等离子体发生器，载入射频（RF），过氧化氢衍生出等离子，它能干预和破坏微生物的生成功能，一旦 RF 能源停止工作，等离子气就转换成无害的水汽和氧气，对人体健康无害，也不污染环境。

（5）通风阶段：进气阀打开，经过过滤的空气进入腔内，压力回到大气压力，灭菌过程结束。

四、常见故障及处理措施

（1）真空期循环取消：真空期循环取消一般在启动灭菌器 10 min 内即出现报警，设备自动开门并提示问题原因。循环取消的最主要原因是物品潮湿导致设备在规定的时间内无法达到预定的真空值，从而出现灭菌循环自动终止。预防措施是物品灭菌前进行充分干燥。

（2）注射期循环取消：主要原因是灭菌剂过氧化氢在灭菌舱内浓度过低、压力不足等多种因素。装载的物品过于紧密，碰触灭菌舱电极网，影响灭菌剂的充分扩散和气流循环；待灭菌的物品中有不兼容的物品，如纸、布类等吸附物，由于此类物品会吸附灭菌剂，从而降低灭菌舱内灭菌剂的正常浓度；过氧化氢卡匣置入时操作不当导致卡匣错位、偏离正常轨道或者注射针头歪斜无法正常工作引起。

五、标准操作要求

（1）规范装载、不碰壁、不叠放；器械充分干燥后再放入灭菌器；硬式内镜不可随意更换灭菌方式等。

（2）遵循灭菌器和需灭菌设备器械厂家说明书中推荐的消毒方式、品牌、型号和循环模式及注意事项。

六、灭菌器对灭菌物品的要求

1. 可以灭菌的物品

可以灭菌的物品应能耐受过氧化氢等离子，包括但不限于物品：

（1）患者端连接电线电缆。

（2）光学镜片、玻璃镜头。

（3）硬式内镜。

（4）导管。

（5）手术器械、诊疗器械。

2. 不能灭菌的物品

不能灭菌的物品，包括但不限于以下物品：

（1）内径<1 mm，长度>500 mm 的不锈钢管状器械。

（2）未完全干燥的物品。

（3）一次性使用的器械。

（4）一端为盲腔的器械。

（5）吸湿材料（木质器械、纤维素、棉织物、纱布等）。

（6）液体、膏剂、油剂。

（7）植入物类。

（8）器械具有复杂的内部结构，难以清洗，例如密封轴承。

（9）标示为仅使用压力蒸汽灭菌或环氧乙烷灭菌的器械。

七、环境要求

低温灭菌间应保持相对稳定的室内环境，设置空调通风设施，具有独立排风系统，保持室内温度 20~23 ℃、湿度 30%~60%，换气次数≥10 次/h，同时安装环境有害气体浓度监测报警器，及时发现有害气体泄漏，保障工作区域内空气中过氧化氢 8 h TWA≤1.55 mg/m³，灭菌负载的过氧化氢残留值应≤30 mg/kg，防止工作人员发生职业暴露。

八、保养服务

保养涉及清洁设备、测试和更换配件三部分。

（1）清洁设备：清洁门及灭菌舱内部组件、清洁控制面板组件、检查并清洁热敏打印头。

（2）测试：全套的电器测试和空载测试。

（3）小保养需更换真空泵润滑油、回油过滤器、传输阀腔体搁架固定扣和空气滤芯等。

（4）大保养需更换真空泵润滑油、回油过滤器、传输阀、腔体搁架固定扣、空气滤芯、催化式排气净化过滤器、通风阀高效空气过滤器、密封圈、紫外线灯光学窗、紫外线灯头、过氧化氢探测组件的探测光学窗、温度热偶感应器、传递阀和注射针等。

九、注意事项

过氧化氢低温等离子灭菌器厂家推荐使用年限一般为 6~10 年。超期服役、故障率过高和维修费用超过原值的 50% 都应考虑更换新机。灭菌器更新时，应适当考虑灭菌剂添加方式、舱体尺寸、自动烘干、信息联网和数据统计分析等功能。

> **学习思考**

1. 过氧化氢低温等离子灭菌器灭菌周期阶段有哪些？

2. 过氧化氢低温等离子灭菌器灭菌不能灭菌哪些物品？

3. 过氧化氢低温等离子灭菌器适用范围？

第三节
WS/T 649—2019《医用低温蒸汽甲醛灭菌器卫生要求》要点分析

引　言

甲醛灭菌较环氧乙烷灭菌所需时间短且更具安全性，与低温等离子体灭菌技术相比具有更好的穿透性。甲醛灭菌方式相对于过氧化氢低温等离子体灭菌和环氧乙烷灭菌方式，成本更低一些，具体体现在甲醛生物监测要求每周进行一次，而过氧化氢低温等离子体灭菌要求每天、每个循环，环氧乙烷灭菌要求每锅次。WS/T 649—2019《医用低温蒸汽甲醛灭菌器卫生要求》是推荐性卫生行业标准，于 2019 年 1 月 30 日发布，自 2019 年 7月 1 日起实施。本标准规定了医用低温蒸汽甲醛灭菌器的型式和标记、技术要求、检验方法、使用注意事项、标识要求，适用于在低温条件下利用甲醛进行医用器械灭菌的低温蒸汽甲醛灭菌器。

学习要点

一、术语和定义

（1）低温蒸汽甲醛灭菌：在温度低于 85 ℃时，强制排除空气后，负压状态下注入蒸汽甲醛，待灭菌物品暴露于蒸汽甲醛，在稳定的状态下维持一定时间达到灭菌要求。低温蒸汽甲醛灭菌的缩写为 LTSF，为英文首字母，但在标注灭菌方式时为 FROM，为甲醛英语单词的前四个字母。

（2）灭菌温度：灭菌器设定的最低灭菌温度。

（3）平衡时间：参考测量点和灭菌负载各测量点均达到灭菌温度的时间间隔。

（4）灭菌维持时间：在灭菌室中，温度、压力和蒸汽甲醛浓度保持在预设范围之内的时间。

（5）解吸附：暴露时间结束后，从灭菌室和负载中排除灭菌剂的过程。

（6）灭菌半周期：灭菌维持时间为设定值的一半，其他周期变量不变。

二、设备原理

低温蒸汽甲醛灭菌同时采用了压力蒸汽灭菌和低温灭菌的技术。与压力蒸汽灭菌相关的方法包括预真空、使用洁净蒸汽、压力的最大变化速率限制、循环后期干燥等；与低温灭菌相关的技术主要是整个灭菌过程在负压状态下进行，避免灭菌剂的泄漏，同时都有通风、解吸附阶段。

三、灭菌器的型式

灭菌器按蒸汽供给方式分为自带蒸汽发生式和外接蒸汽式，按门分类可分为单门和双门。

四、性能要求

（1）平衡时间：在进入维持时间之前，低温蒸汽甲醛灭菌器的平衡时间应≤60 s，低于压力蒸汽灭菌器的时间要求，这可能与灭菌温度低、蒸汽注入量少等原因相关。

（2）灭菌维持时间：灭菌维持时间不应低于生产企业的设定值，同时不超过设定值的10%。低温蒸汽甲醛的灭菌过程包含平衡时间和维持时间，与压力蒸汽灭菌相同。

（3）灭菌温度：灭菌室内的温度应符合生产企业的规定，灭菌温度范围下限为灭菌温度，上限为灭菌温度+4 ℃。灭菌维持时间中规定的温度应处于灭菌温度范围内，且各点之间的差值应≤2 ℃。

（4）压力曲线：整个灭菌周期中，应显示完整的压力曲线和相关的压力限定值。压力的最大变化速率不应超过1 000 kPa/min，测量时间间隔为3 s。

（5）灭菌参数：低温蒸汽甲醛灭菌的关键变量包括时间、温度、通过饱和蒸汽传输的水、甲醛浓度。

（6）灭菌性能：暴露在灭菌半周期下的生物指示物全部灭活。灭菌半周期是指灭菌维持时间为设定值的一半，其他周期变量不变。

五、适用范围

不能耐受压力蒸汽灭菌，但可耐真空、耐潮湿的材料。如复杂细长的管腔软式内镜、精密器械、结构复杂器械、盲端器械。不兼容材质：油剂、粉剂、膏剂、液体；吸收性较强的物品（如敷料、海绵等）；与甲醛产生化学作用的物品；温度高于甲醛灭菌设备的额定温度下限的物品。

六、甲醛后期处理

（1）通风：在灭菌器工作区独立或共用通风系统，加快极低浓度的甲醛气体的消散。低温蒸汽甲醛灭菌过程经过了足够的蒸汽冲洗和空气冲洗之后，当机器开门瞬间，散出的甲醛气体通过通风系统排放的浓度，远远低于熏蒸消毒后未经任何处理就排放时的浓度。

（2）排入下水：当灭菌过程结束之后，灭菌器所带的真空泵会将甲醛气体迅速排到下水系统，由于甲醛在水里的高溶解度，下水口附近的甲醛浓度会迅速稀释至0.01%，而且会被下水道里的微生物迅速分解。

七、低温蒸汽甲醛灭菌器的特点

（1）低温蒸汽甲醛灭菌方法的灭菌能力强，具有超强穿透力，且不受管腔结构的限制，可以对细长的盲端金属和非金属管腔灭菌。

（2）无氧化和腐蚀性，器械兼容性广。甲醛的灭菌原理同环氧乙烷灭菌一样，是一种非特异性的烷基化作用，不具有过氧化氢的氧化性，因此兼容绝大部分的医疗器械材质。

（3）特别适合于软式内窥镜的灭菌。甲醛自身不具备氧化性和腐蚀性，对软镜材质无损伤；相对较浅的真空度，减少软镜胶皮因抽空过程中的膨胀而爆皮。

（4）灭菌受影响因素少，稳定性强。甲醛灭菌过程受器械装载量、材质以及干燥程度等因素影响较小，灭菌效果稳定性强。

（5）综合运行时间短，效率高。甲醛灭菌 1.5～3.5 h，比环氧乙烷快；综合干燥、预处理、装载量等因素，总时间与过氧化氢相差不多。

（6）甲醛灭菌运行成本较低，具有良好经济性。

学习思考

1. 医用低温蒸汽甲醛灭菌器的适用范围有哪些？不兼容材质有哪些？
2. 医用低温蒸汽甲醛灭菌器的灭菌温度有何范围要求？
3. 医用低温蒸汽甲醛灭菌较其他低温灭菌特点有哪些？

第四节

YY 0503—2023《环氧乙烷灭菌器》要点分析

引 言

环氧乙烷用于灭菌的历史可追溯至 20 世纪 40 年代。随着外科技术及微创技术的飞速发展，微创手术器械广泛地应用于临床。微创手术器械结构精密，材质多样，且多不耐热、不耐湿，常需采用低温灭菌器进行灭菌处理。环氧乙烷灭菌器具有灭菌效果可靠、兼容性能良好、监测系统完善等优点，是医院 CSSD 常备的低温灭菌设备之一。YY 0503—2023《环氧乙烷灭菌器》为强制性医药行业标准，首次发布于 2005 年（YY 0503—2005），于 2016 年进行了第一次修订（YY 0503—2016），于 2023 年进行了第二次修订，最新标准（YY 0503—2023）于 2023 年 6 月 20 日发布，自 2025 年 7 月 1 日起实施。本标准规定了环氧乙烷灭菌器的分类、要求，描述了相应的试验方法，适用于采用环氧乙烷气体（无论是纯环氧乙烷气体还是与其他气体的混合物）作为灭菌剂的自动控制型灭菌器（灭菌器可用于医疗器械工业生产灭菌和医疗机构中的灭菌），不适用于直接将环氧乙烷或含有环氧乙烷的混合物注入包装或柔性腔内的灭菌方式及设备。

学习要点

一、术语和定义

（1）处理和预处理：处理是指灭菌周期内，在注入灭菌剂之前，使被灭菌的物品达到预定的温度和湿度的阶段。预处理是指灭菌周期开始前，在柜室内对灭菌的物品进行处理的阶段，以达到预定温度和湿度。两者的意思基本一致，预处理的范围应该比处理更为宽泛。

（2）环氧乙烷气雾罐和环氧乙烷气瓶：环氧乙烷气雾罐是可携带的、单次使用的容器，用于贮存加压后的环氧乙烷灭菌剂，通过刺穿罐体的方式释放环氧乙烷灭菌剂。环氧乙烷气瓶是可移动的刚性容器，用于贮存加压后的环氧乙烷灭菌剂，并装有阀门来控制环氧乙烷灭菌剂的输送。绝大部分医院使用的均是环氧乙烷气雾罐。

二、环氧乙烷灭菌器的分类

根据灭菌器的预期用途，灭菌器分为 A 类和 B 类两种类型。

（1）A 类灭菌器：用户可编程灭菌器、灭菌容积＞1 m³，适用于医疗器械工业生产中的灭菌器。如：一次性纱布、手套、注射器、口罩等物品的批量灭菌。

（2）B类灭菌器：具有一种或多种预置灭菌周期的、尺寸限定的灭菌器，灭菌室容积≤1 m³，适用于临床医疗器械灭菌，最大噪声应≤65 dB。是医院常用的灭菌器。

三、相关要求

1. 门、控制器和联锁装置要求

在灭菌程序未启动前，关闭的装载门可以被打开；开始灭菌周期后，在灭菌器显示"周期完成"前，在不使用专用钥匙、密码或工具的情况下不能打开灭菌室的门。在灭菌周期中断（如出现程序故障）时，只有在确认灭菌器对操作者或辅助设备没有危险的情况下，才能使用专用钥匙、密码或工具打开门。

2. 蒸汽使用要求

对灭菌器加湿所使用的蒸汽，须采用不含污染物的水产生，不削弱灭菌过程，不损害灭菌器和灭菌负载。且加湿不能直接注入雾化水。

3. 环氧乙烷气雾罐使用要求

灭菌周期中，环氧乙烷气雾罐应放在灭菌室内，或放在直接连接灭菌室的辅助容器内；应固定环氧乙烷气雾罐的位置，确保灭菌过程中能顺利刺穿该气雾罐；不能使用加热装置直接对环氧乙烷气雾罐进行加热来实现环氧乙烷的气化；要确保在灭菌周期结束时，气雾罐内没有残留的环氧乙烷。

4. 环氧乙烷气化要求

灭菌器应有热交换器模块，在灭菌剂进入灭菌舱体之前对环氧乙烷进行加热从而实现气化，避免并防止液态的环氧乙烷进入舱体，同时要求气化后的环氧乙烷最高温度不能超过 70 ℃。

5. 灭菌周期计数器要求

设备应有灭菌周期计数器，累计启动的灭菌周期次数（包括产生故障的周期），周期计数器的显示器至少是四位数，而且灭菌周期的计数不能被复位。

四、灭菌周期各阶段要求

（1）灭菌舱体预热阶段：灭菌室被加热至预设温度，若未达到预设温度则无法进入下一阶段。

（2）抽真空阶段：要求是排除灭菌舱体内的空气和待灭菌物品中的空气，实施方法是使用计时装置监视抽真空阶段，若规定时间未达到预设参数就显示故障，其他灭菌器也采取的是相同方法。

（3）自动泄漏测试阶段：该阶段的目的是检测灭菌舱体密封性能，及时发现密封性下降的问题避免灭菌途中环氧乙烷的泄漏。该阶段在处理阶段和灭菌剂注入阶段之前进行。针对灭菌周期全程负压和部分负压采用了不同的测试方法，以全程负压（灭菌周期任何时

候的压力均低于大气压）为例，舱体应抽真空至最低真空度或- 75 kPa 以下，关闭所有阀门和真空泵观察 5 min，此期间压力上升≤0.3 kPa/min 即为合格，该判断标准较压力蒸汽灭菌器更低。

（4）处理阶段：灭菌器应提供方法对待灭菌物品进行加热和加湿，以达到预设的温度和湿度，若加热和加湿不能同时进行，必须是先加热再加湿，这是避免温度较低时大量水分子注入导致的凝结。

（5）灭菌剂注入阶段：舱体对待灭菌物品完成加热和加湿后注入灭菌剂，注入的灭菌剂必须是气化状态，不论是环氧乙烷气雾罐，还是环氧乙烷气瓶，内部填装的均是液体状环氧乙烷，此时需要进行气化后注入舱体，检测环氧乙烷气体温度是一种确定环氧乙烷完全气化的方式。

（6）灭菌阶段：当灭菌舱体的温度、压力、环氧乙烷浓度达到预设值时，开始计算灭菌时间。

（7）灭菌剂排除阶段：达到预设的灭菌时间后，灭菌器能将舱体内空间中的环氧乙烷和部分灭菌后物品包装内的环氧乙烷排除。

（8）清洗阶段：此处的清洗主要意思为去除灭菌后物品包装内残留的环氧乙烷，将舱体内和灭菌后物品包装内环氧乙烷的浓度降低至卸载时不会对操作人员构成安全危险。实现的方法包括两种：①多次把过滤后空气或惰性气体导入灭菌室然后抽空，持续进行。②使用连续流动的过滤空气或惰性气体流过灭菌室。

（9）导入空气阶段：灭菌的最后阶段，需要将舱体压力恢复至大气压水平，以便于开门，空气经过过滤器导入灭菌室直到灭菌室压力在大气压±5 kPa 之内。

（10）周期结束阶段：灭菌周期结束后若未立即开门，应通过持续的清洗或者在开门前再次排气和导入空气等方法确保舱体内的环氧乙烷浓度不会构成危险。

学习思考

1. 环氧乙烷灭菌分为几类，分别有哪些？

2. 环氧乙烷灭菌器的主要结构包括哪些？

3. 环氧乙烷灭菌周期压力变化趋势及峰值范围是什么？

第五节
YY/T 0679—2016《医用低温蒸汽甲醛灭菌器》要点分析

引 言

低温蒸汽甲醛灭菌一般采用市场提供的甲醛 35%～40% 的水溶液，即福尔马林作为产生甲醛气体的原料，在预设的可控的浓度、温度、压力、作用时间条件下，借助饱和蒸汽的穿透作用，在全自动预真空压力蒸汽灭菌器内完成对医疗器械灭菌的过程。它与传统的已被淘汰的甲醛蒸熏法不同，因其灭菌温度为 55～85 ℃，低于 100 ℃，故习惯上称之为"低温蒸汽甲醛灭菌"。低温蒸汽甲醛灭菌技术完全区别于甲醛气体熏蒸消毒，是在灭菌腔体内的真空状态和持续的负压状态下，利用甲醛气体与蒸汽能穿透灭菌包对物品进行灭菌，整个灭菌过程全自动运行。低温蒸汽甲醛灭菌技术具有易穿透、速度快的特点，特别适用于不耐热、不耐湿物品灭菌的消毒，被广泛应用于临床不耐湿、不耐高温及各种精密复杂工具如内窥器械、管腔类仪器的灭菌。YY/T 0679—2016《医用低温蒸汽甲醛灭菌器》为推荐性医药行业标准，于 2016 年 7 月 29 日发布，自 2017 年 6 月 1 日起实施，全部代替 YY 0679—2008（由强制性标准改为推荐性标准），规定了医用低温蒸汽甲醛灭菌器的术语和定义、型式与标记、要求、试验方法、标志和使用说明书、包装、运输、贮存。

学习要点

一、术语和定义

（1）暴露时间：从灭菌剂注入灭菌室到解吸附开始之间的时间间隔。

（2）周期后期换气冲洗：在提示"周期完成"后的阶段，灭菌装载物品仍然留在密闭的灭菌室中而完成灭菌室内的气体交换。

（3）参考测量点：用于控制灭菌周期的温度传感器的位置。

（4）灭菌剂的理论温度：由灭菌剂的温度和蒸汽压的关系计算得来的温度。

二、工作原理

利用负压下甲醛气体与蒸汽穿透灭菌包对物品进行灭菌，甲醛分子中的醛基可与微生物蛋白质和核酸分子中的氨基、羟基、羧基、巯基等发生反应，从而破坏生物分子的活性，杀死微生物。

三、适用范围

医用低温蒸汽甲醛灭菌器适用于不耐湿、热的诊疗器械、器具和物品的灭菌，如电子仪器、光学仪器、管腔器械、金属器械、玻璃器皿、合成材料物品等。实际应用中多用于软式内镜的灭菌。

四、灭菌效果的影响因素

清洗质量、甲醛浓度、包装材料、装载方式。保证甲醛溶液注入充足；包装必须使用专用纸塑包装，其余包装材料均会影响灭菌效果，导致灭菌失败；装载时，包装好的灭菌物品不得超过柜室容积80%，上下左右均应间隔一定距离，不得碰到柜门和柜壁。

五、甲醛对环境的影响

甲醛是一种无色有毒的气体，在水中高度溶解，溶液澄清、无色的液体，有强烈刺激性气味，接触黏膜后有烧灼感。甲醛在水中的溶解度很高，可以用水稀释甲醛残留物，使其浓度降低到对环境无害的水平。甲醛是一级致癌物，短期接触会造成眼睛红肿流泪、皮肤过敏、胸闷、呼吸不畅等不适症状，人体长期接触可能诱发血液病或致癌。GB/T 18883—2022《室内空气质量标准》规定室内空气中甲醛浓度限制为 $0.08\ \text{mg/m}^3$。

学习思考

1. 低温蒸汽甲醛灭菌器灭菌前器械的注意要点有哪些？

2. 低温蒸汽甲醛灭菌器的通风要点有哪些？

3. 低温蒸汽甲醛灭菌器灭菌温度、湿度与时间的要求分别有哪些？

第六节

YY/T 0822—2011《灭菌用环氧乙烷液化气体》要点分析

引　言

　　环氧乙烷灭菌剂是环氧乙烷灭菌必须使用的化学品,环氧乙烷易燃易爆的有毒气体,气态形式分子式 C_2H_4O,具有芳香的醚味,在 4 ℃时比重为 0.884,沸点为 10.7 ℃,其密度为 1.52 g/cm³,在室温条件下,很容易挥发,当浓度≥3％时可引起爆炸。操作者需要充分了解环氧乙烷的特点,严格执行操作规程,确保安全生产。YY/T 0822—2011《灭菌用环氧乙烷液化气体》为推荐性医药行业标准,于 2011 年 12 月 31 日发布,自 2013年 6 月 1 日起实施。本标准规定了灭菌用环氧乙烷液化气体的术语和定义、分类、要求、试验方法、检验规则、标志、包装、运输、贮存及安全,适用于灭菌用环氧乙烷液化气体(包括环氧乙烷液化气体和环氧乙烷、二氧化碳按比例混合形成的液化气体)。

学习要点

一、术语和定义

　　(1)灭菌用环氧乙烷液化气体:是环氧乙烷液化气体(成品是环氧乙烷气雾罐)或环氧乙烷与二氧化碳比例混合形成的液化气体(成品是环氧乙烷气瓶)。

　　(2)保护气:充装 100％环氧乙烷时的加压保护用气体,例如氮气。

二、产品分类

　　灭菌用环氧乙烷按包装可分为容器可以多次使用的气瓶装(功能类似氧气瓶,使用后可以再次充装)环氧乙烷气体和一次性使用的气雾罐装环氧乙烷气体两种形式。环氧乙烷气瓶按照浓度不同可以分成多个规格,其中的环氧乙烷浓度可以是10％～95％,剩余部分为二氧化碳,环氧乙烷气雾罐只有一个规格,浓度为 100％。

三、相关要求

1. 运输要求

　　对于环氧乙烷气瓶,运输时戴好气瓶上的安全帽,竖放且不能超过车辆的防护栏,做好固定。不能与酸类、碱类、醇类、食用化学品混装混运。夏季选择在早、晚运输,防止日光暴晒。公路运输时要按规定路线行驶,禁止在居民区和人员聚集区停留。铁路运输禁止溜放(防重力碰撞)。

2. 储存要求

灭菌用环氧乙烷需要储存于阴凉、通风、干燥的易燃气体专用库房，温度≤40 ℃，并远离火种、热源，避免阳光直接照射。与氧气、压缩空气、氧化剂等分开存放，采用防爆型照明，并有通风设施。对于消毒供应中心使用的环氧乙烷气雾罐，应单独存放在专门的危化品柜中并做好出入库登记。

3. 安全要求

环氧乙烷为易燃、易爆的有毒气体，与空气形成爆炸极限为 3%～100%（体积分数），操作场所不应使用产生烟火、火花、电弧等工具。同时环氧乙烷为强麻醉剂，能引起急性中毒及慢性中毒，对环氧乙烷的操作应符合相关安全规程的规定。

学习思考

1. 环氧乙烷气体对人体的危害有哪些？
2. 在工作中遇到环氧乙烷气体泄漏的急救措施有哪些？
3. 在运输环氧乙烷过程中须注意的要点有哪些？

第七节

YY/T 1302—2015《环氧乙烷灭菌的物理和微生物性能要求》要点分析

引　言

环氧乙烷灭菌属于化学气体灭菌法，原理为烷基化反应，烷基化反应可破坏包括孢子和病毒在内的各种微生物，烷基化的作用位点为蛋白质、核酸的羧基、氨基、羟基等，使微生物失去活性而死亡。YY/T 1302—2015《环氧乙烷灭菌的物理和微生物性能要求》为推荐性医药行业标准，于 2015 年 3 月 2 日发布，自 2016 年 1 月 1 日起实施，包括 2 个部分：

第 1 部分：物理要求（YY/T 1302.1—2015）；

第 2 部分：微生物要求（YY/T 1302.2—2015）。

本标准第 1 部分规定了环氧乙烷灭菌物理方面的相关要求，为灭菌设备，预处理，计算相对湿度、环氧乙烷浓度、可燃性和在过程等效的统计学应用提供指导；第 2 部分规定了环氧乙烷灭菌生物方面的过程定义、确认、过程有效性维护等，适用于医疗器械及其他相关产品或材料的环氧乙烷灭菌过程，为环氧乙烷灭菌过程的开发和确认中的各种微生物方面的问题提供了解决方法。

学习要点

第 1 部分：物理要求

一、术语和定义

（1）露点：饱和水蒸气压与大气中的水蒸气分压相等时的温度就是露点，降低大气温度至露点以下时，将产生冷凝水。意味着温度更低时，空气中可以容纳的水分子减少而造成部分水分子凝结的现象。

（2）相对湿度：给定温度条件下水蒸气分压与饱和水蒸气压的比值。

二、相关要求

1. 安全要求

在设备故障、电力中断和试验周期等异常情况下，当待灭菌物品暴露于环氧乙烷密闭环境下而缺乏合适的通风时，应注意环氧乙烷可能产生的危险，因为环氧乙烷包装的限制较大（3%～10%）。灭菌器应通过机械方式（联锁）的设计来阻止灭菌周期完成前不合理的接触装载物品，若灭菌周期发生故障，应仅限于了解故障情况和了解可能存在风险的员工及工程师接触已装载物品。

2. 灭菌柜体要求

应对所有的灭菌柜体表面（如柜壁、门、顶和底面等）进行温度控制，灭菌柜应易于清洁，压力、温度、气体浓度和相对湿度传感器应该适用于环氧乙烷灭菌过程。

3. 环氧乙烷的注入要求

应使用合适的工具/模块确保进入灭菌柜前的灭菌剂完全蒸发（气化状态），通常的做法是设置气体蒸发器温度达到或者超过灭菌舱体温度，同时也要避免注入的气体过热，以防止灭菌装载物品的局部高温而造成的问题。

4. 特别要求

由于环氧乙烷灭菌时会大幅度降低舱体内压力，此时可能达到水的露点，故应评估产品和设备上的冷凝水。灭菌舱体内或待灭菌物品上过多的冷凝水会阻碍环氧乙烷气体对产品上微生物的杀灭效果，而且会吸附环氧乙烷气体和环氧乙烷衍生物，吸附的环氧乙烷气体会在产品装载通风或存储时扩散出来危险工作人员的健康。当直接放置较冷的装载进入预处理可能导致过多的冷凝水和装载潮湿，这将造成产品损害和降低病原体的杀灭率。在这些情况下，若在仓库条件下产品温度监控持续进行并达到可接受的装载温度，可以对在冷藏后进行的仓库存储进行确认。这些确认的存储时间或最低装载温度要求，应成为灭菌过程规范的一部分。在预处理前的额外仓库存储可能只需要在一年的冷季进行。但是在消毒供应中心环境中，此种情况通常不会发生。

第 2 部分：微生物要求

一、术语和定义

（1）受损组织：有意或意外地打开、暴露或损伤的皮肤或黏膜。

（2）染菌载体：在其表面或内部接种规定数量测试菌的支持性材料。

（3）无菌：是指灭菌后单个微生物存活的概率，通常用 10^{-n} 来表示。

（4）无菌保障水平（SAL）：灭菌后产品上存在单个活微生物的概率。环氧乙烷灭菌周期暴露参数包括：①接触受损组织或者身体无菌部位的产品，SAL 为 10^{-6}。②不接触受损组织或身体无菌部位的产品，SAL 为 10^{-3}。

二、过程开发

环氧乙烷灭菌的过程开发是调试合适的湿度、温度、浓度和时间，以确保达到预期的灭菌效果，过程开发前需要确定采取的数据获取方法和测试样品放置位置。数据获取方法包含直接计数法、部分阴性法和过度杀灭法等，测试样品放置的位置应该是灭菌舱体内灭菌难度最大的点。

三、生产型柜和研究型柜

生产型柜就是工厂或医院内使用的灭菌设备，日常灭菌工作可以顺利开展，但是无法进行程序开发的测试，因为气体进出、温度升降和设备开关门等因素导致的物理参数延长导致无法进行测试。以压力蒸汽灭菌器为例，测试者会关注灭菌阶段的温度、时间和压力变化，而开始灭菌前的升温阶段对微生物的减少和杀灭会导致测试结果与真实数据之间的差距过大。而研究型柜具有可以快速进气、快速排气、较好的温度和气体浓度均匀性、检测样品易取回等优势，这就有利于过程开发中各项测试的进行。

四、PCD 类型

PCD 包括内部 PCD 和外部 PCD，内部 PCD 通常为由制造商选定的用于代表产品族的医疗器械产品或器械，基于设计和材料组成，该产品被认为是难以灭菌的产品之一；外部 PCD 是指置于装载中产品外部的 PCD，通常灭菌过程中使用的一次性 PCD 均为外部 PCD，它用于常规处理过程，以便处理后从装载上取回。大致可以理解为内部 PCD 就是器械本身，外部 PCD 是单独制作或购置的独立的一次性 PCD 包。

（ **学习思考** ）

1. 影响环氧乙烷灭菌的主要因素有哪些？
2. 生物负载法和过度杀灭法的区别和应用场景是什么？

第八章

医疗保健产品灭菌相关行业标准要点分析

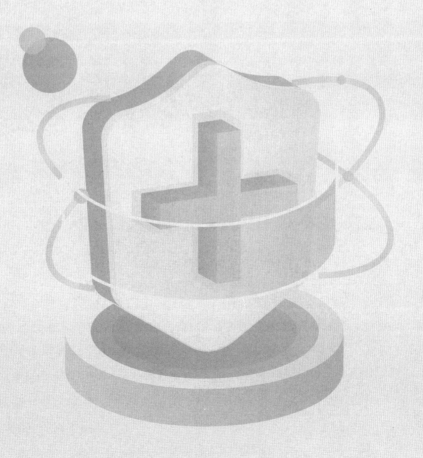

第一节

GB/T 18281—2024《医疗保健产品灭菌 生物指示物》要点分析

引 言

GB/T 18281—2024《医疗保健产品灭菌 生物指示物》是消毒供应中心最重要的标准之一，除《医院消毒供应中心》外，《医疗保健产品灭菌 生物指示物》《医疗保健产品灭菌 化学指示物》《大型压力蒸汽灭菌器技术要求》等系列标准是消毒供应相关从业者工作中最常使用到的标准。本标准首次发布于 2000 年（GB 18281—2000），仅包含前 3 部分；于 2015 年进行了第一次修订（GB 18281—2015），增加了第 4 部分和第 5 部分；于 2024 年进行了第二次修订，增加了第 6~8 部分（其中，GB 18281.7—2024 全部代替 GB/T 19972—2018），最新标准（GB 18281—2024）于 2024 年下半年发布，于 2025—2026 年实施，最近一次最大的变化由强制性标准改为了推荐性标准。本标准由 8 个部分组成（目前已发布 7 个部分）。

第 1 部分：通则（GB/T 18281.1—2024）；

第 2 部分：环氧乙烷灭菌用生物指示物（GB/T 18281.2—2024）；

第 3 部分：湿热灭菌用生物指示物（GB/T 18281.3—2024）；

第 4 部分：干热灭菌用生物指示物（GB/T 18281.4—2024）；

第 5 部分：低温蒸汽甲醛灭菌用生物指示物（GB/T 18281.5—2024）；

第 6 部分：过氧化氢灭菌用生物指示物（暂未发布）；

第 7 部分：选择、使用和结果判断指南（GB/T 18281.7—2024）；

第 8 部分：缩短生物指示物培养时间的确认方法（GB/T 18281.8—2024）。

本标准第 1 部分规定了拟用于确认和监测灭菌周期的生物指示物（包括染菌载体、试验菌悬液）及其他组成部分在生产、标识、试验方法和性能方面的通用要求；第 2 部分规定了拟在评价灭菌器和灭菌过程性能时采用的试验微生物、菌悬液、染菌载体、生物指示物的要求和试验方法；第 3 部分规定了拟用于评价湿热作为灭菌因子的灭菌过程性能的试验微生物、菌悬液、染菌载体、生物指示物和测试方法的要求；第 4 部分规定了拟在评价灭菌器和灭菌过程性能时采用的试验微生物、菌悬液、染菌载体、生物指示物的要求和试验方法；第 5 部分规定了拟用于评价低温蒸汽甲醛作为灭菌因子的灭菌过程性能的试验微生物、菌悬液、染菌载体、生物指示物和测试方法的要求；第 7 部分提供了应用于灭菌过程的开发、确认和常规监测时，对生物指示物的选择、使用和结果判断的指南；第8部分规定了用于建立或确定缩短生物指示物培养时间的试验方法要求，该缩短培养时间少于本标准第7部分中规定的用于监测湿热或环氧乙烷（EO）灭菌过程生物指示物的7 d参考培养时间。

学习要点

第1部分：通则

一、术语和定义

（1）生物指示物：对规定的灭菌过程有特定的抗力，含有活微生物的测试系统。生物指示物分类有菌片式、自含式、菌悬液。菌片式生物指示物使用的是芽孢附着在试纸上面的指示剂，将菌片放置于灭菌柜内最难灭菌的位置（温度最低点，湿度最低点），灭菌完成后培养基培养，观察是否有细菌的生长来确定灭菌是否合格。自含式生物指示物初级包装中含有试验微生物恢复生长所培养基的生物指示物。菌悬液式生物指示物包含活的试验微生物的液体。由于自含式生物指示物运输、储存和培养较为便捷和可靠，消毒供应中心使用的生物指示物绝大多数是自含式生物指示物。

（2）菌落形成单位（CFU）：由单个或多个细胞生长构成的肉眼可见的活的微生物群落。

（3）D值/D_{10}值：在规定的条件下，灭活试验微生物数量的90%所需的时间或剂量。注：在规定的条件下，表现出一级灭活动力学的其他关键过程变量能达到90%测试微生物数量的灭活。

（4）灭活：微生物生长和（或）繁殖能力的丧失。

（5）染菌载体：已染上规定数量试验微生物的载体。

（6）过程挑战装置（PCD）：对某一灭菌过程构成特定抗力的装置，用于评价该灭菌过程的性能。

（7）抗力仪：为创建灭菌过程中特定的物理和（或）化学参数组合而设计的测试设备。

（8）包装：包含初级包装和次级包装，初级包装是用于产品的完整性，保护染菌载体不被损坏和污染，同时不阻碍灭菌因子的穿透，次级包装是装有已包装的生物指示物，用于运输和贮存。

（9）自含式生物指示物：初级包装中含有试验微生物恢复生长所需培养基的生物指示物。

（10）存活—杀灭区间：在规定的条件下灭菌处理时，生物指示物显示全部生长（存活时间）过渡到全部不生长（杀灭时间）的暴露程度。

（11）存活曲线：在规定条件下，随着灭菌因子暴露的增加导致微生物种群被灭活的图示。

（12）菌悬液：包含活的试验微生物的液体（注：装在密封好的安瓿瓶内的菌悬液可

以作为一种生物指示物使用，菌悬液也可以是染菌载体或者生物指示物的中间体）。

（13）活菌量：实际可回收的菌落形成单位或其他适合计数方法的计数单位的数量。

（14）z 值：在热力灭菌过程中，使 D 值变化 10 倍所需温度的变化值。

二、试验微生物

1. 菌株

试验微生物应为符合以下条件的菌株：

（1）试验微生物需用合适的方法来处理，不需要特殊保藏方法，不需要特殊的操作条件，不需要特殊的运输和邮递要求。

（2）在规定的保质期内运输和储存，在标称的保质期内保持充分稳定以维持菌株的抗力特性。

生物指示物使用的试验微生物通常来自细菌芽孢，通常是源自芽孢杆菌属或地芽孢杆菌属，因为细菌的抗力普遍大于病毒，而且芽孢是细菌抗力最大的阶段。菌株（实验微生物）需要来源公认的菌种保护机构，比较常见的是美国典型菌种保藏中心（ATCC）、英国典型菌种保藏中心（NCTC）、法国巴斯德保藏中心（CIP）、美国农业菌种保藏中心（NRRL）和德国生物资源保藏中心（DSMZ）。将明确染菌的生物指示物同待灭菌物品一道经历灭菌周期，确保生物指示物抗力大于待灭菌物品的抗力时，通过测试生物指示物是否被杀灭来判断灭菌周期效果。一般认为灭菌的 SAL 要求达到 10^{-6}，通过特定的生物指示物的 SAL 达到该水平，则可以确保灭菌后物品的 SAL 一定能达到甚至远远超过该水平。

2. 菌悬液的初始接种物

每批试验微生物菌悬液的最初接种物应为可追溯到公认的菌种保藏机构的标准菌株，其种类和纯度已被验证。

3. 制造商应提供的信息

每单位菌悬液、染菌载体包装和生物指示物独立单元的标签上应包含可追溯生产历史的唯一性编号，试验微生物的名称，与菌悬液、染菌载体或生物指示物适用的灭菌过程标示，失效期，制造商的名称、商标、地址或其他识别方法等；每批产品的次级包装还应包括菌悬液的标称容积（mL），产品的使用过程、抗力以及影响抗力的操作过程和载体，储存条件，处置说明，使用说明（特别是有关灭菌处理后用于恢复试验活菌的培养基和培养条件的数据），每毫升试验微生物的数量（菌悬液）或每单位菌含量（染菌载体或生物指示物），次级包装中产品数量等信息。

三、生物指示物

应把单个染菌载体分别装入初级包装内，作为独立包装的生物指示物。预期适用的初级包装应被确认。自含式生物指示物的性能应经过验证，其中包括培养基对经过灭菌过程后的试验微生物的恢复能力。

四、自含式生物指示物

自含式生物指示物的性能应经过验证，其中包括培养基对经过灭菌过程后的试验微生物的恢复能力。应使用同一批号产品，做对照组和观察组来进行验证灭菌结果。如果一天内进行多次生物监测，且生物指示物为同一批号，则只需设一次阳性对照。

五、菌量和抗力的测定

1. 试验微生物的数量

应确定活菌量，当结果介于制造商标定的微生物总数的 $50\%\sim300\%$ 时，菌量验证应被视为通过。在有效期内，最终用户或制造商检测出的活菌量，可能介于制造商标定值的 $50\%\sim300\%$，但也可能低于本文件中定义的最小菌量。在这些情况下，原始种群如果确认检测结果在 $50\%\sim300\%$，则被认为是验证通过的。如果活菌数过低，无法确保生物指示物能代表最大的生物负载，生物指示物培养合格可能导致灭菌包的假阴性；如果活菌数太多，即使灭菌包均达到 SAL，生物指示物可能培养为阳性，此时会造成灭菌包的假阳性。

2. 抗力

生物指示物的抗力主要由含菌量和 D 值决定，含菌量越多、D 值越大，生物指示物培养为阴性的难度就会相应地提高。在有效期内，利用制造商给出的检测方法，D 值应在制造商标称值的 $\pm20\%$ 之内。

第 2 部分：环氧乙烷灭菌用生物指示物

一、试验微生物

试验微生物应为萎缩芽孢杆菌芽孢、枯草芽孢杆菌芽孢或其他证明符合本文件要求的等效性能的微生物菌株。

二、载体和初级包装符合性的暴露条件

（1）最低暴露温度：$\geqslant55$ ℃。

（2）灭菌因子：在相对湿度 $\geqslant70\%$ 的条件下，环氧乙烷气体质量浓度 $\geqslant800$ mg/L。

（3）最高暴露温度：由生物指示物制造商标称。

（4）暴露时间：$\geqslant6$ h。

三、菌量和抗力

1. 微生物数量

生物指示物上每单位活菌量的增量应以 $\leqslant0.1\times10^{n}$ 的整倍数标称（例如毫升菌悬液、每个染菌载体或每个生物指示物），染菌载体和生物指示物上的活菌量应 $\geqslant1.0\times10^{6}$。

2. 微生物抗力

抗力应用 54 ℃时的 D 值表示，单位为分钟（min），每批次生物指示物或染菌载体的 D 值应以 54 ℃时的 D 值标称，保留一位小数。如果是使用环氧乙烷混合气体灭菌，含有

萎缩芽孢杆菌芽孢的悬液、染菌载体或生物指示物的 D 值在 54 ℃时应≥2.5 min；如果是使用 100％环氧乙烷气体进行灭菌，其 D 值在 54 ℃时应≥2.0 min。2024 版引入了第二个最小 D 值同时删除了 30 ℃时最小 D 值要求，同时不再区分使用环氧乙烷混合气体还是 100％环氧乙烷气体。

四、环氧乙烷灭菌原理

环氧乙烷灭菌的原理是破坏微生物的细胞结构，从而阻碍微生物正常化学反应和新陈代谢，EO 可以与蛋白质上的羧基（—COOH）、氨基（—NH$_2$）、硫氢基（—SH）和羟基（—OH），通过发生烷基化作用对对象物的微生物污染杀灭至无菌水平。

五、注意事项

（1）本标准规定的灭菌器和灭菌过程使用纯环氧乙烷气体或环氧乙烷气体与稀释气体的混合物，灭菌温度范围为 29～65 ℃。

（2）环氧乙烷灭菌用生物指示物的载体和初级包装必须能够耐受灭菌循环且不能影响菌株在灭菌周期的暴露。

（3）使用前应仔细阅读生物指示物的使用说明书，生物指示剂应存放在干燥、阴凉、避光的地方，避免受潮、高温等影响。

第 3 部分：湿热灭菌用生物指示物

一、试验微生物

试验微生物应为嗜热脂肪地芽孢杆菌芽孢（注意其中有一个"地"字），或其他证明符合本标准要求的等效性能的微生物菌株（注：嗜热脂肪芽孢杆菌已重新归类为嗜热脂肪地芽孢杆菌）。在低于 121 ℃的情况下，可以使用枯草芽孢杆菌作为菌株。

二、载体和初级包装符合性的暴露条件

（1）最低暴露温度：制造商标称的最高暴露温度的 5 ℃或以上。

（2）灭菌因子：干饱和蒸汽（注：若生物指示物用在湿热灭菌过程而未使用干饱和蒸汽，例如使用空气/蒸汽的混合物时，宜选择适合的空气蒸汽混合物并加以注明，以区别于本文件）。

（3）最高暴露温度：由制造商标称。如制造商未标称，应采用 140 ℃。

（4）暴露时间：≥30 min。

三、菌量和抗力

1. 微生物数量

生物指示物上每单位活菌量的增量应以≤$0.1×10^n$ 的整倍数标称，染菌载体和生物指示物上的活菌量应≥$1.0×10^5$（一定要注意这里是 10^5，与环氧乙烷灭菌生物指示物和干热灭菌生物指示物要求的 10^6 数量不同）。

2. 微生物抗力

抗力应用 121 ℃时的 D 值表示，单位为分钟（min）。每批次生物指示物或染菌载体的 D 值应以 121 ℃时的 D 值标称，并保留一位小数。进行试验时，含有嗜热脂肪地芽孢杆菌芽孢的菌悬液、染菌载体或生物指示物的 D 值在 121 ℃时应 ≥1.5 min。菌悬液、染菌载体和生物指示物上的试验微生物 z 值应在 110～138 ℃不少于 3 个温度下确定。这些数据用于计算 z 值，z 值应 ≥6 ℃。

第 4 部分：干热灭菌用生物指示物

一、试验微生物

试验微生物应为萎缩芽孢杆菌芽孢或其他证明符合本文件要求的等效性能的微生物菌株。

二、载体和初级包装符合性的暴露条件

（1）最低暴露温度：制造商标称的最高暴露温度 5 ℃或以上。

（2）灭菌因子：干热空气。

（3）最高暴露温度：由制造商标称。如果制造商未标称，最高暴露温度应 ≥180 ℃。

（4）暴露时间：≥30 min。

三、菌量和抗力

1. 微生物数量

生物指示物上每单位活菌量的增量应以 ≤$0.1×10^n$ 的整倍数标称，染菌载体和生物指示物上的活菌量应 ≥$1.0×10^6$。

2. 微生物抗力

抗力应用 160 ℃时的 D 值表示，单位为分钟（min）。每批次生物指示物或染菌载体的 D 值应以 160 ℃时的 D 值标称，并保留一位小数。进行试验时，含萎缩芽孢杆菌芽孢的混悬液、染菌载体或其他生物指示物的 D_{160} 值（160 ℃时的 D 值）应 ≥2 min（注：这是和上一版最明显的变化，在 2015 版里的时间是 2.5 min）。菌悬液中、染菌载体上和生物指示物里的试验微生物的 z 值应在 150～180 ℃内取不少于 3 个温度点来确定。这些数据将用来计算 z 值，z 值应 ≥20 ℃。

四、注意事项

本标准规定的灭菌器和灭菌过程使用干热空气，灭菌温度范围为 120～180 ℃。

第 5 部分：低温蒸汽甲醛灭菌用生物指示物

一、术语和定义

低温蒸汽甲醛灭菌：通过动力排气，使预先包装的物品处于负压状态暴露于蒸汽，在

低于 100 ℃温度下注入甲醛气体，使灭菌剂在维持时间内保持稳态状态的过程。

二、试验微生物

试验微生物应是嗜热脂肪地芽孢杆菌或其他证明符合本文件要求的等效性能的微生物菌株。

三、载体和初级包装符合性的暴露条件

（1）最低暴露温度：制造商标称的最高暴露温度 5 ℃或以上。

（2）最高暴露温度：由制造商标称。如果制造商未标称，最高暴露温度应≥100 ℃。

（3）暴露时间：≥160 min。

四、菌量和抗力

1. 微生物数量

生物指示物上每单位活菌量的增量应以≤0.1×10^n 的整倍数标称，染菌载体和生物指示物上的活菌量应≥1.0×10^5。这与湿热灭菌用生物指示物的微生物数量要求一致，可能是因为两者使用的是同种菌株。

2. 微生物抗力

抗力应用 60 ℃时的 D 值表示，单位为分钟（min）。每批次的生物指示物或染菌载体的 D 值应以 60 ℃时的 D 值标称，保留一位小数。进行试验时，以嗜热脂肪地芽孢杆菌芽孢制成的菌悬液、染菌载体或生物指示物的 D_{60} 值应≥6 min。

第 7 部分：选择、使用和结果判断指南

一、术语和定义

（1）生物负载：产品和（或）无菌屏障系统的表面或内部的活微生物的总数，可以简单理解为一件器械所包含的活微生物总数。

（2）生物指示物（BI）：含有对规定的灭菌过程具有确定抗力的活微生物的测试系统。

（3）过程挑战位点：又称"过程挑战位置"，是能模拟灭菌因子在一批拟灭菌物品中处于"最不利状态"的位置，英文简称为 PCL，与 PCD 相似。

二、生物指示物

1. 生物指示物的应用

通过检测生物指示物中的细菌芽孢是否存活，可以判断产品是否达到完全灭菌的效果。生物指示物宜与物理和（或）化学的测量方法结合以证实灭菌过程的有效性。一个合格的生物指示物包括载体材料、包装和无须特殊容器设备便可处理的某种微生物成分。生物指示物代表一种灭菌过程的微生物挑战，并用于验证某个灭菌过程能否灭活那些对于灭菌过程具有确定抗力的参考微生物。生物指示物所采用的试验微生物对灭菌具有的抗力，往往超过通常的生物负载微生物的抗力，不过，也有一些微生物可能表现出超过试验

微生物的抗力。一个合适的生物指示物对特定灭菌过程的挑战应当超过器械上实际生物负载对这个灭菌过程的挑战，这种挑战是微生物的数量及其抗力的联合。

2. 自含式生物指示物

根据包装是否开放可以分为 2 种类型：第 1 种是在外层小瓶内装入一个有生长培养基的安瓿和一个已染菌试验微生物的载体，灭菌因子通过无菌屏障或一条弯曲的通道才得以接触染菌载体。经灭菌过程处理后，打破装有生长培养基的安瓿，使该生长培养基接触染菌载体，从而无须无菌地将染菌载体转移到单独的生长截止容器中。值得注意的是，由于生长培养基的低容量和蒸发的可能性，延长暴露后的培养时间有时是不可能的。从过程中产生的化学残留物（如环氧乙烷或气态过氧化氢），可能抑制存活微生物的生长，在培养之前宜按制造商的建议正确处理生物指示物（包括通风）。第 2 种是一个装有放在生长培养基内的试验微生物悬液的密封安瓿，无须做无菌转移。此类生物指示物只对暴露温度和暴露时间敏感，主要用于监测液体的湿热灭菌。自含式生物指示物与那些初级包装仅含有一个染菌载体的生物指示物相比，体积大，很可能放不进产品中能代表过程挑战点的位置。如果一种生物指示物不能在不使其变形或可能损害其初级包装的情况下放入负载物，则宜使用不同的生物指示物。即除非生物指示物无须变形放入装载中，否则不应使用生物指示物。值得注意的是，所要求的抗力特性可能取决于灭菌周期采用的空气排除方法。

3. 生物指示物的结果判读

原文中描述"一个经过确认、符合各项预设参数的灭菌过程，宜显示生物指示物无微生物生长"，此处使用"宜"字，上一版（GB/T 19972—2018）使用的"应"字。生物指示物阳性可能是物理或化学检测没有探测到灭菌过程失败，不过，若频繁发生，可能表明测试系统故障或人员培训不足。

4. 生物指示物的处理

经过灭活的生物指示物可作为普通的废弃物弃置，若微生物属于非危险性质，到期的或未使用过的生物指示物可作为普通的废物弃置，不过大多制造商要求弃置前经过处理，现实中不同医院处置的方式也有区别。

三、生物测试包

PCD 可以是市售的预制器件，通常称为"生物测试包"，PCD 及在产品装载中的放置，应能体现对过程的监测，它相当于或超过产品装载体现的挑战。

四、注意事项

（1）本部分适用于所有的生物指示物。

（2）本部分未考虑那些仅靠物理方式去除微生物的过程（如过滤法），也未规定用于在大气压下对隔离器和室内生物去污过程的汽化过氧化氢过程进行监测的生物指示物的选择和使用的要求。

（3）本部分不适用于各种组合过程的使用（如清洗消毒器或者管道的冲洗和汽蒸），也不适用于液体浸泡灭菌过程。

第8部分：缩短生物指示物培养时间的确认方法

一、样本选择和制备

试验用生物指示物应从生物指示物的预生产批次或生产批次中选择。生物指示物样本架宜给生物指示物之间提供足够的暴露间隔，以避免出现屏蔽效应。样本架的构造和使用准备（如预热）宜确保不会影响暴露条件。

二、暴露和培养

确定部分周期的暴露条件，使生物指示物在此条件中暴露，培养7 d后预期有30%～95%呈现阳性［注：能修改其他过程变量（例如时间、温度或浓度）以获得部分响应；能使用不同的部分周期，但前提是每组样本阳性率为30%～95%］。应从3个不同批次分别获得至少100个生物指示物（最小总样本量为300个生物指示物）。应将生物指示物样本放在腔室中，以使所有样本暴露在同等的灭菌条件下。应记录过程结束与芽孢载体开始接触恢复培养基之间的时间间隔，并确保所有试验保持一致性。在生物指示物使用说明书规定的温度下将生物指示物培养7 d。

三、缩短培养时间的测定

对于每个部分周期而言，灭菌结束后，生物指示物在适宜的温度下培养7 d，然后确定每个批次样本组中生物指示物阳性的数量。

四、注意事项

（1）本部分适用于生物指示物的制造商以及最终使用者，若使用方质量体系有需要，需按规定建立、确认或确定缩短培养时间。

（2）本部分希望缩短的生物指示物培养时间为7 d，而且只是针对湿热和环氧乙烷灭菌过程的生物指示物培养过程，不适用于监测干热、低温蒸汽甲醛（LTSF）和汽化过氧化氢（VHP）灭菌过程的生物指示物，经过一系列试验和培养，最终确定缩短培养时间为5 d。

学习思考

1. 灭菌后的自含式生物指示物是否还需要采用常规7 d进行培养观察结果？

2. 环氧乙烷灭菌生物指示物需要在灭菌过程中暴露时间为多长？

3. 干热灭菌用生物指示物培养的相对温度及时间应为多少？

4. 甲醛蒸汽灭菌用生物指示物与EO指示物的区别？

第二节
GB 18282《医疗保健产品灭菌 化学指示物》要点分析

引 言

GB 18282《医疗保健产品灭菌 化学指示物》规定了消毒供应中心灭菌过程的化学指示物要求，涉及各种高温和低温的灭菌过程，内容丰富且全面。本标准为推荐性国家标准，首次发布于 2000 年（GB 18282—2000），于 2015 年进行了第一次修订（GB 18282—2015），于 2025 年进行了第二次修订（由强制性国家标准改为推荐性国家标准），最新标准（GB 18282—2025）于 2025 年 1 月 24 日发布，自 2026 年 2 月 1 日起实施。本标准由 4 个部分组成：

第 1 部分：通则（GB 18282.1—2015）；

第 3 部分：用于 BD 类蒸汽渗透测试的二类指示物系统（GB 18282.3—2009）；

第 4 部分：用于替代性 BD 类蒸汽渗透测试的二类指示物（GB 18282.4—2009）；

第 5 部分：用于 BD 类空气排除测试的二类指示物（GB 18282.5—2015）。

第 1 部分是关于化学指示物的通用要求，按照灭菌类型和指示物等级进行描述，第 3、4、5 部分均是与 BD 试验相关的描述内容。第 1 部分发布最早，于 2000 年首次发布，现行为 2015 版本，第 3、4 部分为 2009 年首次发布，第 5 部分为 2015 年首次发布，均是现行标准。

第 1 部分规定了化学指示物的一般要求和测试方法，用于灭菌器及灭菌过程控制与确认的标准，分别描述了灭菌器的性能测试、日常控制与确认方法；第 3 部分规定了用于已包装的（如器械）和多孔的负载灭菌用蒸汽灭菌器蒸汽渗透测试中所使用的化学指示物的要求，本部分中所述 BD 试验是属于第二类化学指示物，是"负载＋化学指示物"的组合，用于已包装的和多孔的负载灭菌的灭菌器进行的性能测试，此部分的标准测试包为 7 kg，可以同时进行空气排出测试和蒸汽渗透测试；第 4 部分规定了二类指示物的性能要求，在针对医疗保健包装产品（如器械和多孔性负载等）灭菌用蒸汽灭菌器进行的 BD 类测试中，该二类指示物可供选择使用，本部分中"替代性"意味着 BD 试验物的负载不是标准测试包，可以是一次性使用的或可重复使用的负载，性能以 7 kg 标准测试包的二类化学指示物为参考，可以同时进行空气排出测试和蒸汽渗透测试；第 5 部分规定了用于 BD 类空气排除测试的二类指示物，用于评估预真空灭菌周期中预真空阶段的空气排除效果，本部分和第 3 部分基本相同，最大的不同是标准测试包为 4 kg，只能用于评估预真空灭菌周期中预真空阶段的空气排除效果。

第 3、4、5 部分的区别和关系：三个部分都是对 BD 试验物的性能进行规定，BD 试验物就是标准的第二类化学指示物，是装置和指示物的组合。第 3 部分主要描述的是标准测试包（7 kg）中化学指示物的要求；第 4 部分规定了市售一次性或可复用 BD 试验包的性能应达到标准测试包的性能要求，是针对越来越多的消毒供应中心使用非标准测试包进行 BD 试验的现状，这些市售产品的体积较小、操作简便，更利于工作开展；第 5 部分主要描述的是美国版本小型标准测试包（4 kg）的要求，包括指示物和指示物系统。由于第 5 部分"负载"的抗力仅 4 kg，仅能对灭菌器的空气排出能力进行测试，更高抗力的负载（7 kg）还能测试蒸汽渗透能力。

学习要点

第 1 部分：通则

一、术语和定义

（1）化学指示物：通过物理的和（或）化学的物质变化来显示其暴露于灭菌过程，并用于监测获得规定的单个或多个灭菌过程参数。这些变化完全和微生物的状态无关，化学指示物不依赖于对微生物的存活或失活反应。

（2）指示物、脱落、洇开：指示物是指指示剂（化学制剂）和衬底的组合形态，因为化学制剂需要包装或固定后能便于使用。脱落是指指示剂转移到与指示物表面密切接触的材料上，换言之就是指示卡上的有色化学制剂印染在器械表面上，现在许多厂家采用在指示物表面附上一层塑料膜来避免该情况发生，否则长此以往，金属器械表面会出现凌乱的染色情况。洇开是指化学制剂超出指示剂印刷边界的迁移，类似晕染，可能会不利于结果的判断，虽然洇开和脱落不同，但均是化学指示剂的缺陷状态。

（3）可视变化和终点：可视变化是指由制造商定义的，指示物暴露于一个或多个过程关键变量后肉眼可视变化，标准里还备注了一句话"可视变化用于描述一类过程指示物反应"。终点是指指示物暴露于规定的标定值后，出现的由制造商定义的可观察到变化的点，从本标准的行文来看，终点多用于第三、四、五、六类化学指示物的描述。从工作实际来看，两个概念并没有实质性区别，毕竟，"可观察到变化的点"怎么又不属于"可视变化"呢？

（4）参数和变量：参数是过程变量的规定值，变量是灭菌过程中的条件，其变化可影响杀灭微生物的效果。这两个概念有时可能极易混淆，变量的重点是"变"，代表会发生变化的某个指标，例如温度、时间等，参数的终点是"数"，代表具体的数字，例如 121、

124 等，采取这样的方法应该有利于记忆。

（5）饱和蒸汽：处于冷凝和汽化平衡状态之间的水蒸气。

（6）标定值（SV）：表示当指示物变化达到制造商定义的终点时，过程关键变量的值或者值的范围。例如某产品第四类蒸汽灭菌化学指示物的制造商标注了 134 ℃、4 min，其中 134 ℃、4 min 就是标定值。

（7）衬底：适用于指示剂的载体或支持物质。

（8）可视变化：由制造商定义的，指示物暴露于一个或多个过程关键变量后，肉眼可视的变化（注：可视变化用于描述一类过程指示物反应）。

二、分类

根据预期用途的不同，化学指示物可以分为六类。标准里写道"分类仅表示特性""这种分类没有等级意义"，但是在实际工作中还是存在一定的差别。

1. 一类：过程指示物

一类指示物预期用于单个单元（如灭菌包、容器等），用于表明该灭菌单元曾直接暴露于灭菌过程，并区分已处理过和未处理的灭菌单元。它们应对灭菌关键过程变量中的一个或多个起反应。

2. 二类：用于特定测试的指示物

二类指示物预期用于相关灭菌器/灭菌标准中规定的特定测试步骤，主要指 BD 类测试物。

3. 三类：单变量指示物

对灭菌关键变量的其中一个起反应，用于表明在其所暴露的灭菌过程中它所起反应的那个变量达到了标定值的要求。

4. 四类：多变量指示物

对灭菌关键变量中的两个或多个起反应，用于表明在其所暴露的灭菌周期中它所起反应的哪些变量达到了标定值的要求。

5. 五类：整合指示物

对所有灭菌关键变量起反应，产生的标定值等同于或超过 ISO 11138 系列标准所给出的对生物指示物的性能要求。可以简单地理解为先测试出生物指示物的合格条件，然后再制作出不低于生物指示物难度的化学指示物，所以从理论上五类化学指示物的难度高于生物指示物，但生物指示物是特定的、必需的存在。

6. 六类：模拟指示物

模拟指示物是灭菌周期验证指示物，它应对特定灭菌周期的所有灭菌关键变量起反应，其标定值是从特定灭菌过程的关键变量中产生的。六类化学指示物是四类化学指示物的特殊形式，允许误差更小。

三、一般要求

针对不同灭菌过程的关键变量。蒸汽为时间、温度和水（通过饱和蒸汽传输）3个，干热为时间和温度2个，环氧乙烷为时间、温度、相对湿度和环氧乙烷浓度4个，辐照为总吸收剂量1个，蒸汽甲醛为时间、温度、水（通过饱和蒸汽传输）和甲醛浓度4个，汽化过氧化氢为时间、温度和过氧化氢浓度3个。所有指示物应清晰标记适用于预期使用的灭菌过程类型、指示物的类别，对于三类、四类、五类、六类指示物，还要标注标定值。

四、具体要求

1. 一类指示物的具体要求

过程指示物可以印刷在包装材料上或自粘标签、袋、打包胶带、挂签和插入式标签等上面。上述的六种灭菌方式的一类指示物要求均不相同，分别如下：

（1）用于蒸汽灭菌过程的一类指示物：对于121℃灭菌程序，合格条件是同时满足饱和蒸汽、10 min±5 s、121~124℃三个条件；对于134℃灭菌程序，合格条件是同时满足饱和蒸汽、2 min±5 s、134~137℃三个条件。以134℃灭菌程序为例，当饱和蒸汽和测试温度两个条件不变，时间为0.5 min±5 s时不发生变色，这也就意味着，35~115 s之间不要求测试，如果暴露时间在此区间，一类指示物可能变色，也可能不变色。干热（无蒸汽注入）条件下不应变色。

（2）用于干热灭菌过程的一类指示物：在160~165℃下暴露（40±10）min，应变色成功（达到制造商规定的可视变化），温度不变，时间（20±1）min时应变色不成功。

（3）用于环氧乙烷灭菌过程的一类指示物：相对湿度为（60±10）%、环氧乙烷浓度为（600±30）mg/L、（54±1）℃时维持20 min±15 s或（30±1）℃时维持30 min±15 s，变色合格，相对湿度、环氧乙烷浓度和温度不变的前提下，时间分别为2 min±15 s和2 min±15 s时应变色不成功。

（4）用于辐照灭菌过程的一类指示物：电离辐照累计吸收剂量（10±1）kGy时，变色合格，（1±1）kGy时不合格，暴露于紫外辐照下应不合格。

（5）用于蒸汽甲醛灭菌过程的一类指示物：甲醛浓度（1±0.01）mol/L、温度（70±2）℃、时间15 min±15 s时，变色合格；浓度不变，温度（60±0.5）℃、时间（20±5）s时，变色不合格，合格和不合格之间的参数差距较大。

（6）用于汽化过氧化氢灭菌过程的一类指示物：过氧化氢气体浓度（2.3±0.4）mg/L、温度（50±0.5）℃、时间6 min±1s或温度（27±0.5）℃、时间10 min±1 s，变色合格，当气体浓度和温度不变时，暴露时间分别为（7±1）s、（10±1）s时，变色不合格，合格和不合格之间的参数差距依旧较大。

2. 二类和三类化学指示物

二类化学指示物在本节后续内容有详细介绍，三类化学指示物只针对一个变量进行监测，在消毒供应中心应用较少，故此处不进行详细阐述。

3. 四类指示物的具体要求

一类化学指示物包含了 6 种灭菌方式，四类化学指示物只包含了 4 种灭菌方式，减少了辐照灭菌和汽化过氧化氢灭菌。此类化学指示物没有规定变量的具体数值，而是根据指示物制造商的标定值进行测试。

（1）蒸汽：测试时间和测试温度达到制造商要求时，指示物达到终点，表示灭菌合格；当灭菌时间为制造商推荐的 75% 且温度比推荐的低 2 ℃，指示物不应达到终点。这就意味着灭菌时间为制造商推荐的 75%～100% 且温度低于推荐温度不足 2 ℃ 范围时，不能确定指示物是否达到终点，无论达到还是没有达到，行业标准里并不进行测试，不过这应该引起消毒供应中心从业者思考。

（2）干热：测试时间和测试温度达到制造商要求时，指示物达到终点，表示灭菌合格；当灭菌时间为制造商推荐的 75% 且温度比推荐的低 5 ℃，指示物不应达到终点。

（3）环氧乙烷：相对湿度>30% 不变时，测试时间、测试温度和灭菌剂浓度达到制造商要求时，指示物达到终点，表示灭菌合格；当灭菌时间和灭菌剂浓度为制造商推荐的 75% 且温度比推荐的低 5 ℃，指示物不应达到终点。

（4）蒸汽甲醛：测试时间、测试温度和灭菌剂浓度达到制造商要求时，指示物达到终点，表示灭菌合格；当灭菌时间为制造商推荐的 75%、灭菌剂浓度为制造商推荐的 80% 且温度比推荐的低 3 ℃，指示物不应达到终点。

4. 五类指示物的具体要求

五类化学指示物只包含了 3 种灭菌方式，减少了蒸汽甲醛灭菌。

（1）蒸汽：要求规定 121 ℃ 时的标定值时间，且不能低于 16.5 min，因为湿热灭菌生物指示物在 121 ℃ 时 D 值≥1.5 min，微生物含量≥$1×10^5$，要达到 SAL，一共需要 SLR 达到 11，所以 $1.5×11＝16.5$，这就是 16.5 的来由。当温度不变，暴露时间为标定的 63.6% 时，应不能达到终点（代表灭菌失败），63.6% 是根据 $7÷11$ 计算而来，11 为 SLR，一般认为 10^{-2} 代表灭菌不合格，10^5 和 10^2 之间对数相差 7。暴露于 137～138 ℃ 中 30～31 min 的干热条件下，不能到达终点。在实际测试中，有市售产品可以在更高温度、干热条件下达到终点。

（2）干热：要求规定 160 ℃ 时的标定值时间，且应>30 min。当温度不变，暴露时间为标定的 63.6% 时，应不能达到终点（代表灭菌失败）。

（3）环氧乙烷：相对湿度（60±10）%、环氧乙烷浓度（600±30）mg/L、（54±0.5）℃ 的标定值至少 30 min，（37±0.5）℃ 的标定值至少 90 min。当温度、相对湿度和灭菌剂浓度不变，暴露时间为标定的 66.7％时，应不能达到终点（代表灭菌失败），66.7％ 的计算和第（1）点一样，只是初始菌量为 10^6 的不同，达到 SAL 的 SLR 为 12，达到 10^{-2} 的 SLR 为 8，8÷12＝66.67％。

5. 六类指示物的具体要求

三、四类化学指示物和六类化学指示物都是依据标定值进行判断，但六类的要求比 三、四类的更加严格。

（1）蒸汽：测试时间和测试温度达到制造商要求时，指示物达到终点，表示灭菌合格；当灭菌时间为制造商推荐的 94％且温度比推荐的低 1 ℃，指示物不应达到终点。

（2）干热：测试时间和测试温度达到制造商要求时，指示物达到终点，表示灭菌合格；当灭菌时间为制造商推荐的 80％且温度比推荐的低 1 ℃，指示物不应达到终点。

（3）环氧乙烷：相对湿度＞30％不变时，测试时间、测试温度和灭菌剂浓度达到制造商要求时，指示物达到终点，表示灭菌合格；当灭菌时间为制造商推荐的 90％、灭菌剂浓度为制造商推荐的 85％且温度比推荐的低 2 ℃，指示物不应达到终点。

第 3 部分：用于 BD 类蒸汽渗透测试的二类指示物系统

一、标准测试包要求

（1）测试包应由漂白纯棉布单组成，尺寸大约为 90 cm×120 cm。

（2）无论新的或脏的棉布单都应进行清洗，并应避免加任何织物清洗剂。织物清洗剂会影响织物的性质，并可能含有会导致产生非冷凝气体的挥发物。

（3）布单应干燥，并在温度为 20～30 ℃、相对湿度为 40％～60％的环境中达到平衡后才能使用。平衡后，布单应叠成大约 22 cm×30 cm，用手压好之后，摞成高度大约 25 cm。

（4）测试包应采用相似的包布进行包裹，并用宽度≤25 mm 的扎带进行紧固。测试包的总重量应为（7±0.14）kg（大约需要 30 张布单）。

（5）将测试包在蒸汽暴露装置中连续暴露 4 个测试周期，结束后，从蒸汽暴露装置中取出测试包，并在温度为 20～30 ℃、相对湿度为 40％～60％的环境中达到平衡，然后才可用于测试（在每次使用间隔期间，测试包应置于温度 20～30 ℃，相对湿度 40％～60％的环境中达到平衡）。若测试包在测试结束后 1 h 内不使用，可将其存放在能提供并保持上述条件的工作室内。

（6）使用前，应用合适的校准过的温湿度探头测量测试包的温湿度。测试前其内部温度应为 20～30 ℃，相对湿度应为 40％～60％。

（7）使用过后，布单将会收缩。如果 25 cm 厚的布单重量超过 7.14 kg，布单就不能再使用。

二、目的

用于评价灭菌器的冷空气排出、饱和蒸汽穿透效果，以及是否存在漏气和不可压缩性气体等方面的性能。

三、原理

BD 试验为空载进行，使唯一的 BD 试验包成为灭菌器内残留空气的唯一聚焦点，BD 试验包中心提前放置的片状化学指示物可以根据温度、湿度的作用进行变色，如果有冷空气残留，一定会聚集在正中心，如果蒸汽渗透不足，一定是正中心处的温度最低，所以当存在冷空气或蒸汽渗透不足导致指示物中心与边缘温度差异明显时（一般规定为 2 ℃），化学指示物变色不均匀，操作员就可以识别该故障。

四、指示物系统的构成

（1）指示剂应均匀地分布于衬底上，并覆盖不少于 30％的衬底表面，相邻指示剂区域相距应≤2 cm。最初的指示剂是条状交叉粘贴在衬底上，覆盖面积较小且大部分地方空白，所以本标准要求增加覆盖面积并减少空白区域面积。

（2）指示物系统能耐受蒸汽灭菌过程，衬底的颜色一致，变化前后的指示物与衬底颜色差异明显（使用反射密度进行限制）。

（3）应符合 A4 幅面的尺寸要求，标准测试包（22 cm×30 cm）的大小接近 A4 纸张（21 cm×29.7 cm）的大小。

五、指示物的性能要求

（1）暴露于 134～135.5 ℃饱和蒸汽中 3.5 min±5 s 后或 121～122.5 ℃饱和蒸汽中 15 min±5 s 后，或暴露于上述两种条件中，指示物颜色变化应均匀一致。

（2）标准测试包中心的温度比整齐暴露装置腔体排气口通道内的温度低 2 ℃时，应显示出不均匀的颜色变化。以 134 ℃灭菌程序为例，设定的灭菌温度为 134 ℃，排气口内的温度是舱体内温度最低的点，一般情况下只会比 134 ℃高零点几摄氏度，测试包中心再低 2 ℃，就是 132 ℃左右，此时指示物达不到变色条件，才能发生整张指示物变色不均匀状况。假使排气口温度为 137 ℃，就算标准测试包中心温度低 2 ℃，仍然为 135 ℃，指示物颜色变化会均匀一致，不过此种情况在临床中几乎不可能发生。

（3）暴露在（140±2）℃干热环境中 30 min 后，指示物系统应没有可辨别的颜色差异。

六、包装和标签

（1）每个已有指示剂的衬底都应标示设计使用的操作温度。

（2）每个指示物应标有可追溯生产历史的独立编码。

（3）每个指示物应在相应标题（部门、设备编号、周期号、操作员、日期、结果、监控员）后为使用者预留记录实际周期信息的空间，且相邻标题之间应有不小于 5 mm×

20 mm 的空白，以便使用者在使用时可填入所需信息。

（4）产品包装应能方便分开单元产品，并保证产品在一般运输中不受潮湿、尘埃、阳光、损坏的影响，且当按制造商说明的方法贮存时，在规定的有效期内保证产品性能。每个包装箱外应标有产品被合理使用的操作温度。制造商应保留是否符合要求的书面凭证。

七、注意事项

（1）预真空压力蒸汽灭菌器、脉动真空压力蒸汽灭菌器每日进行一次 BD 试验。

（2）BD 试验不能用于压力蒸汽灭菌效果的验证。

第 4 部分：用于替代性 BD 类蒸汽渗透测试的二类指示物

一、术语和定义

（1）气团：标准测试包中残留、漏入或注入的空气的浓缩物或非冷凝气体。

（2）替代性 BD 包：标准测试包（多层棉布组合）为原始 BD 包，替代性 BD 包为市售的一次性或可复用测试包，体积比标准测试包更小，便于提高日常工作效率。

（3）预组装包和用户组装包：预组装包是随时可用的指示物，其内部的指示物系统在生产过程中已被提前装入其测试负载中，用户组装包是指使用前由用户将指示物系统装入测试负载中的指示物。预组装包应该是一次性替代性 BD 包，用户组装包同时包括一次性替代性 BD 包和可复用替代性 BD 包。

二、标准测试包要求

同第 3 部分。

三、指示物系统的构成

衬底上指示剂的要求和第 3 部分相同，包括指示剂应覆盖不少于 30% 的衬底表面，相邻指示剂区域间的距离≤2 cm，指示剂的分布应能清晰地显示颜色变化，目力观察，衬底的颜色应均匀一致，变化前后指示剂与衬底均有不少于 0.3 的相对反射密度差。如果是已预装入测试负载内的指示物系统，处理后应可在指示物或指示物系统上进行标记。

四、指示物的性能要求

（1）暴露于 134～135.5 ℃饱和蒸汽中 3.5 min±5 s 或 121～122.5 ℃饱和蒸汽中15 min±5 s 后，指示物颜色变化应均匀一致。

（2）暴露在已证实会产生渗透失败情况的测试周期时，指示物应不显示颜色变化，或显示不完全、不均匀的颜色变化。无论用何种方法来实现渗透失败（如空气残留、空气泄漏或空气注入），暴露于该条件时，指示物应能显示渗透失败。

（3）暴露在（140±2）℃干热环境下不少于 30 min 后，指示物应无可辨别的颜色变化。

（4）限于 121 ℃灭菌的指示物，如果不能耐受加热至 140 ℃，则应将其暴露于干热（130±2）℃进行不少于 45 min 的测试。

五、包装和标签

（1）每个指示物或指示物系统应标有：①产品适用的灭菌温度。②可溯源生产过程的独特编码。③规定贮存条件下的有效期。④周期号、设备编号、日期、监控员、场所、部门、操作员、结果等信息（每个标题附近应有不小于 5 mm×20 mm 的空白，以供用户使用时可填写需要的内容；若指示物系统的大小不能满足填写要求，则每个指示物或指示物系统应提供一种保留相关内容永久记录的方法，用不褪色的墨水书写）。

（2）对于组装好的指示物，如已装入测试负载中的指示物系统，测试负载外部应标明产品适用的灭菌温度、制造商名称、生产批号和生产日期。此外，应提供识别单个特定指示物的方法，或在测试负载外部提供操作员书写被测设备编号和日期的位置。

（3）运输包装应便于产品迁移；每个包装外应标有适用的灭菌温度。

六、性能测试

替代性 BD 包根据标准测试包发展而来，替代性 BD 包的性能越接近标准测试包越好。本部分还描述了替代指示物与 BD 试验之间等同性的测试的 3 种方法，用于比较替代指示物的灵敏度和使用标准测试包的灵敏度，其结果取决于以下情况中产生的气团：①空气注入蒸汽暴露装置内产生的气团。②残留在蒸汽暴露装置腔内的空气产生的气团。③空气漏入蒸汽暴露装置腔内产生的气团（仅存在于低大气压排气阶段）。

七、蒸汽供给

蒸汽供给中应特别注意非冷凝气体的含量，确保水分含量或过热蒸汽在规定的限制内，最好低于蒸汽暴露装置和与其连接同一蒸汽供给源的设备所要求的蒸汽极限值。蒸汽包含的非冷凝气体应≤3.5%（体积分数），蒸汽的干燥度应≥0.95，常压下测得的自由蒸汽过热程度应≤25 ℃。

第 5 部分：用于 BD 类空气排除测试的二类指示物

一、标准测试包要求

（1）标准测试包由 100%棉手术折叠而成，测试包应经清洗而未经熨烫。

（2）手术巾应折叠成（25±2）cm×（30±2）cm 大小，并摞起，用宽度≤25 mm 的扎带固定。

（3）测试包高度应为 25～28 cm。根据手术巾的厚度和耐磨性，不同的测试手术巾的总数可不同。

（4）测试包的重量应为（4±0.2）kg。4 kg 测试包比标准测试包（7 kg）体积更小，抗力更低，仅用于冷空气排出能力的测试，前面提到的标准测试包可以同时用于冷空气排出能力和蒸汽渗透能力的测试。

二、指示物系统和指示物的要求

本部分分别描述了指示物系统和指示物的构成及性能要求，但内容基本一致，指示物系统仅增加了尺寸要求和空气空隙要求。两者指示剂应覆盖不少于30％的衬底表面，目力观察，衬底的颜色应均匀一致，变化前后指示剂与衬底均有不少于0.3的相对反射密度差。暴露在（140±2）℃干热环境中30 min后，指示物应不发生变色。蒸汽暴露装置的暴露阶段134 ℃、3.5 min周期中最后1 min开始时或在121 ℃、15 min周期中最后5 min开始时（1 min和5 min均为设定时间的30％），标准测试包中心的温度低于室体排气口的温度2～3 ℃，指示物系统应显示不均匀的颜色变化。

三、注意事项

（1）每个指示物、指示物系统及其包装应有"空气排除"这一显著标识。

（2）测试样品预处理方法是温度23～30 ℃、相对湿度30％～70％的环境中平衡至少1 h，该条件同时适用于工作中"BD类空气排除测试的二类指示物"的存放、使用要求。

学习思考

1. BD试验时的注意事项有哪些？

2. 多层器械包化学指示物应如何放置？

3. BD试验纸/包是属于第几类化学指示物？

4. 134 ℃灭菌程序中，BD试验的灭菌时间为什么不能超过4 min？

第三节

GB/T 32310—2015《医疗保健产品灭菌　化学指示物　选择、使用和结果判断指南》要点分析

引　言

GB/T 32310—2015《医疗保健产品灭菌　化学指示物　选择、使用和结果判断指南》为推荐性国家标准，于 2015 年 12 月 10 日发布，自 2016 年 9 月 1 日起实施。本标准为化学指示物的选择、使用和结果判断提供指南，根据暴露于某一灭菌过程所产生的化学或物理变化，显现一个或多个预定过程变量变化的测试系统。本标准用于监测和验证灭菌过程的有效性，以确保医疗器械、手术器具等物品的灭菌质量符合要求，不适用于在物理去除微生物（例如过滤）的过程中所使用的指示物，也不适用于在组合过程〔例如清洗消毒器或在线清洗（CIP）和在线灭菌（SIP）的组合过程中使用的指示物〕。

学习要点

一、术语和定义

（1）化学指示物：根据暴露于某一灭菌过程所产生的化学或物理变化，显现一个或多个预定过程变量变化的测试系统。

（2）饱和蒸汽：处于冷凝和汽化平衡状态之间的水蒸气。

（3）标定值（SV）：当指示物变化达到指示物制造商定义的终点时，过程关键变量的值或值的范围。值得注意的是三、四、五、六类化学指示物可以有制造商定义的一个或多个标定值。标定值确定了指示物反应的参数，以及为了达到可视变化，渐进反应和终点所需的暴露程度。

（4）终点：指示物暴露于规定的标定值后，出现的由制造商定义的可观察到变化的点。

二、BD 试验

BD 试验预期用于证实空气被充分排出和（或）蒸汽迅速而均匀地渗透，这些结果通常是通过测试单上均匀一致的颜色变化来证实，测试失败的原因可能是蒸汽中存在非冷凝气体，不充分的空气排出或者设备舱体漏气。本标准在附录中详细阐述了 BD 试验的来由。

三、化学指示物的使用

1. 一类过程指示物

一类过程指示物的用途是区分灭菌物品与未灭菌物品，而不是监测灭菌参数是否达到

要求。指示物胶带、指示物标签或包含指示物的包装材料宜位于所有灭菌物品的表面，灭菌后要对其进行检查以证实发生了可视变化，从而确定物品经历了灭菌过程。

2. 二类指示物

蒸汽渗透或空气排除测试在灭菌室空载时运行。制造商的使用说明书宜规定指示物的用途。

3. 三、四、五、六类指示物

三、四、五、六类指示物能提供其放置位置处的关键变量信息，有很多因素（如负载内容、装载模式、灭菌室内的位置、包装材料与技术、蒸汽质量和灭菌器故障等）可以影响这些关键变量是否达到要求。对于有包装的负载，化学指示物应被放置于包裹、托盘或灭菌盒中灭菌介质最难到达的区域（可以不放置在其中心），托盘或灭菌盒的每一层也可分别放置指示物进行监测。在灭菌过程确认中就要得到灭菌室和（或）负载内灭菌介质最难到达区域的相关信息。对于未包装的负载，可以将指示物放置于负载内或托盘上。

四、配合 PCD 使用的指示物

（1）PCD 是对灭菌过程中灭菌介质的穿透挑战，代表特定灭菌物品与无菌屏障系统的组合，其性能宜与灭菌方式、灭菌器类型和负载内容相关。

（2）某些 PCD 能代表某种定义的灭菌物品或灭菌物品与无菌屏障系统的组合，可被用于开发和定义某个灭菌过程。很多商品化的 PCD 被用于评价灭菌介质对参考负载的穿透程度，但要注意这些 PCD 是对灭菌过程的挑战，而不代表灭菌负载。同时要明确 PCD 的性能与灭菌方式、灭菌器类型和负载内容相关，没有适用于任何灭菌器和灭菌方法的通用 PCD。

（3）多数情况下 PCD 在灭菌室和灭菌负载内的放置位置（即 PCL）只能够通过估计来确定，故在实际使用过程中可以在同一灭菌室内同时放置多个过程挑战装置。

（4）不同的灭菌物品，如管腔器械（如烧杯、盆子、管路等），多孔负载（如亚麻、布料、织物等）和不透气负载（如实心及外科器械等）可由不同类型的 PCD 代表。选择 PCD 时需考虑：①过程挑战装置内放置化学指示物的位置应是灭菌介质最难到达的。②过程挑战装置的设计应与灭菌物品类型和灭菌程序相关。③化学指示物不应干扰过程挑战装置的性能。④过程挑战装置和负载的潜在影响。

五、化学指示物的选择

（1）指示物的类型：根据灭菌的不同方法，选择适当的化学指示物。如：对于压力蒸汽灭菌，可以选择压力蒸汽灭菌包外化学指示物（如指示胶带）和包内化学指示物（如指示卡）。对于低温灭菌，可以选择相应的低温灭菌化学指示物。

（2）稳定性：指示物应具有良好的稳定性，能够在存储和使用过程中保持其指示性能的稳定。

（3）易用性：指示物的使用应简便易行，方便工作人员进行操作和观察。

（4）安全性：指示物应符合相关的安全标准，不会对人体和环境造成危害。

六、注意事项

（1）正确放置指示物：除一类化学指示物外，其余指示物应放置在灭菌物品或包裹的内部，以确保能够准确反映灭菌效果。

（2）注意观察时间：在使用化学指示物时，及时进行观察，以确保结果的准确性。具体时间应根据不同的指示物而定。

（3）判断结果准确：根据指示物的颜色形态等变化，准确判断灭菌是否合格。

（4）注意保存条件：化学指示物应保存在干燥、阴凉、通风的地方，避免阳光直射和高温。

学习思考

1. 如何选择化学指示物？

2. 化学指示物变色不均匀的处理流程有哪些？

3. 常见化学指示物的结果如何判读？

第四节

GB/T 33417—2016《过氧化氢气体灭菌生物指示物检验方法》要点分析

引　言

GB/T 33417—2016《过氧化氢气体灭菌生物指示物检验方法》为推荐性国家标准，于 2016 年 12 月 30 日发布，自 2017 年 7 月 1 日起实施。标准规定了过氧化氢生物指示物的检验方法，适用于多种镜头、软镜等不耐高温、不耐热的精密器械，能反映微生物的杀灭程度，是灭菌过程的最终监测。

学习要点

一、术语和定义

（1）生物指示物（BI）：对指定条件下的特定灭菌程序具有一定抗力，并装在内层包装中可供使用的染菌载体。

（2）过氧化氢气体灭菌：以汽化的过氧化氢作为主要杀灭微生物因子的灭菌方式。

（3）自含式生物指示物：含有微生物复苏生长所需培养基的生物指示物。

（4）D 值：杀灭微生物数量达到 90% 所需要的时间。

二、试验指标与方法

（一）菌种、菌量

用于制作过氧化氢气体灭菌生物指示物的菌株为嗜热脂肪杆菌芽孢，回收菌量应 $\geqslant$ 1×10^6 CFU/片，对于成品的指示物，载体回收的菌量与说明书上的菌量误差在 $-50\% \sim +300\%$ 之间。

（二）D 值

在使用浓度为 (59 ± 2)% 过氧化氢，灭菌舱内作用浓度为 (2.3 ± 0.4) mg/L，作用温度 (50 ± 0.5)℃的条件下，D 值的要求为 $0.75 \sim 8.00$ s。不过这个数字和实际产品的 D 值差异非常大，简单取 8 s 按照 12 SLR 计算，$12 \times 8 = 96$ s（1 min 36 s），该时间明显低于过氧化氢低温等离子体灭菌器的灭菌阶段。

（三）恢复培养基

1. 恢复培养基的要求

恢复培养基用于灭菌后培养可能存活的微生物。恢复培养基应满足下列要求：①有使

10～100 CFU 的微生物恢复生长的能力。②有使损伤的微生物恢复生长的能力，并且有中和残留的灭菌因子对微生物抑制生长的能力。③经过过氧化氢气体灭菌后不会产生抑制微生物生长的物质。

2. 恢复培养基的检验操作方法

（1）准备阶段：确保所使用的生物指示物符合相关标准，并且在有效期内同时，准备好所需的灭菌设备和监测设备，确保其正常运行。

（2）设置对照和试验组：准确评估灭菌效果，设置对照组和试验组。对照组不进行灭菌处理，而试验组则接受过氧化氢气体灭菌处理。

（3）灭菌处理：按照过氧化氢气体灭菌设备的操作说明，对试验组的生物指示物进行灭菌处理。确保灭菌过程中的参数（如浓度、温度、时间等）符合规定要求。

（4）培养与观察：灭菌处理完成后，将对照组和试验组的生物指示物在适当的条件下进行培养。观察并记录生物指示物的生长情况，包括是否有菌落形成、菌落数量等。

三、注意事项

（1）正确选择与使用：应确保选用的生物指示物与过氧化氢气体灭菌系统相兼容，并符合相关标准和规范。同时，按照产品说明书正确操作和使用生物指示物，不得随意更改或省略操作步骤。

（2）储存条件：生物指示物应在干燥、阴凉、避光的地方储存，防止受潮和阳光直射。同时，避免与其他化学品或有害物质混放，以免发生交叉污染或化学反应。

（3）有效期管理：生物指示物具有一定的有效期，应在有效期内使用。

（4）操作安全：虽然过氧化氢气体相对安全，但在使用过程中仍需注意个人防护。操作人员应佩戴适当的防护装备，如手套、口罩和护目镜，以防止过氧化氢气体直接接触皮肤或眼睛。

学习思考

1. 如何监测非管腔生物监测包?

2. 过氧化氢不适用哪些物品的灭菌?

3. 如何选用生物指示物?

第五节

GB/T 33418—2016《环氧乙烷灭菌化学指示物检验方法》要点分析

引　言

GB/T 33418—2016《环氧乙烷灭菌化学指示物检验方法》为推荐性国家标准，于2016年12月30日发布，自2017年7月1日起实施。本标准规定了环氧乙烷灭菌化学指示物的定义、分类、技术要求和检验方法，适用于环氧乙烷灭菌化学指示物的检验。本标准的制定旨在统一和规范环氧乙烷灭菌化学指示物的检验方法，确保医疗器械、手术器械、实验室器材等在经过环氧乙烷灭菌后，其化学指示物能够准确反映灭菌效果，从而保障医疗安全和产品质量。

学习要点

一、术语和定义

（1）显色剂：活性［在特定条件下可发生物理和（或）化学变化而产生特定变化］的物质或活性物质的组合。

（2）化学指示物：显色剂与其衬底按预定形式的结合形成具有预期要求的产品。

（3）参数值：用于控制环氧乙烷灭菌过程的某个（或几个）特定值，其中时间、温度、相对湿度和环氧乙烷浓度定义为关键参数。

（4）标定值：设定使指示物产生反应的评价参数值或参数值范围。

二、分类

（1）过程指示物：这类指示物用于确认环氧乙烷灭菌过程。

（2）包内灭菌效果指示物：这类指示物用于灭菌包裹内部，直接反映所监测的包内各个位置（一个或多个）的灭菌状况。根据本标准附录的描述来看，此处的包内灭菌效果指示物只包括了三、四类化学指示物。

三、技术要求

（1）在规定的参数条件下，显色剂经过环氧乙烷灭菌工艺后变成制造商规定的标准颜色。载体应与显色剂紧密结合且不影响显色剂的物理化学性质和颜色变化，并具有耐灭菌性。

（2）每一指示物应清晰标记适用于预期使用过程类型，对于包内灭菌效果指示物还应包括标定值，应能清晰地观察到指示物在暴露于规定条件下发生的变化，制造商应在技术信息说明书中对不完全变色指示物在储存中可能发生的变化情况（继续变色、变回灭菌前的颜色、继续缓慢反应达到终点颜色）进行说明。

四、检验方法

使用抗力仪进行测试，因为和灭菌器相比，抗力仪能够更快更精准地实现灭菌过程起止和运行。检验步骤包括抽真空、加热加湿、注入环氧乙烷并保持、多次清洗。负压的要求抽至−90 kPa，湿度为（60±10）％，环氧乙烷浓度为（600±30）mg/L。

五、性能要求

本标准附录 A 和附录 B 中对一类、三类和四类化学指示物的性能要求同 GB 18282.1内要求的内容完全一致。

学习思考

1. 环氧乙烷化学指示物分几类？

2. 不完全变色的指示物在储存中会有哪些变化情况？

3. 化学指示物储存有哪些注意事项？

第六节

GB/T 33419—2016《环氧乙烷灭菌生物指示物检验方法》要点分析

引　言

GB/T 33419—2016《环氧乙烷灭菌生物指示物检验方法》为推荐性国家标准，于2016年12月30日发布，自2017年7月1日起实施。本标准规定了环氧乙烷灭菌生物指示物的术语和定义、技术要求和检验方法，适用于对环氧乙烷灭菌生物指示物的检验。

学习要点

一、术语和定义

（1）生物指示物：对指定条件下的特定灭菌程序具有一定抗力，并装在内层包装中可供使用的染菌载体。包含菌片和自含式生物指示物。

（2）活菌计数：在规定的培养条件下，测定细菌悬液，染菌载体等样本中含有的活菌数量。通过计算长成的单个菌落数，而得到单位体积菌悬液中或染菌载体上的存活试验菌菌数。

（3）存活曲线：在设定的条件下，微生物的存活情况与对灭菌介质暴露变化的关系曲线。

（4）菌落形成单位：在活菌培养计数时，由单个菌体或聚集成团的多个菌体在固体培养基上生长繁殖所形成的集落，以其表达活菌的数量。

（5）存活—杀灭区间：在规定的条件下灭菌处理时，生物指示物从全部长菌（存活暴露）过渡到全部不长菌（杀灭暴露）的暴露程序。

（6）自含式生物指示物：内层包装中含有细菌复苏生长所需培养基的生物指示物。

（7）存活时间（ST）和杀灭时间（KT）：存活时间是在用于生物指示物抗力鉴定时，受试指示物样本经杀菌因子作用后全部样本有菌生长的最长作用时间。杀灭时间是在用于生物指示物抗力鉴定时，受试指示物样本经杀菌因子作用后全部样本无菌生长的最短作用时间。二者均和 D 值及原始微生物数量有关。

二、技术要求

1. 菌种、菌量

用于制作环氧乙烷灭菌生物指示物的菌株为枯草杆菌黑色变种芽孢，回收菌量应≥

187

1×10^6 CFU/片，对于成品的指示物，载体回收的菌量与说明书上的菌量误差在 $-50\%\sim+300\%$ 之间。

2. D 值

当暴露于环氧乙烷浓度（600 ± 30）mg/L、温度（54 ± 1）℃、相对湿度（60 ± 10）% 时、D 值≥2.5 min，测试的 D 值应在制造商规定的 D 值±20% 范围内。D 值的计算可以采用存活曲线法和部分阴性法，可以使用存活时间和杀灭时间对 D 值进行验证。

3. 恢复培养基

恢复培养基用于灭菌后培养可能存活的微生物。应满足下列要求：①有使 10～100 CFU 的微生物恢复生长的能力。②有使损伤的微生物恢复生长的能力，并且有中和残留的灭菌因子对微生物抑制生长的能力。③经过环氧乙烷灭菌处理后应确保可以抵消任何可能影响指示微生物活性的化合物，并在有效期内性能和颜色不发生改变。

学习思考

1. 自含式生物指示物的定义是什么？

2. 环氧乙烷生物指示物的培养条件有哪些？

3. 环氧乙烷生物指示物培养应注意哪些问题？

第七节

GB/T 33420—2016《压力蒸汽灭菌生物指示物检验方法》要点分析

引　言

GB/T 33420—2016《压力蒸汽灭菌生物指示物检验方法》为推荐性国家标准，于2016年12月30日发布，自2017年7月1日起实施。本标准规定了压力蒸汽灭菌生物指示物的检验方法，适用于压力蒸汽灭菌生物指示物的检验。

学习要点

一、术语和定义

（1）生物指示物抗力测试仪：产生限定条件下灭菌过程中物理化学变化规定组合，以测量抗力的专用设备。

（2）生物指示物：对指定条件下的特定灭菌程序具有一定抗力，并装在内层包装中可供使用的染菌载体。载体是试验微生物的支持物。

（3）杀灭时间：测定生物指示物抗力时，受试样本经杀菌因子作用后，全部无菌生长的最短作用时间。

二、检验指标与方法

1. 菌种、菌量

用于制作压力蒸汽灭菌生物指示物的菌株为嗜热脂肪杆菌芽孢，回收菌量应$\geqslant 1 \times 10^5$ CFU/片（注意这里是 5 次方），对于成品的指示物，载体回收的菌量与说明书上的菌量误差在$-50\% \sim +300\%$。

2. D 值

在 121 ℃时，D 值应$\geqslant 1.5$ min，对于成品的指示物，测试的 D 值应在说明书上的 D 值$\pm 20\%$的范围内。D 值的计算可以采用存活曲线法和部分阴性法，可以使用存活时间和杀灭时间对 D 值进行验证。

3. 恢复培养基

恢复培养基用于灭菌后培养可能存活的微生物。应满足下列要求：①有使 10～100 CFU 的微生物恢复生长的能力。②有使损伤的微生物恢复生长的能力，并且有中和残留的灭菌因子对微生物抑制生长的能力。③经过压力蒸汽灭菌后不会产生抑制微生物生长的物质。

三、注意事项

（1）生物指示物的选择：确保所选的生物指示物能够准确反映灭菌过程的效果。它们应该对灭菌过程具有一定的抵抗力，以便在灭菌不完全的情况下能够生长，从而致使灭菌失败。

（2）放置位置：生物指示物应放置在设备中难以杀灭的部位，以评估整个灭菌过程的均匀性和有效性。

（3）灭菌过程：按照规定的灭菌程序进行操作，确保蒸汽压力、温度和时间等参数达到标准要求。

（4）培养与观察：灭菌后将生物指示物取出并放置在适当的培养基上进行培养。然后观察培养基中是否有微生物生长，以判断灭菌效果。

（5）储存：远离过氧化氢、甲醛、环氧乙烷等灭菌剂；避光，保存在阴凉处，长期处于高温环境对产品的品质有一定的影响。

（6）无菌操作：在整个检验过程中，必须严格执行无菌操作，以防止外部微生物的干扰和污染。

（7）准确性：确保所有步骤的准确性，包括生物指示物的放置、灭菌参数的设定、培养条件的控制等，以获得可靠的检验结果。

学习思考

1. 压力蒸汽灭菌生物指示物如何储存？

2. 压力蒸汽灭菌生物指示物的培养条件是什么？

3. 压力蒸汽灭菌生物指示物培养时应注意哪些问题？

第八节

WS/T 651—2019《医用低温蒸汽甲醛灭菌指示物评价要求》要点分析

引　言

WS/T 651—2019《医用低温蒸汽甲醛灭菌指示物评价要求》为推荐性卫生行业标准，于 2019 年 1 月 30 日发布，自 2019 年 7 月 1 日起实施。本标准规定了医用低温蒸汽甲醛灭菌指示物的分类、通用要求、化学指示物要求及生物指示物要求，适用于通过化学、生物指标的变化反映医用低温蒸汽甲醛灭菌过程的指示物。

学习要点

一、术语和定义

（1）低温蒸汽甲醛灭菌：在温度低于 85 ℃时，强制排出空气后，负压状态下注入蒸汽甲醛，待灭菌物品暴露于蒸汽甲醛，在稳定的状态下维持一定时间，达到灭菌要求。

（2）化学指示物：指示剂及其载体按预定形式的组合，暴露于低温蒸汽甲醛灭菌程序中一个或多个预定过程变量而产生化学或物理变化。

（3）生物指示物：对设定条件下的低温蒸汽甲醛灭菌过程有确定抗力的染菌载体。

二、指示物分类

1. 化学指示物

（1）灭菌过程指示物：指示每个独立单元的灭菌物品是否经过灭菌程序，包括卡、胶带、标签等。

（2）灭菌效果指示物：用于证明独立单元物品经过整个灭菌程序后，是否达到所选参数的设定值。

2. 生物指示物

按结构可分为片状生物指示物和自含式生物指示物，片状生物指示物需要使用阳性对照和阴性对照，而自含式生物指示物只需要阳性对照即可；按培养时间可分为常规型生物指示物和快速型生物指示物。

三、指示物通用要求

（1）医用低温蒸汽甲醛灭菌过程评价参数应包括作用时间、温度、甲醛浓度。

（2）包装标签和说明书应符合《消毒产品标签说明书管理规范》的要求。

（3）指示物应标明其用途。

（4）指示物应根据使用用途与不同的 PCD 相组合，模拟灭菌因子最难达到的部位。

（5）指示物应标明储存条件和有效期。

（6）经符合各项预设参数的灭菌周期后，指示物变化应与生产商规定的合格要求一致；若预设的最低限度参数不符合或预设的参数不合理，则指示物变化应与生产商规定的合格要求不一致。

（7）用于日常监测的生物指示物应与化学指示物同时使用，二者均合格，才能视为达到灭菌效果。

（8）指示物包装材料和载体应避免选择对甲醛有吸附作用的材质，且应不影响指示物的使用，确保其无害。

（9）取包装完好的指示物放置于生产商标明储存条件下，存放至规定的有效期，取出再次进行评价，指示物应满足本标准规定的技术要求。

四、化学指示物要求

对一类、三类和四类低温蒸汽甲醛化学指示物的性能要求同 GB 18282.1 要求的内容完全一致。无甲醛时变色必须失败。

五、生物指示物要求

（1）指示菌株应为嗜热脂肪地芽孢杆菌。

（2）指示菌活菌数应 $\geq 1.0 \times 10^5$ CFU/载体。对于成品的指示物，载体回收的菌量与说明书上的菌量误差在 $-50\% \sim +300\%$，生物指示物中指示微生物的 D 值应 ≥ 6 min。

（3）载体和内层包装可耐受的暴露温度至少为 100 ℃、暴露时间至少为 160 min。

（4）在灭菌处理过程中，载体和内层包装不应受到损坏。

（5）在灭菌处理中及灭菌后，生物指示物系统的任何材料不应残留或释放出任何抑制试验菌生长的物质。

学习思考

1. 低温蒸汽甲醛灭菌的适用范围是什么？

2. 低温蒸汽甲醛灭菌的优缺点有哪些？

3. 如何监测低温蒸汽甲醛灭菌生物指示物？

第九章

常用化学消毒剂相关行业标准要点分析

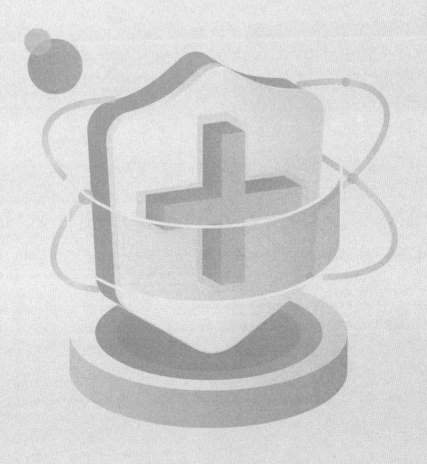

第一节
GB/T 19104—2021《过氧乙酸溶液》要点分析

引　言

过氧乙酸是一种广谱杀菌剂，其高效、低毒，对各种细菌、病毒均有杀灭作用，在医疗机构日常工作中广泛使用，可用于皮肤、耐腐蚀器械、空气消毒和设备表面消毒。GB/T 19104—2021《过氧乙酸溶液》为推荐性国家标准，于 2021 年 8 月 20 日发布，自 2022 年 3 月 1 日起实施，全部代替 GB/T 19104—2008。本标准规定了过氧乙酸溶液的要求、试验方法、检验规则、标志，包装、运输和贮存，适用于由过氧化氢和乙酸反应生成的过氧乙酸溶液。除此之外，关于过氧乙酸消毒剂的国内现行国家标准还有 GB/T 26371—2020《过氧化物类消毒液卫生要求》。

学习要点

一、术语和定义

过氧乙酸称为过氧醋酸、过乙酸，为强氧化剂，无色透明液体，弱酸性，易挥发、分解，有很强的刺激性醋酸味，易溶于水和有机溶剂。该消毒剂被列入《易制爆危险化学品名录》（2017 年版），并按照《易制爆危险化学品治安管理办法》（2019 年版）管控。

二、过氧乙酸的性状

过氧乙酸溶液的浓度为 5%～25%，按用途分为两型。Ⅰ型用于漂白剂和有机合成原料，Ⅱ型用于消毒剂原料。过氧乙酸溶液为无色或淡黄色透明液体，有刺激性气味，并带有乙酸味。

三、过氧乙酸的运输和贮存

在运输过程中应防止日光照射或受热，不应与禁忌物（易燃或可燃物，强还原剂，铜、铁、铁盐、锌等活性金属粉末，碱，硝酸，毛发，油脂类）混运，过氧乙酸溶液应贮存于避光库房中。产品单独存放，不可以与禁忌化学品混存。在贮存过程中，过氧乙酸含量会下降。过氧乙酸溶液自生产之日起保质期≥1 个月，不过逾期检验合格可以继续使用。

四、一元过氧乙酸和二元过氧乙酸

由于过氧乙酸的稳定性较差，市售的多种过氧乙酸分为 A、B 剂，使用前将 AB 剂混

合后形成过氧乙酸溶液使用，称之为二元过氧乙酸，现在一元过氧乙酸应用也较多，它是加入了稳定剂的过氧乙酸水溶液，在杀菌前按规定的浓度进行稀释。

五、应急处理

（1）过氧乙酸如出现渗漏现象，需用大量清水冲洗，或用沙子、活性炭等惰性吸收剂吸收残液，并采取相应防护措施。

（2）过氧乙酸有腐蚀性，对眼、黏膜或皮肤有刺激性，有烧伤危险，若不慎接触，应用大量水冲洗并及时就医。

学习思考

1. 使用过氧乙酸时应注意什么？

2. 如何制定过氧乙酸使用流程？

3. 消毒供应中心是否有适合过氧乙酸消毒剂使用的地方？

第二节
GB/T 26366—2021《二氧化氯消毒剂卫生要求》要点分析

引　言

二氧化氯属于强氧化剂，是一种广谱、高效的杀菌剂，具有强力杀菌、消毒、漂白等作用。二氧化氯是气体，常使用其水溶液作为消毒液，二氧化氯消毒剂是以二氧化氯为有效杀菌成分的消毒剂，二氧化氯消毒的原理主要基于其强氧化性。GB/T 26366—2021《二氧化氯消毒剂卫生要求》为推荐性国家标准，于 2021 年 8 月 20 日发布，自 2022 年 3 月 1 日起实施，全部代替 GB/T 26366—2010。本标准规定了二氧化氯消毒剂的原料要求、技术要求、应用范围、检验方法、运输储存和包装以及标签和说明书，适用于应用时为水溶液的二氧化氯消毒剂。

学习要点

一、术语和定义

氧化氯消毒剂：以二氧化氯为有效杀菌成分的消毒剂，包括使用前需通过化学作用活化产生二氧化氯的消毒剂和无须通过化学作用活化（免活化）即可产生二氧化氯的消毒剂。

二、技术要求

1. 有效成分含量

需活化的二氧化氯消毒剂和免活化固体二氧化氯消毒剂的有效成分含量应在标示中位值的 $\pm 10\%$ 范围内，免活化液体二氧化氯消毒剂的有效成分含量应在标示中位值的 $\pm 15\%$ 范围内。

2. pH 值

片剂和粉剂配置的二氧化氯消毒剂，以及液体制剂二氧化氯消毒剂的 pH 值应在标示中位值的 ± 1.0 范围内。

3. 稳定性

有效期 12 个月以上，任何规格的二氧化氯消毒剂在存放期间其有效成分含量均有可能下降，但下降率有限制（需活化的二氧化氯消毒剂和免活化固体二氧化氯消毒剂的有效成分含量下降率应 $\leqslant 10\%$，免活化液体二氧化氯消毒剂的有效成分含量下降率应 $\leqslant$

15%），且存放后其有效成分含量均不应低于产品企业标准规定含量的下限值。

三、应用范围

二氧化氯消毒剂适用于水（饮用水、游泳池水、医院污水）、普通物体表面、医疗器械（含内镜）以及空气的消毒处理。

四、使用方法

1. 消毒液的配制与活化

（1）一元包装的粉剂开袋后立即一次性配置成液体，开袋后未使用完的粉剂不可再使用。

（2）粉剂和片剂溶解时使用不透光的非金属广口容器。（使用非金属容器是因为氯离子会腐蚀金属，这里只要求了粉剂和片剂是因为液体溶剂已经有了合适的容器）

（3）不能使用温度高于 40 ℃的水溶解粉剂。配制顺序是先在容器中加入所需水量，再加入所需粉剂量，不可反向操作。

（4）需要活化的二氧化氯消毒剂应按产品说明书规定的方法进行充分活化后方可使用，经活化后使用的消毒液应现配现用。

2. 消毒方式与方法

（1）饮用水、游泳池水和医院污水采用投加的方式消毒。

（2）物体表面采用喷洒或擦拭的方式消毒。

（3）医疗器械采用浸泡的方式消毒。

（4）空气采用气溶胶喷雾、汽化或熏蒸的方式消毒。

（5）使用剂量和作用时间应符合产品说明书的要求。

五、注意事项

外用消毒剂不可口服，置于儿童不易触及的地方，不可与碱性物质混用，含氯制剂对金属有腐蚀作用、具有漂白作用，使用时应戴手套，如不慎二氧化氯水溶液接触眼睛，应立即用水冲洗，严重者及时就医。

(学习思考)

1. 使用二氧化氯时的注意事项有哪些？

2. 二氧化氯储存环境应设有哪些应急设施、应急材料？

3. 二氧化氯用于非金属医疗器械消毒的作用浓度和作用时间分别是多少？

第三节

GB/T 26367—2020《胍类消毒剂卫生要求》要点分析

引　言

"胍""胍类化合物"的英文是"guanidine"，这或许是"胍"字的来源。胍类消毒剂主要以氯己定、聚六亚甲基胍为原料，属于低水平消毒剂。GB/T 26367—2020《胍类消毒剂卫生要求》为推荐性国家标准，于 2020 年 6 月 2 日发布，自 2020 年 12 月 1 日起实施，全部代替 GB/T 26367—2010。本标准规定了胍类消毒剂的原料要求、技术要求、应用范围、使用方法、运输、贮存和包装、标识要求和检验方法，适用于以氯己定、聚六亚甲基双胍及其他胍类原料为主要杀菌成分，以乙醇和（或）水为溶剂的消毒剂。

学习要点

一、术语和定义

无包膜病毒：病毒的蛋白质衣壳外没有以脂类为主要成分包膜的、对脂溶剂不敏感的一类病毒。

二、原料要求

胍类消毒剂的原材料主要包括氯己定和聚六亚甲基胍两类。氯己定还可细分为醋酸氯己定、盐酸氯己定和葡萄糖酸氯己定，聚六亚甲基胍包括聚六亚甲基单胍和聚六亚甲基双胍。胍类消毒剂的刺激性很小，一般可用于皮肤黏膜的消毒，要注意阴离子表面活性剂会明显降低胍类消毒剂的效果。

三、技术要求

1. 有效成分含量

消毒剂有效成分含量应符合标识量。应用于手、皮肤消毒的氯己定类消毒剂中，葡萄糖酸氯己定或醋酸氯己定使用浓度应≤45 g/L；应用于黏膜消毒的氯己定类消毒剂中，葡萄糖酸氯己定或醋酸氯己定使用浓度应≤5 g/L，聚六亚甲基胍类消毒剂的使用浓度应≤3 g/L。

2. 稳定性

有效期 12 个月或 24 个月以上。消毒剂有效成分含量下降率应≤10%，且存放后其有效成分含量均不应低于产品企业标准规定含量的下限值。

四、应用范围

胍类消毒剂适用于外科手消毒、卫生手消毒、皮肤消毒、黏膜消毒以及一般物体表面消毒。

胍类消毒剂不适用于分枝杆菌、细菌芽孢等污染物品的消毒，单方胍类消毒剂不适用于无包膜病毒污染物品的消毒。

五、使用方法

采用擦拭、浸泡、冲洗、泡沫滞留等方法进行消毒。

六、注意事项

（1）胍类消毒剂为外用消毒剂，不得口服，禁忌与肥皂和阴离子配伍。

（2）使用胍类消毒剂消毒皮肤前，必须先清洁皮肤。

（3）胍类消毒剂应密闭运输，严密包装，存放于干燥、避光处。

（4）胍类消毒剂在使用浓度下对不锈钢基本无腐蚀作用，对其他金属基本无腐蚀或仅有轻度腐蚀作用。

学习思考

1. 使用胍类消毒剂时的注意事项有哪些？

2. 胍类消毒剂的优缺点有哪些？

第四节

GB/T 26368—2020《含碘消毒剂卫生要求》要点分析

引　言

碘类消毒剂为中效消毒剂，在医院内运用较为广泛。GB/T 26368—2020《含碘消毒剂卫生要求》为推荐性国家标准，于 2020 年 6 月 2 日发布，自 2020 年 12 月 1 日起实施，全部代替 GB/T 26368—2010。本标准规定了含碘消毒剂和复合含碘消毒剂的原料要求、技术要求、应用范围、使用方法、包装、运输和贮存、标识要求和检验方法，适用于以有效碘为主要杀菌成分，用于皮肤、黏膜及手消毒的碘酊、碘伏和复合含碘消毒剂。

学习要点

一、术语和定义

（1）含碘消毒剂：以碘为主要杀菌成分的消毒剂。

（2）碘酊：碘和碘化钾的乙醇溶液。乙醇仅作为溶剂存在，未提供消毒效力，但其刺激性一直存在。

（3）碘伏：由碘、聚氧乙烯脂肪醇醚、烷基酚聚氧乙烯醚、聚乙烯吡咯烷酮、碘化钾等组分制成的络合碘消毒剂。主要包括聚醇醚碘和聚维酮碘。碘和聚氧乙烯脂肪醇醚、烷基酚聚氧乙烯醚络合形成的碘络合物称为聚醇醚碘，碘和聚乙烯吡咯烷酮形成的络合物称为聚维酮碘。

（4）复合含碘消毒剂：以碘、氯己定类、季铵盐类和乙醇为主要杀菌成分的消毒剂。

二、技术要求

1. 外观

（1）碘酊为红棕色的澄清液，无沉淀，有碘和乙醇气味。

（2）碘伏为黄棕色至红棕色澄清或黏稠状液体，无沉淀，有碘气味。

（3）复合含碘消毒剂为红棕色澄清液体，无沉淀，有碘气味。

2. 理化指标

（1）碘酊：有效碘含量为（20±2）g/L，乙醇含量（50±5）%，pH 值 4.0～5.0。有效期≥12 个月，储存期间有效碘含量允许下降率≤10%，但不得低于产品标示值的下限。

（2）碘伏和复合含碘消毒剂：有效碘含量为 1～10 g/L，含量低于碘酊且波动范围更大，pH 值 2.0～4.0。有效期≥12 个月，储存期间有效碘含量允许下降率≤10％，但不得低于产品标示值的下限。

三、应用范围和使用方法

（1）碘酊：适用于手术部位、注射和穿刺部位皮肤以及新生儿脐带部位皮肤消毒，不适用于黏膜、对醇类刺激敏感部位和破损皮肤消毒。使用后需要使用乙醇脱碘，这是因为碘可以溶于乙醇。

（2）碘伏和复合含碘消毒剂适用于外科手消毒及皮肤消毒，手术切口部位、注射及穿刺部位皮肤以及新生儿脐带部位皮肤消毒，黏膜冲洗消毒和卫生手消毒。按照说明书要求的使用浓度直接对消毒部位冲洗或擦拭。

四、消毒原理

含碘消毒剂的消毒原理主要是卤化作用（碘为卤族元素），游离碘能迅速穿透细胞壁，与微生物体内蛋白质氨基酸链上的化学基团结合，导致蛋白质变性沉淀，从而使其失去生物活性。

学习思考

1. 含碘消毒剂是什么类型的消毒剂？

2. 使用含碘消毒剂时的应急处理有哪些？

3. 符合含碘消毒剂的优点和适用范围有哪些？

第五节

GB/T 26369—2020《季铵盐类消毒剂卫生要求》要点分析

引 言

季铵盐是阳离子型表面活性剂类消毒剂，属于低水平消毒剂，不过部分产品为中效消毒剂。季铵盐的化学结构包括了 4 个烃基，也称四级铵盐，在中国古代常使用"伯叔仲季"进行排序，所以四级铵盐被翻译为季铵盐，季铵盐产品低毒安全、副作用小、无色、无臭、刺激性低，在生活物表消毒中应用较多。GB/T 26369—2020《季铵盐类消毒剂卫生要求》为推荐性国家标准，于 2020 年 6 月 2 日发布，自 2020 年 12 月 1 日起实施，全部代替 GB/T 26369—2010。本标准规定了季铵盐类消毒剂的原料要求、技术要求、应用范围、使用方法、包装、运输和贮存、标识要求和检验方法，适用于以氯型季铵盐或溴型季铵盐为主要杀菌有效成分的季铵盐类消毒剂。

学习要点

一、术语和定义

季铵盐类消毒剂：以氯型季铵盐或溴型季铵盐为主要杀菌有效成分的消毒剂，包括单一季铵盐组分的消毒剂以及由季铵盐组分为主要杀菌成分的复配消毒剂。苯扎氯铵是最常见的氯型季铵盐消毒剂，例如邦迪创可贴；苯扎溴铵是最常见的溴型季铵盐消毒剂，例如新洁尔灭。

二、作用原理

季铵盐类化合物为阳离子外表活性剂，可改变细菌胞浆膜的通透性，使菌体物质外渗，阻碍其代谢而使细菌死亡；改变细胞的渗透性，水分进入使菌体肿胀破裂；具有良好的外表活性作用，可高度聚集于菌体外表，影响细菌的新陈代谢，使蛋白质变性；灭活菌细胞内的脱氢酶、氧化酶，以及能分解葡萄糖、琥珀酸盐、丙酮酸盐等酶系统。

三、技术要求

pH 值 4.0～12.0，波动范围较大。有效期≥12 个月，储存期间有效成分含量下降率≤10%，且有效含量应不低于标签说明书中标识量的下限值。

四、应用范围

季铵盐类消毒剂适用于一般物体表面与医疗器械表面的消毒，织物的消毒，外科手消毒、卫生手消毒、皮肤与黏膜的消毒，食品加工设备与器皿的消毒，但不适用于瓜果蔬菜的消毒。

五、使用方法

采用擦拭、浸泡、冲洗、喷洒、泡沫滞留等方法进行消毒。

六、注意事项

季铵盐消毒剂为外用消毒剂，不得口服，置于儿童不易触及处，避免接触有机物和拮抗物，不能与肥皂或其他阴离子洗涤剂同用，也不能与过氧化物（如过氧化氢）、高锰酸钾、磺胺粉等同用，用于织物的消毒时应注意吸附作用的影响。

学习思考

1. 使用季铵盐类消毒剂时注意事项有哪些？
2. 不同季铵盐类消毒剂的区别有哪些？
3. 季铵盐类消毒剂的优缺点有哪些？

第六节

GB/T 26370—2020《含溴消毒剂卫生要求》要点分析

引　言

含溴消毒剂是一类以溴为主要有效成分的消毒剂，具有高效、广谱的杀菌能力，属于高水平消毒剂。其有效成分包括二溴海因和溴氯海因，这些化合物在公共卫生领域的发展较快，主要用于污水、物体表面和餐饮具的消毒，不适用于手、皮肤黏膜和空气的消毒。GB/T 26370—2020《含溴消毒剂卫生要求》为推荐性国家标准，于 2020 年 6 月 2 日发布，自 2020 年 12 月 1 日起实施，全部代替 GB/T 26370—2010 年版。本标准规定了含溴消毒剂的原料要求，技术要求，应用范围，使用方法，检验方法，包装、运输和贮存，标识、标签与说明书。本标准适用于以溴氯-5,5-二甲基乙内酰脲或 1,3-二溴-5,5-二甲基乙内酰脲为杀菌成分的消毒剂。

学习要点

一、术语和定义

（1）含溴消毒剂：溶于水后，能水解生成次溴酸并具有杀菌作用的消毒剂。

（2）有效溴：衡量含溴消毒剂氧化能力的、与含溴消毒剂氧化能力相当的溴量［注：其含量用质量浓度（mg/L）或质量分数（%）表示］。

（3）有效卤素：衡量含卤素消毒剂氧化能力的、与含卤素消毒剂氧化能力相当的总卤素量［注：其含量用质量浓度（mg/L）或质量分数（%）表示］。

二、原料要求

原材料主要包括二溴海因（1,3-二溴-5,5-二甲基乙内酰脲）和溴氯海因（溴氯-5,5-二甲基乙内酰脲）。二溴海因具有 2 个溴原子，溴氯海因则含有 1 个溴原子和 1 个氯原子。

三、作用原理

二溴海因在水中水解主要形成次溴酸，溴氯海因水解可以生成次溴酸和次氯酸，次溴酸和次氯酸具有很强的氧化性，可以有效地破坏微生物的结构，导致其功能丧失并最终死亡。

四、应用范围

含溴消毒剂适用于游泳池水、污水、普通物体表面和疫源地消毒。常采用喷洒、擦拭、浸泡、冲洗、直接投加等消毒方法。

五、注意事项

（1）含溴消毒剂为外用品，不得口服。

（2）含溴消毒剂属强氧化剂，与易燃物接触可能引发无明火自燃，应远离易燃物及火源。

（3）含溴消毒剂对织物有漂白褪色作用，对金属有腐蚀性。

（4）含溴消毒剂有刺激性气味，对眼睛、黏膜、皮肤等有灼伤危险，要避免与人体直接接触，操作人员应佩戴防护眼镜、口罩、工作服、橡胶手套等防护用品。

学习思考

1. 使用二溴海因消毒剂时的注意事项有哪些？

2. 二溴海因和溴氯海因的异同点有哪些？

3. 含溴消毒剂的优缺点有哪些？

第七节

GB/T 26371—2020《过氧化物类消毒液卫生要求》要点分析

引　言

过氧化物类消毒剂为高水平消毒剂。GB/T 26371—2020《过氧化物类消毒液卫生要求》适用于以过氧化物、过氧乙酸为主要成分的液体消毒剂，不适用于需要加热、加压、汽化等设备或器械配套使用的过氧化物类消毒液。本标准为推荐性国家标准，于 2020 年 6 月 2 日发布，自 2020 年 12 月 1 日起实施，全部代替 GB/T 26371—2010。本标准规定了用于过氧化物的原料要求、技术要求、应用范围、使用方法、包装运输和贮存、标识要求、检验方法，适用于过氧化氢、过氧乙酸为主要有效成分的液体消毒剂，不适用于需要加热、加压、汽化等设备或与器械配套使用的过氧化物类消毒液。

学习要点

一、术语和定义

（1）过氧化物类消毒液：化学分子结构中含有二价基"－O－O－"的强氧化液。主要的原料为冰乙酸、过氧化氢和过氧乙酸。

（2）普通物体表面：各类公共场所（包括学校、托幼机构、医疗卫生机构等）及家庭等的用具、物品及设施的表面。

二、作用原理

过氧化物类消毒剂具有强氧化性，各种微生物对其十分敏感，可将菌体蛋白质氧化而使微生物死亡。包括芽孢及病毒都有高效、快速的杀菌作用。这类消毒剂包括过氧化氢、过氧乙酸、二氧化氯和臭氧等。

三、技术要求

（1）外观：无色或浅黄色液体，不分层，无沉淀。含过氧乙酸的产品有刺激性气味，并带有乙酸味。

（2）理化指标：过氧化氢消毒液按过氧化氢计，过氧化氢与过氧乙酸复合消毒液，按过氧乙酸计。稳定性，有效期≥12 个月。加速试验或自然存放试验，有效成分含量下降率≤15%，并不得低于标示值的下限。此处的 15% 高于胍类消毒剂、含碘消毒剂和季铵盐类消毒剂等消毒剂要求的 10%，这可能与过氧化物稳定性较差有关。

四、应用范围

过氧化氢适用于普通物体表面消毒、食品用工具和设备、空气消毒、皮肤伤口冲洗消毒、黏膜消毒、耐腐蚀医疗器械消毒、传染病疫源地消毒。过氧乙酸适用于普通物体表面消毒、食品用工具和设备、空气消毒、耐腐蚀医疗器械消毒（如透析机管路清洗消毒、透析器灭菌、内镜消毒与灭菌等）、传染病疫源地消毒。

五、使用方法

普通物体表面消毒使用浸泡、喷洒、擦拭或气雾方法，空气消毒使用气溶胶喷雾、熏蒸方法，皮肤伤口冲洗消毒 1.5％～3.0％过氧化氢消毒液，直接冲洗伤口部位皮肤表面，作用 3～5 min，黏膜消毒使用冲洗、擦拭方法。

六、包装、运输及贮存

1. 不同浓度过氧化氢的包装及运输

过氧化氢水溶液中如果过氧化氢含量少于 8％，不作为危险货物进行运输；含量不低于 8％且不高于 20％，是危险性较小的货物，需要进行Ⅲ类包装并执行相应的运输要求；含量不低于 20％且≤60％，是危险性中等的货物，需要进行Ⅱ类包装并执行相应的危险货物运输要求；含量高于 60％，是危险性较大的货物，需要进行Ⅰ类包装并执行最严格的危险货物运输要求。这就是过氧化氢低温灭菌器所使用灭菌剂的过氧化氢含量无限接近但未达到 60％的主要原因。

2. 注意事项

（1）过氧化物类消毒液有腐蚀性，包装应符合危险货物的包装规定，采用深色（或不透光）聚乙烯塑料桶包装或内衬塑料的槽车包装，包装容器的盖上应有透气但不漏液体的排气孔。

（2）过氧化物类消毒液在运输过程中应防止日光照射或受热，不能与易燃品和还原剂混运，贮存于通风、避光和阴凉的库房中。

（3）过氧化物类消毒液有腐蚀性，对眼、黏膜或皮肤有刺激性，有烧伤危险，若不慎接触，应使用大量水冲洗并及时就医。

（4）如出现容器破裂或渗漏现象，应用大量水冲洗，或用沙子、惰性吸收剂吸收残液，并采取相应的安全防护措施。

（5）过氧化物类消毒液易燃易爆，遇明火、高热会引起燃烧爆炸，与还原剂接触、遇金属粉末会燃烧。

学习思考

1. 过氧化物类消毒剂中毒后该如何处理？

2. 过氧化物类消毒剂的使用要点有哪些？

3. 过氧化物类消毒剂的作用原理是什么？

第八节
GB/T 26372—2020《戊二醛消毒剂卫生要求》要点分析

引　言

戊二醛消毒剂是高水平消毒剂。GB/T 26372—2020《戊二醛消毒剂卫生要求》为推荐性国家标准，于 2020 年 6 月 2 日发布，自 2020 年 12 月 1 日起实施，全部代替 GB/T 26372—2010。本标准规定了戊二醛消毒剂的原料要求、技术要求、应用范围、使用方法、标签和说明书、包装、运输、标识要求和检验方法，适用于戊二醛和以戊二醛加增效剂为主要成分的戊二醛消毒剂。

学习要点

一、术语和定义

（1）增效剂：本身不具备某种特定活性或活性较低，但在与具备此种活性的物质混用时，能大幅度提高活性物质的性能的一类物质。例如脂肪醇聚氧乙烯醚可以增强戊二醛杀菌活性。

（2）pH 调节剂：用以维持或改变溶液酸碱度所需的酸化剂、碱剂以及具有缓冲作用的盐类。戊二醛在酸性条件下比较稳定，但消毒杀菌能力较差，通过加入碳酸氢钠（pH 调节剂）调节 pH 值为 7.5～8.5 的碱性范围，可以提高戊二醛的杀菌能力。同时因为戊二醛会导致金属器械的腐蚀、锈蚀，需要加入除锈剂（如亚硝酸钠）减少对金属器械的损坏。

二、技术要求

（1）外观：戊二醛消毒液为无色至微黄色的透明液体，无沉淀物，有醛刺激性气味。

（2）稳定性：产品有效期不低于 2 年。室温条件下，用于医疗器械浸泡消毒或灭菌，连续使用≤14 d，常规的戊二醛消毒液中戊二醛含量 2.0%～2.5%，灭菌连续使用期间戊二醛含量应≥1.8%。

三、应用范围

戊二醛消毒剂适用于医疗器械的浸泡消毒与灭菌，以及内镜清洗消毒和手工内镜消毒，但不能用于注射针头、手术缝合线及棉线类物品的消毒或灭菌，也不适用于室内物体表面的擦拭或喷雾消毒、室内空气消毒，以及手、皮肤、黏膜消毒。

四、使用方法

医疗器械在戊二醛消毒液中完全浸泡，作用 1 h 可以达到高水平消毒，使用前需要使用无菌水冲洗干净，作用 10 h 可以达到灭菌，使用前需要使用无菌水冲洗干净。此种消毒和灭菌在操作时，一定要注意在转移过程中不污染器械，同时消毒或灭菌后的器械应立即使用，不予储存。

五、注意事项

（1）戊二醛消毒液为外用消毒液，禁止口服，过敏者禁用。

（2）用于浸泡器械的容器应洁净、加盖，使用前先进行消毒或灭菌处理，经消毒或灭菌后的器械，使用前以无菌方式取出，用无菌水反复冲洗去除残留戊二醛，用无菌纱布等擦干后再使用。

（3）使用戊二醛消毒液时要做好个人防护，若不慎直接接触消毒液，应立即使用生活饮用水连续冲洗，如伤及眼睛应及早就医。

学习思考

1. 戊二醛消毒剂的增效剂、除锈剂、pH 调节剂有哪些？

2. 使用戊二醛消毒液的大致流程和要求是什么？

3. 持续使用戊二醛消毒液时，如何做好浓度监测？

第九节
GB/T 26373—2020《醇类消毒剂卫生要求》要点分析

引　言

醇类消毒剂为中水平消毒剂。GB/T 26373—2020《醇类消毒剂卫生要求》为推荐性国家标准，于 2020 年 6 月 2 日发布，自 2020 年 12 月 1 日起实施，全部代替 GB/T 26373—2010。本标准规定了醇类消毒剂的原料要求、技术要求、应用范围、使用方法、包装、运输和贮存、标识、标签和说明书及检验方法。本标准适用于以乙醇和（或）异（正）丙醇为杀菌成分制成的含醇类消毒剂，乙醇和（或）异（正）丙醇与表面活性剂、护肤成分等配伍的消毒剂、不适用于以乙醇或异（正）丙醇与其他杀菌成分复配的消毒剂、以乙醇或异（正）丙醇为溶剂的消毒剂（例如碘酊）。

学习要点

一、术语和定义

醇类消毒剂：以乙醇和（或）异（正）丙醇为杀菌成分的消毒剂。

注意，这里提到了乙醇和丙醇，可以推断可能还存在甲醇，甲醇有着与乙醇相同的理化性质（无色、酒味），但是甲醇对中枢神经系统、消化系统和肾脏有极大的危害，数十年前国内报道较多的假酒致盲致死事件就与此有关，犯罪分子使用甲醇含量极高但成本十分便宜的工业乙醇作为食用乙醇进行售卖。红酒中甲醇含量远高于白酒和啤酒，所以有部分成人在饮用红酒后醉酒状态较为持久。

二、技术要求

1. 有效成分含量

（1）乙醇消毒剂中乙醇含量不低于 60%（体积分数）或 52%（质量分数）；有效成分含量的 ±10% 应符合标识量。

（2）异（正）丙醇消毒剂中异（正）丙醇含量不低于 60%（体积分数）或 50%（质量分数）；有效成分含量的 ±10% 应符合标识量。

（3）复合醇消毒剂中复合醇的总含量不低于 60%（体积分数）或 50%；有效成分含量的 ±10% 应符合标识量。

从这里可以看出乙醇在 60%（体积分数）以上浓度（≤75%）均具有消毒效力，同时可以看出醇类的密度低于水。

2. 稳定性

产品有效期应≥12个月。

三、应用范围

醇类消毒剂适用于卫生手消毒和外科手消毒、皮肤消毒、普通物体表面消毒、医疗器械消毒。

四、使用方法

（1）卫生手消毒：手上无肉眼可见污染物时，取适量消毒剂原液进行擦拭或揉搓至手部干燥。

（2）外科手消毒：在外科洗手基础上，取适量消毒剂原液进行擦拭或揉搓至干燥，作用时间不应少于2 min。

（3）关于皮肤消毒，消毒剂原液擦拭，作用1～3 min，注射部位皮肤消毒时间不应超过1 min。

（4）普通物体表面消毒：使用消毒剂原液进行擦拭消毒，作用3 min。

（5）医疗器械消毒：取消毒剂原液进行擦拭或浸泡消毒，作用3 min。

五、包装、运输和贮存

包装应密封。贮存应避光，置于阴凉、干燥、通风处。运输时应有防晒、防雨淋、防燃防爆等措施；不得与有毒、有害、易燃易爆或影响产品质量的物品混装运输。装卸时应避免倒置。

六、注意事项

（1）乙醇属于易燃液体，不同浓度的乙醇属于分属不同类别的危险货物，消毒供应中心使用的乙醇应专柜存放，加锁保管，进行严格的出入库登记。

（2）对含醇制剂过敏者慎用。

（3）醇类消毒剂是外用消毒液，不得口服，应将其置于儿童不易触及处。

（4）醇类消毒剂易燃，应远离火源，不宜用于空气消毒，不宜用于脂溶性物体表面的消毒。

（5）醇类消毒剂应原液使用，不宜稀释后使用。

（ 学习思考 ）

1. 醇类中毒应如何处理？

2. 醇类消毒剂的使用要点有哪些？

3. 醇类作用的原理是什么？

第十节

GB/T 27947—2020《酚类消毒剂卫生要求》要点分析

引　言

酚类消毒剂为低水平消毒剂。GB/T 27947—2020《酚类消毒剂卫生要求》为推荐性国家标准，于 2020 年 6 月 2 日发布，自 2020 年 12 月 1 日起实施，全部代替 GB/T 27947—2011。本标准规定了用于酚类消毒剂的原料要求、技术要求、应用范围、使用方法、包装、运输和贮存、标识要求、检验方法。本标准适用于以苯酚、甲酚、二甲酚、对氯间二甲苯酚、三氯羟基二苯醚等酚类化合物为主要原料，采用适当表面活性剂作增溶剂，以乙醇、异丙醇、水作为溶剂，不添加其他具有杀菌成分的消毒剂。本标准不适用于以其他酚类化合物为主要杀菌成分的单方或复方消毒剂。

学习要点

一、术语和定义

酚类消毒剂：以苯酚、甲酚、二甲酚、对氯间二甲苯酚、三氯羟基二苯醚等酚类化合物为主要原料，采用适当表面活性剂作增溶剂，以乙醇、异丙醇、水作为溶剂，不添加其他具有杀菌成分的消毒剂。

二、技术要求

1. 有效成分含量

有效成分含量应符合标示值的要求。

2. pH 值

pH 值应符合产品企业标准或质量标准要求。

3. 稳定性

产品有效期不应低于 24 个月，储存期间有效成分含量下降率应≤10％，且不应低于产品标示值的下限。

三、应用范围

苯酚、甲酚为主要杀菌成分的消毒剂应用于物体表面和织物等消毒，不宜用于皮肤、黏膜消毒。对氯间二甲苯酚为主要杀菌成分的消毒剂应用于卫生手、皮肤、黏膜、物体表面和织物等消毒，其中黏膜消毒仅限于医疗机构诊疗处理前后使用。市面上常见的家庭环境使用的消毒剂即为对氯间二甲苯酚。三氯羟基二苯醚为主要杀菌成分的消毒剂应用于外科手、卫生手、皮肤、黏膜、物品表面等消毒，其中黏膜消毒仅用于医疗机构诊疗处理前后使用。酚类消毒剂产品仅适用于低水平消毒，不能用于医疗器械的中、高水平消毒。

四、使用方法

1. 含苯酚、甲酚的消毒剂

含苯酚、甲酚的消毒剂对物体表面、织物的消毒擦拭后作用时间≤15 min，浸泡消毒作用时间≤30 min。

2. 含对氯间二甲苯酚的消毒剂

（1）黏膜消毒：应擦拭或冲洗消毒，作用时间≤5 min。

（2）手卫生消毒：应对手涂抹或擦拭消毒，作用时间≤1 min。

（3）皮肤消毒：应擦拭消毒，作用时间≤5 min。

（4）物体表面消毒：擦拭后作用时间≤5 min，浸泡消毒作用时间≤30 min。

3. 三氯羟基二苯醚的消毒剂

（1）黏膜消毒：应擦拭或冲洗消毒，作用时间≤5 min。

（2）手卫生消毒：应对手涂抹或擦拭消毒，作用时间≤1 min。

（3）外科手消毒：应对手涂抹或擦拭消毒，作用时间≤5 min。

（4）皮肤消毒：应擦拭消毒，作用时间≤5 min。

（5）物体表面消毒：擦拭后作用时间≤15 min，浸泡消毒作用时间≤30 min。

五、注意事项

（1）对金属具有腐蚀性的消毒剂：在使用说明书中应明确标明，并注明相应的注意事项。

（2）在使用说明书中应明确标明消毒剂的拮抗物质，并注明相应的注意事项。

（3）黏膜用消毒剂：应标明仅限于医疗卫生机构的诊疗过程中使用。

（4）在使用苯酚、甲酚类消毒剂对环境和物体表面进行消毒处理时，应标明做好个人防护，使用过程中应避免高浓度溶液接触皮肤，不慎直接接触消毒液时，应标明采用乙醇擦去或大量清水冲洗等处理方式。

（5）皮肤消毒用的产品使用说明书中应标明消毒前应先清洁皮肤。

学习思考

1. 工作或生活中能使用到的酚类消毒剂有哪些？

2. 酚类的消毒机理是什么？

3. 使用酚类消毒剂时的注意事项有哪些？

第十一节
GB 27948—2020《空气消毒剂通用要求》要点分析

引 言

GB 27948—2020《空气消毒剂通用要求》为强制性国家标准，于 2020 年 4 月 9 日发布，自 2020 年 11 月 1 日起实施，全部代替（GB 27948—2011）。本标准规定了用于室内空气消毒的消毒剂的原料要求、技术要求、检验方法、使用方法、标签说明书和注意事项，适用于以杀灭空气中微生物为主要目的并能达到消毒要求的室内空气消毒剂。

学习要点

一、术语和定义

（1）空气消毒剂：指用于杀灭密闭空间内空气中悬浮的微生物，使其达到无害化的处理使用的消毒剂。

（2）气溶胶喷雾：可发生雾粒直径范围在 50 μm 以下，其中雾粒直径＜20 μm 的粒子占 90％以上，喷雾流量 100 mL/min 以上的喷雾方法。

（3）熏蒸消毒：利用加热方法使消毒液汽化进行空气消毒的方法。

（4）气体消毒：化学因子以气体状态进行空气消毒的方法。

二、技术要求

1. 杀灭微生物要求

（1）实验室杀菌试验：在 20～25 ℃、相对湿度 50％～70％条件下，消毒剂作用≤1 h，对空气中白色葡萄球菌的杀灭率应≥99.90％。使用气溶胶喷雾法消毒时，消毒剂用量≤10 mL/m³。

（2）现场试验：在自然条件下，消毒剂作用≤1 h，对空气中自然菌的消亡率应≥90％。使用气溶胶喷雾法消毒时，消毒剂用量应≤10 mL/m³。

2. 安全性要求

（1）毒理安全性：急性经口毒性属实际无毒、急性吸入毒性属实际无毒、致突变试验为阴性。在化学品毒理学安全性评价中，共包括三个阶段的试验，第一阶段的急性毒性试验有 6 项，即急性经口毒性试验、急性经皮毒性试验、急性吸入毒性试验、皮肤刺激性试验、眼刺激性试验和致敏试验。第二和第三阶段则包括亚慢性毒性试验、慢性毒性试验等一般毒性试验及致突变性、致癌性、致畸性、生殖发育毒性、神经毒性、体内蓄积性、代谢动力学等试验。

（2）金属腐蚀性：应进行金属腐蚀性试验，并在产品说明书中注明腐蚀性等级。

三、使用方法

可采用气溶胶喷雾、加热汽化熏蒸或气体熏蒸方式进行消毒。

四、标签说明书和注意事项

（1）产品标签和说明书应符合消毒产品标签说明书有关规范和标准的要求，并应注明只能用于无人条件下进行空气消毒。

（2）配制和使用空气消毒剂时应注意个人防护，包括戴好防护口罩、防护眼镜及防护手套；必要时使用全面型呼吸防护器。如不慎接触，应立即用大量清水连续冲洗，严重时应及早就医。

（3）消毒时，应密闭门窗；消毒操作完成后，操作人员应尽快离开；消毒结束后应待室内消毒剂降低至对人无影响时，方可进入，情况允许时可开窗通风。

（4）过氧乙酸、过氧化氢和二氧化氯等消毒剂对金属物品有腐蚀性，对织物有漂白作用，臭氧对橡胶制品有损坏，消毒时应尽量避免消毒剂直接作用于物体表面。

（5）熏蒸消毒时，应注意防火、防止烫伤。

（6）稀释液应现用现配。

学习思考

1. 空气消毒剂的概念是什么？

2. 空气消毒剂安全性要求有哪些？

3. 结合消毒供应中心工作实际，简述配制和使用空气消毒剂的注意事项。

第十二节

GB 27949—2020《医疗器械消毒剂通用要求》要点分析

引　言

医疗器械消毒剂广泛应用于消毒供应中心，处理各种可复用医疗器械、器具及物品，使其达到消毒或灭菌水平。GB 27949—2020《医疗器械消毒剂通用要求》为强制性国家标准，于 2020 年 4 月 9 日发布，自 2020 年 11 月 1 日起实施，全部代替 GB/T 27949—2011（由推荐性标准改为强制性标准）。本标准规定了医疗器械消毒、灭菌用化学消毒剂的原料要求、技术要求、检验方法、使用方法、标识、包装、储存及运输要求，适用于医疗器械用消毒剂，不适用于带消毒因子发生装置的消毒器械及气体类或在特定条件下气（汽）化后发挥作用的消毒、灭菌产品。

学习要点

一、术语和定义

（1）医疗器械：单独或组合使用于人体的仪器、设备、器具、材料或其他物品。根据使用中造成感染的危险程度，分为高度危险性医疗器械、中度危险性医疗器械、低度危险性医疗器械。

（2）医疗器械消毒剂：用于医疗器械处理，使其达到消毒或灭菌要求的化学制剂。

二、技术要求

1. 有效期

包装完好的产品有效期应≥12 个月，且储存期间产品感官指标、pH 值等应无明显改变。

2. 对金属腐蚀性

消毒剂用于金属器械的消毒、灭菌时，在使用剂量下对不锈钢应基本无腐蚀性，对碳钢、铝、铜等金属应基本无腐蚀性或仅具轻度腐蚀性。

3. 消毒剂与器械的相容性

长期使用的消毒剂，对医疗器械整机及各元器件宜具有良好的相容性，无明显腐蚀性。特殊医疗器械用消毒剂对各元器件无明显损害，医疗器械对其应具有耐受性。

4. 杀灭微生物指标

（1）灭菌剂：在使用说明书规定的最低作用浓度及50％最短作用时间的剂量下，所试模拟医疗器械上应无活菌［枯草杆菌黑色变种（ATCC9372）芽孢］生长，判为医疗器械的模拟现场灭菌试验合格。

（2）高水平消毒剂：在使用说明书规定的最低作用浓度及最短作用时间的剂量下，对所试模拟医疗器械上枯草杆菌黑色变种（ATCC9372）芽孢的杀灭或灭除对数值应≥3.00，判为医疗器械的模拟现场消毒试验合格。

（3）中水平消毒剂：在使用说明书规定的最低作用浓度及最短作用时间的剂量下，对所试模拟医疗器械上的分枝杆菌（ATCC19977）杀灭或灭除对数值应≥3.00，判为医疗器械的模拟现场消毒试验合格。

（4）低水平消毒剂：在金黄色葡萄球菌（ATCC6538）、铜绿假单胞菌（ATCC15422）、白念珠菌（ATCC10231）中选择对所试消毒剂抵抗力最强的微生物作为实验微生物，在使用说明书规定的最低作用浓度及最短作用时间的剂量下，对模拟医疗器械上的所试微生物的杀灭或灭除对数值应≥3.00，判为医疗器械的模拟现场消毒试验合格。

5. 毒理学安全性要求

消毒剂或最高应用浓度5倍溶液应呈实际无毒或低毒级，无致突变性。

三、使用方法

1. 总则

（1）医疗器械首选热力消毒与灭菌的方式进行处理，使用方法应符合各类别消毒剂的标准、规范要求。

（2）新启用的医疗器械消毒或灭菌前应先除去油污及保护膜，再用洗涤剂清洗去除油脂，干燥。

（3）使用后污染的医疗器械消毒或灭菌处理前，应充分清洗干净、干燥，处理时应打开轴节，使其充分暴露于消毒剂中。

（4）需稀释后使用的灭菌剂及中、高水平消毒剂，应采用纯化水稀释，以避免钙、镁等其他杂质对消毒效果的影响。

2. 浸泡消毒

（1）将待处理的医疗器械放入消毒剂中浸泡，使其完全浸没，再将消毒容器加盖，作用至规定时间。

（2）中度、高度危险性医疗器械，消毒、灭菌结束后、使用前应以无菌水冲洗干净或采用其他方法清除残留消毒剂。

（3）浸泡灭菌后的医疗器械在冲洗、转运、储存等环节中应避免二次污染。其中高度危险性医疗器械灭菌后应无菌保存；中度危险性医疗器械经灭菌或高水平消毒处理后，应清洁保存；低度危险性医疗器械经低、中度水平消毒后，应清洁保存。

3. 擦拭消毒

（1）按消毒剂说明书规定要求，对医疗器械进行擦拭消毒处理后，视情况采用适当的方法去除残留的消毒剂。

（2）低水平消毒剂用于污染明显的医疗器械的擦拭消毒时，应反复多次擦拭。

四、标识

产品使用说明书应标注对金属具有腐蚀性、对织物具有漂白性的消毒剂。在使用说明书中应明确标明，并注明相应的注意事项。应明确标明消毒剂的拮抗物质，并注明相应的注意事项。

学习思考

1. 医疗器械消毒剂的概念是什么？

2. 消毒供应中心使用浸泡消毒法的注意事项有哪些？

3. 医疗器械消毒剂包装、储存及运输应注意什么？

第十三节
GB 27950—2020《手消毒剂通用要求》要点分析

引 言

GB 27950—2020《手消毒剂通用要求》为强制性国家标准，于 2020 年 4 月 9 日发布，自 2020 年 11 月 1 日起实施，全部代替 GB 27950—2011。本标准规定了手消毒剂的原料要求、技术要求、检验方法、使用方法、标识，适用于卫生手消毒和外科手消毒的消毒剂。

学习要点

一、术语和定义

（1）手消毒：杀灭或清除手部微生物并达到无害化的处理过程。可分为卫生手消毒和外科手消毒。

（2）卫生手消毒：用手消毒剂揉搓双手，以减少手部暂居菌的过程。

（3）外科手消毒：外科手术前医护人员用流动水和洗手液揉搓冲洗双手，再用手消毒剂清除或者杀灭手部暂居菌和减少常居菌的过程。

（4）手消毒剂：应用于手消毒的化学制剂。

（5）速干手消毒剂：含有醇类和护肤成分的手消毒剂，剂型包括水剂、凝胶和泡沫型。

（6）免洗手消毒剂：主要用于外科手消毒，消毒后不需用水冲洗的手消毒剂。剂型包括水剂、凝胶和泡沫型。

注：通过洗手可降低常居菌的数量和杀灭暂居菌，洗手应当适度，在保护皮肤常居菌和杀灭暂居菌两个目标中间找到一个平衡点。

二、技术要求

1. pH 值和有效期

手消毒剂的 pH 值应在标识值±1.0 的范围之内；产品有效期应不低于 12 个月；产品启用后的使用有效期应符合使用说明书的要求。

2. 杀灭微生物指标

依据手消毒剂产品特性，杀灭微生物指标应符合表 9-13-1 的要求。

表 9-13-1　杀灭微生物指标

微生物种类	作用时间/min		杀灭对数值	
	卫生手消毒	外科手消毒	悬液法	载体法
大肠杆菌	≤1.0	≤3.0	≥5.00	≥3.00
金黄色葡萄球菌	≤1.0	≤3.0	≥5.00	≥3.00
白念珠菌	≤1.0	≤3.0	≥4.00	≥3.00
脊髓灰质炎病毒（Ⅰ型疫苗株）[a]	≤1.0	—	≥4.00	≥4.00
模拟现场试验[b]	≤1.0	≤3.0	≥3.00	—
现场试验	≤1.0	≤3.0	≥1.00	—

注：a. 使用说明书标明对病毒有灭活作用，需做脊髓灰质炎病毒（Ⅰ型疫苗株）灭活试验；标明对其他微生物有杀灭作用需做相应的微生物杀灭试验；b. 模拟现场试验和现场试验可选做一项。

3. 安全性指标

（1）毒理学要求：急性经口毒性试验属实际无毒或低毒；多次完整皮肤刺激试验属无刺激或轻度刺激；致突变试验为阴性。

（2）铅、砷、汞限量要求：铅＜10 mg/kg、砷＜2 mg/kg、汞＜1 mg/kg。

（3）禁用物质要求：手消毒剂配方中不得添加激素、抗生素、抗真菌药物及其同名原料成分［《中华人民共和国药典》（2015 年版）中列入消毒防腐类药品除外］和国家卫生健康主管部门规定的禁用物质。

三、使用方法

（1）卫生手消毒方法：取适量（2.0 mL 左右）的手消毒剂于掌心，双手互搓使其均匀涂布每个部位，揉搓消毒 1.0 min。

（2）外科手消毒方法：外科手消毒方法按 WS/T 313—2019 中的要求执行。

四、标识

（1）标签和说明书应标注产品有效期和产品启用后使用的有效期，并符合消毒产品标签说明书有关规范和标准的规定。

（2）产品说明书应注明注意事项：①本品为外用消毒剂，不得口服，应置于儿童不易触及处。②避免与拮抗剂同用。③过敏者慎用。④应避光、密封、防潮，置于阴凉、干燥处保存。⑤易燃者，应远离火源。⑥应在有效期内使用手消毒剂。⑦手消毒后应符合 GB 15982 中的相关要求。

学习思考

1. 试述常居菌和暂居菌的区别。

2. 简述卫生手消毒方法。

3. 手消毒剂产品说明书应注明的注意事项有哪些？

第十四节

GB 27951—2021《皮肤消毒剂通用要求》要点分析

引　言

GB 27951—2021《皮肤消毒剂通用要求》为强制性国家标准，于 2021 年 10 月 11 日发布，自 2022 年 11 月 1 日起实施，全部代替 GB 27951—2011。本标准规定了皮肤消毒剂的原料要求、技术要求、检验方法、使用方法、标识，适用于完整皮肤和破损皮肤消毒的消毒剂。

学习要点

一、术语和定义

（1）皮肤消毒：杀灭或清除人体皮肤上的病原微生物，并达到消毒要求。

（2）皮肤消毒剂：用于人体皮肤消毒的制剂。

（3）完整皮肤：人体表面无损伤的皮肤。

（4）破损皮肤：人体表面有损伤的皮肤。

二、技术要求

1. 理化指标

有效成分含量、pH 值、稳定性等理化指标应符合产品质量标准和相关国家标准，产品有效期应在 12 个月以上。

2. 微生物指标

（1）微生物污染指标：完整包装产品的菌落总数≤10 CFU/mL，使用中皮肤消毒剂菌落总数≤50 CFU/mL，霉菌和酵母菌的菌落总数≤10 CFU/mL，不得检出溶血性链球菌、金黄色葡萄球菌、铜绿假单胞菌等致病性化脓菌；破损皮肤使用的消毒剂应无菌。

（2）杀灭微生物指标：按产品说明书按最低使用浓度和最短作用时间设计微生物杀灭试验，结果应符合表 9-14-1 的要求。

表 9-14-1　不同微生物的杀灭指标

项目	杀灭微生物指标		
	作用时间^a/min	悬液定量杀灭对数值	载体定量杀灭对数值
金黄色葡萄球菌杀灭试验	≤5.0	≥5.00	≥3.00

项目	杀灭微生物指标		
	作用时间[a]/min	悬液定量杀灭对数值	载体定量杀灭对数值
铜绿假单胞菌杀灭试验	≤5.0	≥5.00	≥3.00
白念珠菌杀灭试验	≤5.0	≥4.00	≥3.00
皮肤现场试验（自然菌）	≤5.0	≥1.0[b]	

注：a. 注射或穿刺部位皮肤消毒时间≤1 min；b. 皮肤现场试验术前皮肤消毒后残留菌数≤5.0 CFU/cm²。

3. 安全性要求

（1）毒理学指标：急性经口毒性试验实际应无毒或低毒；一次/多次皮肤刺激试验结果应无刺激或轻度刺激；一项致突变试验结果应为阴性；破损皮肤消毒剂还应该做一次破损皮肤刺激试验，结果应无刺激或轻度刺激。

（2）铅、汞、砷限量：铅的含量≤10 mg/L（kg）、汞的含量≤1 mg/L（kg）、砷的含量≤2 mg/L（kg）。

（3）禁用物质：包括各种处方药成分，如抗生素、抗真菌、抗病毒药物、激素等以及同名原料和卫生行政部门规定的禁用物质。

三、分类及使用方法

1. 分类

皮肤消毒剂主要的类型是胍类消毒剂、含碘消毒剂、季铵盐消毒剂、过氧化物消毒剂、醇类消毒剂、酚类消毒剂、酸性电解水和次氯酸消毒液。

2. 使用方法

（1）皮肤消毒剂适用于皮肤擦拭、冲洗、喷洒。使用中皮肤消毒剂菌落总数≤50 CFU/mL（g），霉菌和酵母菌＜10 CFU/mL（g），不得检出溶血性链球菌、金黄色葡萄球菌、铜绿假单胞菌。

（2）对于完整皮肤的消毒，常使用醇类、碘类、胍类、季铵盐类、酚类、过氧化氢和次氯酸等，对于破损皮肤常用季铵盐类、胍类、过氧化氢、碘伏和酸性氧化电位水等。常用皮肤消毒剂推荐使用剂量、作用方式及作用时间见表9-14-2。

表9-14-2 常用皮肤消毒剂推荐使用剂量、作用方式及作用时间

皮肤类型	消毒剂种类	有效成分含量	作用方式	作用时间/min
完整皮肤	醇类	60％以上（体积分数）	喷洒或涂擦	1～3
	碘类	18～22 g/L（碘酊）	擦拭	1～3
		2～10 g/L（碘伏）	擦拭	1～5
	胍类	2～45 g/L	擦拭	1～5
	季铵盐类	400～1 000 mg/L	冲洗	2～5
		500～2 000 mg/L	擦拭或浸泡	1～5
	酚类	≤2.0%（对氯间二甲苯酚）	擦拭	≤5

续表

皮肤类型	消毒剂种类	有效成分含量	作用方式	作用时间/min
	酚类	≤2.0%（三氯羟基二苯醚）	擦拭	≤5
	次氯酸消毒液	60～200 mg/L（有效氯）	擦拭或浸泡	3～5
	微酸性电解水	60±10 mg/L（有效氯）	反复擦洗	3～5
破损皮肤	季铵盐类	1 000～1 300 mg/L（苯扎溴铵）	涂擦或冲洗	1～5
		1 000～2 000 mg/L（氯化苄铵松宁）	涂擦或冲洗	1～5
	胍类	2～45 g/L	擦拭或冲洗	≤5
	过氧化氢	1.5%～3.0%	直接冲洗	3～5
	碘伏	250～1 000 mg/L	擦拭或冲洗	1～5
	酚类	≤1.0%（对氯间二甲苯酚）	擦拭或冲洗	≤5
		≤0.35%（三氯羟基二苯醚）	擦拭或冲洗	≤5
	微酸性电解水	60±10 mg/L（有效氯）	冲洗	3～5

四、标识

（1）皮肤消毒剂应用液葡萄糖酸氯己定或醋酸氯己定含量≤45 g/L，三氯羟基二苯醚消毒剂有效含量≤20 g/L，苯扎溴铵或苯扎氯铵消毒剂有效含量≤5 g/L。

（2）应避免与拮抗药物同用，过敏者慎用，在有效期内使用。

（3）使用碘酊消毒后，应脱碘。

（4）本品为外用消毒剂，不得口服，应置于儿童不易触及处。

（5）应避光、密封、防潮，置于阴凉、干燥处保存。

（6）易燃易爆，储存环境应远离火源。

五、注意事项

（1）使用中破损皮肤消毒剂应符合出厂要求。

（2）怀疑感染与皮肤消毒剂有关时，应进行目标微生物检验，有污染时不得使用。

学习思考

1. 皮肤消毒剂的概念是什么？

2. 皮肤消毒剂的使用方法有哪些？

3. 简述使用皮肤消毒剂的注意事项。

4. 完整皮肤和破损皮肤的区别是什么？

第十五节
GB 27952—2020《普通物体表面消毒剂通用要求》要点分析

引　言

GB 27952—2020《普通物体表面消毒剂通用要求》为强制性国家标准，于 2020 年 4 月 9 日发布，自 2020 年 11 月 1 日起实施，全部代替 GB 27952—2011。本标准规定了用于普通物体表面消毒的消毒剂原料要求、技术要求、检验方法、使用方法和标识，适用于普通物体表面消毒的各类消毒剂。

学习要点

一、术语和定义

（1）普通物体表面：各种场所如学校、托幼机构、医疗卫生机构、公共场所、家庭等的物品、用具、器械和设施的表面，以及墙面和地面。

（2）普通物体表面消毒剂：杀灭普通物体表面污染的微生物，并达到消毒效果的制剂。

二、分类

普通物体表面消毒剂种类包括含氯类消毒剂、含溴消毒剂、过氧化物类消毒剂、二氧化氯消毒剂、醇类消毒剂、酚类消毒剂、季铵盐类消毒剂、胍类消毒剂、其他类消毒剂等。

三、技术要求

1. 理化指标

（1）有效成分含量、pH 值：产品浓度波动范围为标示中值±10%范围，pH 值波动范围为标示中值±1.0。

（2）稳定性：完整包装的消毒剂在产品规定的储存条件下，在其标识的有效期内，其有效含量下降率应≤10%，且有效成分含量不得低于产品标示范围的下限值。

2. 杀灭微生物指标

按产品说明书标示的使用浓度和作用时间，按《消毒技术规范》（2002 年版）中的定量杀灭试验方法进行试验，评价消毒剂消毒效果的实验室试验以悬液法为主，冲洗消毒的消毒剂和黏稠消毒的消毒剂可用载体法。其杀灭微生物效果应符合表 9-15-1 要求。

表 9-15-1　微生物杀灭效果

试验微生物	杀灭对数值		
	悬液法	载体法	模拟现场试验
大肠杆菌	≥5.00	≥3.00	≥3.00
金黄色葡萄球菌	≥5.00	≥3.00	≥3.00
自然菌	≥1.00		

3. 安全性指标

（1）毒理学指标：使用产品原形或者最高使用浓度的 5 倍溶液进行急性经口毒性试验，结果应实际无毒；致突变试验应为阴性；一次完整皮肤刺激试验应为无刺激性或轻刺激性（产品使用说明书未注明个人防护情况下适用）。

（2）金属腐蚀性：使用浓度对金属的腐蚀性以轻度（含轻度）以下为宜，不应对消毒对象的材质造成损害。

四、使用方法

（1）擦拭消毒：将消毒剂按产品使用说明书配制成使用浓度，用清洁抹布沾湿后，对拟消毒物品进行擦拭。

（2）浸泡消毒：将消毒剂按产品使用说明书配制成使用浓度，将拟消毒物品完全浸没于消毒液中，作用至规定时间。

（3）喷洒/喷雾消毒：将消毒剂按产品使用说明书配制成使用浓度，使用常量喷雾器喷洒，或使用超低容量喷雾器、超声雾化装置等进行喷雾，作用至规定时间。

（4）汽化消毒：将消毒剂通过高温闪蒸片蒸发作用后产生的高温消毒液不断地被发生器喷射出来，或将消毒剂中的化学消毒因子以气体的形式释放出来，弥散到无人的密闭空间，对物体表面和空气进行消毒处理，作用至规定时间。

（5）流动冲洗消毒：对于现场制备现场使用的消毒剂，可将拟消毒物品置于消毒液出液口处，连续冲洗至规定时间。

五、说明书

（1）根据拟消毒对象的不同特点，选择使用合适的消毒剂。消毒剂不得口服，置于儿童不易触及处。

（2）用于物体表面消毒的消毒剂大多具有不同程度的腐蚀性，当使用浓度对拟消毒对象相应材质有中度及以上腐蚀性时应慎用。消毒至作用时间完成后，应用清水对消毒对象进行擦拭或冲洗，去除残留的消毒剂。

（3）采用喷洒/喷雾方式、汽化方式对物体表面进行消毒时，应密封门窗。在消毒完毕后，应通风 30 min 以上，环境空气中的消毒剂残留应低于相应的国家标准要求人员方可进入。同时消毒过程中应注意个人防护。

（4）需稀释使用的消毒剂和活化后使用的消毒剂，应现配现用。

（5）如人体不慎接触，应立即用清水连续冲洗，如伤及眼睛应及早就医。

学习思考

1. 什么是普通物体表面消毒剂？

2. 结合消毒供应中心实际，浅谈物体表面消毒剂的使用方式有哪些？

3. 使用物体表面消毒剂的注意事项有哪些？

第十六节
GB 27953—2020《疫源地消毒剂通用要求》要点分析

引 言

GB 27953—2020《疫源地消毒剂通用要求》为强制性国家标准，于 2020 年 4 月 9 日发布，自 2020 年 11 月 1 日起实施，全部代替 GB 27953—2011。本标准规定了用于传染病疫源地消毒的消毒剂原料要求、技术要求、检验方法、使用方法、标签和说明书，适用于对传染病疫源地消毒或对有传染病病原体污染场所环境消毒的消毒剂。

学习要点

一、术语和定义

（1）疫源地：现在存在或曾经存在传染源的场所或传染源可能播散病原体的范围。

（2）疫源地消毒：对疫源地内污染的环境和物品的消毒，包括随时消毒和终末消毒。

（3）随时消毒：疫源地内有传染源存在时进行的消毒。

（4）终末消毒：传染源离开疫源地后，对疫源地进行的一次彻底消毒。

（5）疫源地消毒剂：对疫源地内污染的环境和物品消毒所使用的，并能达到消毒要求的消毒剂。

二、技术要求

（1）消毒剂的有效成分含量应在标识值±10%范围内，在产品有效期内有效成分含量下降率不得超过 10%且不得低于企业标准的下限值，pH 值应在标识中心值±1.0 范围内。在使用范围中对金属腐蚀性和重金属含量有限制要求的消毒剂，应符合国家标准及相关规定。

（2）消毒剂的实验室杀灭微生物效果应达到《消毒技术规范》（2002 年版）、国家标准及相关规定要求并应满足杀灭传染病疫源地中目标微生物的要求。

（3）现场随时消毒和终末消毒后，自然菌和目标微生物应符合 GB19193 的评价要求，消毒剂的毒理学安全性应符合《消毒技术规范》（2002 年版）、国家标准及相关规定。采取有效防护措施后，对使用者的健康不得产生危害。

三、常用消毒剂的选择

1. 根据污染病原体的种类与抗力确定常用的消毒剂

（1）朊病毒污染物：选择含氯消毒剂或氢氧化钠，配合压力蒸汽灭菌方法。

（2）芽孢污染物（如炭疽杆菌芽孢、破伤风杆菌芽孢污染物等）：选择含氯类、过氧化物类、含溴类和甲醛等消毒剂。

（3）分枝杆菌（如结核分枝杆菌、麻风分枝杆菌）、亲水病毒（如脊髓灰质炎病毒、诺如病毒、腺病毒、轮状病毒、甲型肝炎病毒、戊型肝炎病毒及引起手足口病病原体）、支原体、衣原体、立克次体等病原体的污染物：选择含氯类、含溴类、过氧化物类、醛类和含碘类等消毒剂。

（4）细菌繁殖体（如霍乱弧菌、痢疾杆菌、白喉棒状杆菌、伤寒沙门菌和副伤寒沙门菌、布鲁氏杆菌、淋病奈瑟菌等）、亲脂病毒（如流感病毒、麻疹病毒、汉坦病毒等）及螺旋体等病原体的污染物：选择含氯类、含溴类、过氧化物类、醛类、含碘类、醇类、胍类、季铵盐类等消毒剂。

（5）一些易受到有机物影响且引发严重疾病的病原体（如乙型肝炎病毒、丙型肝炎病毒、丁型肝炎病毒、人类免疫缺陷病毒等）的污染物：宜选用高水平消毒剂，如含氯类、含溴类、过氧化物类等消毒剂。

2. 根据病原体污染的消毒对象确定的常用消毒剂

（1）常用的物体表面消毒剂：含氯类、含溴类和过氧化物类消毒剂等。

（2）常用的空气消毒剂：过氧化物类消毒剂（如过氧乙酸、二氧化氯、过氧化氢、臭氧等）。

（3）常用的污水消毒剂：含氯类、含溴类和过氧化物类消毒剂。

（4）常用的餐饮具消毒剂：含氯类、含溴类和过氧化物类消毒剂。

（5）常用的排泄物、分泌物及尸体消毒剂：含氯类和过氧化物类消毒剂。

3. 根据环境保护要求确定的常用消毒剂

在确保消毒效果的情况下，推荐选择过氧化物类消毒剂（如过氧化氢、过氧乙酸、二氧化氯）、季铵盐类消毒剂等对环境影响较小的消毒产品。

四、标签和说明书注意事项

（1）应认真阅读产品使用说明书，了解有效成分及含量、适用范围和使用方法、产品有效期和注意事项。

（2）应采取措施防止消毒剂对使用者的损伤，如甲醛熏蒸消毒应做好呼吸道和皮肤防护，消毒后应充分开窗通风。进入疫源地消毒的人员应有相应级别的个人生物防护措施。对不明原因的传染病，应采取最高级别的防护措施。

（3）应熟悉消毒剂消毒效果的影响因素，消毒剂量应充分考虑消毒现场的环境和消毒对象的物理化学因素，确保消毒剂的使用效果。如朊病毒传染性材料、复用工具和其他材料，在消毒前应保持湿润。

（4）消毒剂的选择应兼顾对环境污染较轻、对消毒对象损害较小且能保证消毒效果三个因素。

（5）应选择理化性质稳定的消毒剂作为储备用消毒剂，稳定性较差和稀释使用的消毒剂宜现用现配。

（6）季铵盐类消毒剂、胍类消毒剂不得与肥皂或其他阴离子洗涤剂合用，也不得与含碘消毒剂或过氧化物类消毒剂（如过氧化氢）、高锰酸钾、磺胺粉等同用。

（7）消毒剂的规格和包装宜便于现场消毒的应用。

（8）对易燃、易爆、易挥发、易腐蚀的消毒剂应采取防燃、防爆、防挥发和防腐蚀措施。

学习思考

1. 疫源地消毒包括哪些方式？

2. 结合工作实际试述，怎样根据污染病原体的种类与抗力确定消毒剂？

3. 使用消毒剂的注意事项有哪些？

第十七节
GB 27954—2020《黏膜消毒剂通用要求》要点分析

引　言

GB 27954—2020《黏膜消毒剂通用要求》为强制性国家标准，于 2020 年 4 月 9 日发布，自 2020 年 11 月 1 日起实施，全部代替 GB 27954—2011。本标准规定了黏膜消毒剂的原料要求、技术要求、检验方法、使用方法和标识，适用于医疗卫生机构用于黏膜消毒的消毒剂。

学习要点

一、原料要求

（1）主要杀菌成分：用于黏膜消毒的含碘类消毒剂、胍类消毒剂、季铵盐类消毒剂和酚类消毒剂等应符合相关要求。

（2）禁用物质：各种处方药如抗生素、抗真菌药物、抗病毒药、激素及其同名原料等和卫生行政部门规定的禁用物质。

（3）铅、汞、砷限量：铅≤10 mg/kg、汞≤1 mg/kg、砷≤2 mg/kg。

二、技术要求

1. 理化指标

消毒剂的有效成分含量、稳定性、pH 值等理化指标应符合产品质量标准，有效期应在 12 个月以上。

2. 杀灭微生物指标

按产品说明书最低使用浓度、最短作用时间条件下，杀灭微生物指标应符合表 9-17-1 的要求。

表 9-17-1　杀灭微生物指标

项目	杀灭微生物指标		
	作用时间/min	悬液法杀灭对数值	载体法杀灭对数值
金黄色葡萄球菌	≤5.0	≥5.00	≥3.00
铜绿假单胞菌	≤5.0	≥5.00	≥3.00
白念珠菌	≤5.0	≥4.00	≥3.00
自然菌（现场试验）	≤5.0	≥1.00	

注：现场试验为黏膜现场试验（可用皮肤代替）。

3. 安全性指标

急性经口毒性试验结果为实际无毒或低毒；一项致突变试验结果为无致突变性；一次或多次眼刺激试验结果为无刺激或轻刺激性；一次或多次阴道黏膜刺激试验结果为无刺激或极轻刺激性。

4. 微生物污染指标

黏膜消毒剂应无菌，其生产过程应有灭菌程序。使用中黏膜消毒剂细菌菌落总数应≤10 CFU/mL，霉菌和酵母菌应≤10 CFU/mL，常规检测时不得检出溶血性链球菌、金黄色葡萄球菌和铜绿假单胞菌。

三、使用方法

适用于黏膜擦拭、冲洗消毒。

四、标识

（1）按消毒产品标签说明书有关规范和标准的规定执行。

（2）本品为外用消毒剂，不得口服，应置于儿童不易触及处。

（3）避免与拮抗药物同用。

（4）过敏者慎用。

（5）不得作为黏膜治疗药物使用，仅限医疗卫生机构诊疗使用。

（6）不得用于脐带黏膜消毒。

（7）阴道黏膜消毒剂不得用于性生活中性病的预防。

（8）应避光、密封、防潮，置于阴凉、干燥处保存。

（9）碘伏应用液中有效成分含量为500～1 000 mg/L；葡萄糖酸氯己定、醋酸氯己定或盐酸氯己定应用液中有效成分总量≤5 000 mg/L；聚六亚甲基单狐或聚六亚甲基双肌应用液中有效成分含量3 000 mg/L；苯扎澳按或苯扎氯消毒剂应用液中有效成分总量＜2 000 mg/L；三氯羟基二苯醚消毒剂应用液中有效成分总量≤3 500 mg/L。

五、常用消毒剂黏膜消毒方法

常用消毒剂黏膜消毒方法见表9-17-2。

表 9-17-2　常用消毒剂黏膜消毒方法

种类	适用范围	使用方法	浓度/（mg·L⁻¹）	时间/min
碘伏	阴道黏膜消毒、外生殖器消毒	棉拭子擦拭、灌洗法	500～1 000	≤5
葡萄糖酸氯己定、醋酸氯己定、盐酸氯己定	口腔黏膜消毒、阴道黏膜消毒、外生殖器消毒	棉拭子擦拭、灌洗法、冲洗法	≤5 000	≤5

种类	适用范围	使用方法	浓度/（mg·L^{-1}）	时间/min
聚六亚甲基单胍、聚六亚甲基双胍	口腔黏膜消毒、阴道黏膜消毒、外生殖器消毒	棉拭子擦拭、灌洗法、冲洗法	≤3 000	≤5
苯扎溴铵、苯扎氯铵	阴道黏膜消毒、外生殖器消毒	棉拭子擦拭、灌洗法、冲洗法	≤2000	≤5
三氯羟基二苯醚	阴道黏膜消毒、外生殖器消毒	棉拭子擦拭、灌洗法、冲洗法	≤3 500	≤5

学习思考

1. 黏膜的消毒剂禁用物质有哪些？

2. 使用黏膜消毒剂时应注意哪些事项？

3. 简述碘伏作为黏膜消毒剂的使用范围、方法、浓度和作用时间。

第十八节

GB/T 36758—2018《含氯消毒剂卫生要求》要点分析

引　言

含氯消毒剂是高水平消毒剂，也是医院内最常见到的消毒剂之一。GB/T 36758—2018《含氯消毒剂卫生要求》为推荐性国家标准，于 2018 年 9 月 17 日发布，自 2019 年 4 月 1 日起实施。本标准规定了含氯消毒剂的原料要求、技术要求、应用范围、使用方法、运输储存包装要求、标识要求、检验方法。本标准适用于以有效氯为主要杀菌成分的消毒剂，包括次氯酸钠、次氯酸钙、液氯、氯胺、二氯异氰脲酸钠、三氯异氰脲酸、氯化磷酸三钠、二氯海因、次氯酸等，但不包括以它们为杀菌成分之一复配的消毒剂。

学习要点

一、术语和定义

（1）有效氯：含氯消毒剂的氧化能力相当于氯的量，是衡量含氯消毒剂氧化能力的标志，有效氯含量用毫克每升（mg/L）或百分比（％）表示。

（2）含氯消毒剂：溶于水中能产生次氯酸的消毒剂。包括次氯酸钠、次氯酸钙、液氯、氯胺、二氯异氰脲酸钠、三氯异氰脲酸钠、氯化磷酸三钠、二氯海因、次氯酸等，其杀灭微生物有效成分以有效氯为主。

（3）次氯酸消毒剂：消毒液原液含有稳定的次氯酸的消毒剂。

二、技术要求

1. 外观

（1）液体含氯消毒剂应无分层，无杂质，无沉淀和悬浮物。

（2）固体含氯消毒剂应能在规定的时间内完全溶于水，且粉剂应不结硬块，片剂应符合成品形状。

2. 理化指标

（1）pH 值：用于相关消毒对象的液体含氯消毒剂，pH 值应符合产品说明书标识值范围±1。

（2）有效氯含量：产品应标示有效氯的含量及范围，固体含氯消毒剂有效氯含量的范围应在中值的±10％以内，液体含氯消毒液有效氯含量的范围应在中值的±15％以内。

（3）稳定性：固体含氯消毒剂在产品有效期内，有效氯下降率不得超过 10%，产品有效期不得少于 12 个月。液体含氯消毒剂在产品有效期内，产品的有效氯含量不得低于标示值的下限，产品有效期不得少于 6 个月。对于不含稳定剂的次氯酸钠/次氯酸消毒剂，有效期至少为 3 个月。

三、应用范围

一般含氯消毒剂适用于医疗卫生机构、公共场所和家庭的一般物体表面（指日常用品，如桌椅、床头柜、洁具、门窗把手、楼梯扶手、公交车座椅和儿童玩具等的表面）、医疗器械、医疗废物、食饮具、织物、果蔬和水等的消毒，也适用于疫源地各种污染物的处理。不宜用于室内空气、手、皮肤和黏膜的消毒。次氯酸消毒剂除上述用途外，还可用于室内空气、二次供水设备设施表面、手、皮肤和黏膜的消毒。

四、使用方法与注意事项

（1）含氯消毒剂使用时应现用现配，具体使用方法按照产品说明书使用。

（2）含氯消毒剂为外用品，不得口服，应置于儿童不易触及处。

（3）配制、分装和使用含氯消毒剂时，应戴口罩和手套避免接触皮肤。

（4）含氯消毒剂对金属有腐蚀作用，对织物有漂白、褪色作用。所以金属和有色织物慎用。

（5）一般含氯消毒剂使用时应戴手套，避免接触皮肤。如消毒液溅入眼睛，应立即用水冲洗，严重时应及时就医。

（6）含氯消毒剂为强氧化剂，不得与易燃物接触，应远离火源。

（7）置于阴凉、干燥处密封保存。不得与还原物质共储共运。

（8）包装应标识相应的安全警示标志。

（9）依照具体产品说明书说明的使用范围、使用方法、有效期和安全检测结果使用。

学习思考

1. 家庭生活和医院工作中常见的含氯消毒剂分别是什么？

2. 含氯消毒剂的使用要点有哪些？

3. 含氯消毒剂作用原理是什么？

第十章

常见危险化学品相关行业标准要点分析

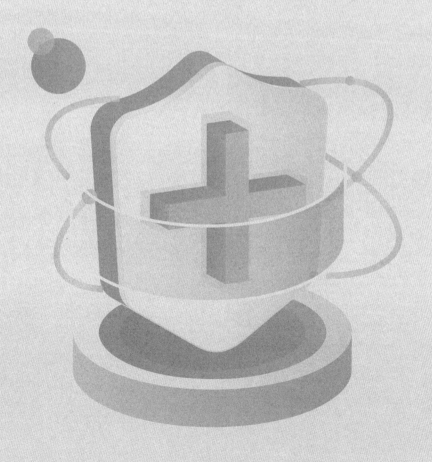

第一节

GB 6944—2025《危险货物分类和品名编号》要点分析

引　言

GB 6944—2025《危险货物分类和品名编号》为强制性国家标准，首次发布于1986年（GB 6944—1986），于2005年进行了第一次修订（GB 6944—2005），于2012年进行了第二次修订（GB 6944—2012），于2020年进行了第三次修订，最新标准（GB 6944—2025）于2025年3月8日发布，自2025年10月1日起实施。本标准规定了危险货物分类的一般要求、危险货物分类和危险货物品名编号，适用于危险货物运输及相关活动，不适用于水路散装运输的危险货物。危险货物的分类主要基于联合国《关于危险货物运输的建议书规章范本》（第23修订版）（以下简称《规章范本》）以及《试验和标准手册》（第8修订版）等相关规章，分为九大类。

学习要点

一、术语和定义

（1）危险货物：列入GB12268—2025的"表1危险货物品名表"（以下简称危险货物品名表），具有爆炸、燃烧、助燃、毒害、感染、腐蚀、放射性、环境危害性等危险特性的物质和物品。

（2）联合国编号（UN编号）：《规章范本》中载明的用以识别一种或一类特定的危险货物的4位阿拉伯数字编号。

二、危险货物分类

按危险货物具有的危险性或最主要的危险性分为9类，其中第1类、第2类、第4类、第5类和第6类再细分项别。第1类爆炸品分6个项别、第2类气体分3个项别、第4类易燃固体分3个项别、第5类氧化性物质和有机过氧化物分2个项别、第6类毒性物质和感染性物质分2个项别，第3、7、8、9类各包含1个项别，共计20个项别。除第1类、第2类、第7类、5.2项和6.2项物质，以及4.1项自反应物质以外的危险货物，根据其危险程度，划分为三个包装类别。①包装类别Ⅰ：具有高度危险性的物质。②包装类别Ⅱ：具有中等危险性的物质。③包装类别Ⅲ：具有轻度危险性的物质。每种物质划分的包装类别列于"危险货物品名表"中。

1. 第 1 类：爆炸品

爆炸性物质是指固体或液体物质（或物质混合物），自身能够通过化学反应产生气体（物质本身不是爆炸品，但能形成气体、蒸气或粉尘爆炸环境者不列入此类），其温度、压力和速度高到能对周围造成破坏，还包括烟火物质（通过不起爆的自持放热化学反应，用来产生热、光、声、气或烟的效果或综合效果的爆炸性物质）。爆炸性物品是指含有一种或几种爆炸性物质的物品。减敏是将一种或几种减敏剂加入爆炸物中，以增加搬运和运输过程中的安全。减敏剂是使爆炸物不敏感或降低爆炸物对热、振动、撞击、打击或摩擦敏感度的物质。爆炸或烟火效果是指通过自持放热化学反应产生的效果，包括冲击、爆炸、碎裂、迸射、热、光、声、气、烟等。本类包括 6 项。

1.1 项：有整体爆炸危险的物质和物品。整体爆炸是指瞬间能影响到几乎全部载荷的爆炸。

1.2 项：有迸射危险，但无整体爆炸危险的物质和物品。

1.3 项：有燃烧危险并有局部爆炸危险或局部迸射危险或兼有这两种危险，但无整体爆炸危险的物质和物品。本项包括满足下列条件之一的物质和物品。①可产生大量热辐射的物质和物品。②相继燃烧产生局部爆炸或迸射效应，或兼有两种效应的物质和物品。

1.4 项：不呈现重大危险的物质和物品。本项包括运输中点燃或引发时仅造成较小危险的物质和物品；其影响主要限于包装件本身，并预计射出的碎片不大、射程也不远，外部火烧不会引起包装件几乎全部内装物的瞬间爆炸。

1.5 项：有整体爆炸危险的非常不敏感物质和物品。本项包括有整体爆炸危险性但非常不敏感，以致在正常运输条件下引发或由燃烧转为爆炸的可能性极小的物质（注：船舱内装有大量本项物质时，由燃烧转为爆炸的可能性较大）。

1.6 项：无整体爆炸危险的极端不敏感物质和物品。本项包括仅含有极不敏感爆炸物质，并且其意外引发爆炸或传播的概率可忽略不计的物品（注：本项物品的危险仅限于单个物品的爆炸）。

2. 第 2 类：气体

本类包括满足下列条件之一的物质：①在 50 ℃时，蒸气压力＞300 kPa 的物质。②20 ℃时在 101.3 kPa 标准压力下完全是气态的物质。本类包括压缩气体、液化气体、溶解气体、冷冻液化气体、吸附气体、一种或多种气体与一种或多种其他类别物质的蒸气混合物、充有气体的物品、气雾剂和加压化学品。这类化学品在受热、撞击或强烈振动时，容器内压力会急剧增大，致使容器破裂爆炸，或导致气瓶阀门松动漏气，酿成火灾或中毒事故。本类包括 3 项。

2.1 项：易燃气体。易燃气体是指在 20 ℃和 101.3 kPa 条件下满足下列条件之一的气体。①爆炸下限≤13％的气体。②不论其爆炸下限如何，其爆炸极限范围或燃烧极限范围）≥12％的气体。

2.2 项：非易燃无毒气体。本项包括满足下列条件之一的气体，窒息性气体（会稀释或取代空气中氧气的气体）、氧化性气体（比空气更能引起或促进其他材料燃烧的气体）以及不属于其他项别的气体，不包括在温度 20 ℃时的压力＜200 kPa 的条件下运输，未经液化或冷冻液化的气体。

2.3 项：毒性气体。本项包括满足下列条件之一的气体。①其毒性或腐蚀性对人类健康造成危害的气体。②LC_{50}[①]值≤5 000 mL/m³ 的毒性或腐蚀性气体。

浓度超过 87％的环氧乙烷同时属于 2.1 项和 2.3 项。

3. 第 3 类：易燃液体

本类包括易燃液体和液态退敏爆炸品。易燃液体是指闭杯试验闪点（规定试验条件下使用某种点火源造成液体汽化而着火的最低温度）≤60 ℃或开杯试验闪点（试样在规定条件下加热到其蒸汽与空气的混合物接触火焰发生闪火时的最低温度）≤65.6 ℃时放出易燃蒸气的液体或含液体的混合物，或是在溶液或悬浊液中含有固体的液体（例如油漆等涂料，但不包括由于其危险特性已列入其他类别的物质），还包括满足下列条件之一的液体易燃液体还包括满足下列条件之一的液体：①在温度等于或高于其闪点的条件下提交运输的液体。②以液态在高温条件下运输或提交运输，并在温度等于或低于最高运输温度下放出易燃蒸气的物质。液态退敏爆炸品是指为抑制爆炸性物质的爆炸性能，将爆炸性物质溶解或悬浮在水中或其他液态物质后，而形成的均匀液态混合物。

浓度超过 70％的乙醇为第 3 类，需要采取第 Ⅱ 类包装，浓度介于 24％～70％，也属于第 3 类，只需要采取第 Ⅲ 类包装。

4. 第 4 类：易燃固体、易于自燃的物质、遇水放出易燃气体的物质

这类化学品指遇水或受潮时，发生剧烈化学反应，放出大量的易燃气体和热量的化学品，有些不需明火即能燃烧或爆炸。本类包括 3 项。

4.1 项：易燃固体、自反应物质、固态退敏爆炸品以及聚合性物质。易燃固体是指易于燃烧的固体和摩擦可能起火的固体。自反应物质是指即使没有氧气（空气）存在，也容易发生激烈放热反应的热不稳定物质。固态退敏爆炸品是指为抑制爆炸性物质的爆炸性能，用水或酒精湿润爆炸性物质，或用其他物质稀释爆炸性物质后，而形成的均匀固态混合物。聚合性物质是指在不添加稳定剂的情况下，在正常运输条件下可能发生强烈放热反

---

①LC_{50} 是指使雄性或雌性刚成年的大鼠（简称大鼠）连续吸入 1 h，最可能引起受试动物在 14 d 内死亡一半的气体的浓度。

应，生成较大分子或形成聚合物的物质。

4.2项：易于自燃的物质。本项包括发火物质［即使只有少量与空气接触，不到5 min 时间便燃烧的物质，包括混合物和溶液（液体或固体）］和自热物质［发火物质以外的与空气接触可自己发热的物质。这类物质只有数量很大（数千克）并经过长时间（数小时或数日）才会燃烧］。

4.3项：遇水放出易燃气体的物质。本项物质是指遇水放出易燃气体，且该气体与空气混合能够形成爆炸性混合物的物质。

5. 第5类：氧化性物质和有机过氧化物

这类危险品指处于高氧化态，具有强氧化性，易分解并放出氧和热量的物质，包括含有过氧基的有机物，其本身不一定可燃，但能导致可燃物的燃烧，与松软的粉末状可燃物能组成爆炸性混合物，对热、振动或摩擦较敏感。本类包括2项。

5.1项：氧化性物质。氧化性物质指本身未必可燃，但通常因放出氧可能引起或促使其他物质燃烧的物质，如双氧水、高锰酸钾等。

5.2项：有机过氧化物。有机过氧化物是指含有两价过氧基（－O－O－），可看作是过氧化氢衍生物的有机物质，其中的一个或两个氢原子被有机基团取代。有机过氧化物是热不稳定性物质，可能发生自分解反应并放出热量。按其危险性程度分为七种类型（从 A 型到 G 型）。

6. 第6类：毒性物质和感染性物质

6.1项：毒性物质。毒性物质是指经吞食、吸入或与皮肤接触后可能造成死亡或严重受伤或损害人类健康的物质。本项包括满足以下条件之一的毒性物质（固体或液体）：①急性经口毒性的 $LD_{50} \leqslant 300$ mg/kg。②急性经皮毒性的 $LD_{50} \leqslant 1\,000$ mg/kg。③急性吸入粉尘和烟雾毒性的 $LC_{50} \leqslant 4$ mg/L。④急性吸入蒸气毒性的 $LC_{50} \leqslant 5\,000$ mL/m³，且在 20 ℃和标准大气压力下的饱和蒸气浓度 $\geqslant 1/5\,LC_{50}$［注：对粉尘和烟雾，试验结果以毫克每升（mg/L）表示；对蒸气，试验结果以毫升每立方米（mL/m³）表示］。

6.2项：感染性物质。感染性物质指已知或有理由认为含有病原体的物质，可分为 A 类和 B 类。A 类是指以某种形式运输的感染性物质，在与之发生接触（在感染性物质泄漏到保护性包装之外，造成与人或动物的实际接触）时，可造成健康的人或动物出现永久性伤残、生命危险或致命疾病。B 类是除 A 类以外的感染性物质。

7. 第7类：放射性物品

本类物品是指任何含有放射性核素并且其活度浓度和放射性总活度都超过 GB 11806 规定限值的物品，通常是那些能自然地向外辐射能量、发出射线的物质。一般都是原子质量很高的金属，如钍、铀等。放射性物质放出的射线主要有 α 射线、β 射线、γ 射线、正电子、质子、中子、中微子等其他粒子。放射性物质可以导致中枢神经系统、神经系统、内分泌系统及血液系统的破坏;可使血管通透性发生改变,导致出血以及并发感染。上述现象严重地破坏了机体的生活功能而使生命活动停止。

8. 第 8 类:腐蚀性物质

腐蚀性物质是指通过化学作用对皮肤造成不可逆转的损伤,或在渗漏时对其他货物或运输工具造成严重损害甚至完全损坏的物质。本类包括满足下列条件之一的物质:①使完好皮肤组织在暴露超过 60 min 但不超过 4 h 后开始的最多 14 d 观察期内不可逆损伤的物质。②被判定不引起完好皮肤组织不可逆损伤的液体和在运输过程中可能变成液体的固体,但在 55 ℃试验温度下,每年对钢或铝的表面腐蚀率超过 6.25 mm 的物质。

过氧化氢(浓度超过 20%但低于 60%)同时属于 5.1 氧化性物质和第 8 类腐蚀性物质,需要采取第Ⅱ类包装;如果浓度超过 60%,也属于 5.1 和第 8 类,但是需要采取第Ⅰ类包装;浓度介于 8%~20%,只属于 5.1,只需要采取第Ⅲ类包装。

9. 第 9 类:杂项危险物质和物品,包括危害环境物质

本类是指在运输过程中存在危险但不能满足其他类别定义的物质和物品,包括:①以微细粉尘吸入可危害健康的物质。②会放出易燃蒸气的物质。③锂电池。④钠离子电池。⑤电容器。⑥救生设备。⑦发生火灾可形成二噁英的物质和物品。⑧在高温下运输或交付运输的物质(在液态温度≥100 ℃且低于其闪点,或固态温度≥240 ℃条件下运输的物质)。⑨危害环境物质〔包括对环境有危害的液态或固态物质,以及这类物质的混合物(如制剂和废物)〕。⑩不符合 6.1 项毒性物质或 6.2 项感染性物质定义的经基因修改的微生物和生物体。⑪硝酸铵基化肥。⑫运输过程中存在危险,但不能满足其他类别定义的其他物质和物品。

学习思考

1. 危险货物分类有哪些?

2. 75%乙醇属于第几类危化品?

3. 灭菌用的过氧化氢属于第几类危化品?

第二节

GB 15603—2022《危险化学品仓库储存通则》要点分析

引　言

危险化学品的种类繁多，它们与国民生产生活密不可分，因危险化学品储存管理不当而引发安全事故时有发生，所以要做好危险化学品的管理。GB 15603—2022《危险化学品仓库储存通则》为强制性国家标准，于 2022 年 12 月 29 日发布，自 2023 年 7 月 1 日起实施，全部代替 GB 15603—1995《常用危险化学品储存通则》。与上一版本相比，GB 15603—2022《危险化学品仓库储存通则》对名称进行了更改，删除了具体危险化学品的详细规定，标准内容也由 1995 版的 218 页减少至 2022 版的 10 页。本标准规定了危险化学品仓库储存的基本要求、储存要求、装卸搬运与堆码、入库作业、在库管理、出库作业、个体防护、安全管理、人员与培训等内容，适用于危险化学品储存、经营企业的危险化学品仓库储存管理。本标准主要针对大型仓库的管理，消毒供应中心的危险化学品管理可以从中进行参考和借鉴。

学习要点

一、术语和定义

（1）禁忌物品：容易相互发生化学反应或灭火方法不同的物品。

（2）隔离储存：在同一房间或同一区域内，不同的物料之间分开一定距离，非禁忌物料间用通道保持空间的储存方式。

（3）隔开储存：在同一建筑或同一区域内，用隔板或墙，将不同禁忌物品分离开的储存方式。

（4）分离储存：在不同的建筑物或同一建筑不同房间的储存方式。

隔离储存、隔开储存以及分离储存这三种储存方式都是为了保证物料安全，防止物料间的交叉污染和混淆，三种储存方式其区别在于隔离程度和物理分隔的方式不同。

二、基本要求

（1）危险化学品储存、经营企业的仓库规划选址、建设、安全设施，应符合国家相关的要求。

（2）应建立危险化学品储存信息管理系统，按照储存量大小进行分层次要求，实时记录作业基础数据，包括但不限于：①出入库记录（时间、品种、品名、数量等）。②识别化学品安全技术说明书中要求的灭火介质、应急、消防要求以及危险特性，理化性质，搬运、储存注意事项和禁忌等，以及可能涉及安全相容矩阵表。③库存危险化学品品种、数量、库内分布、包装形式等信息，禁忌配存情况，以及安全和应急措施。

（3）危险化学品储存信息数据应进行异地实时备份，数据保存期限不少于 1 年。

（4）危险化学品信息系统应具有接入所在地相关监管部门业务信息系统的接口。

三、常用危险化学品的安全储存

本部分为 1995 版本内容，与消毒供应中心的工作相关度较高，故在此处进行分析。

（1）环氧乙烷：环氧乙烷是一种易燃、易爆、有毒的危险化学品，常温下无色气体，40 ℃以下时为无色液体，有乙醚气味，易溶于水、乙醇和乙醚，沸点为 10.7 ℃，空气混合能形成爆炸性混合物，爆炸极限为 3%～100%。一旦发现火灾可用水、泡沫、二氧化碳扑救，救火时应站在上风处，并应佩戴防毒面具。环氧乙烷气罐专柜存放、专人管理，存放温度＜30 ℃以下，相对湿度＜80%，不能放入冰箱，远离火种、热源，避免日光直晒、雨淋水湿，与氧气、压缩空气隔离存放。

（2）过氧化氢：又名双氧水，化学式为 H_2O_2，含量 60%～100% 为爆炸品，40%～60% 为一级氧化剂（危险化学品的分类为 20%～60%），医药用含量为 3%（消毒用）。过氧化氢化学性质不稳定，在储存及运输过程中易发生缓慢分解成为氧及水，氧化能力强，如遇金属如铁、铜、锰或离子存在，可加速分解。如遇强氧化剂如高锰酸钾，则能发生猛烈氧化还原反应，与铅和铅的氧化物接触能发生剧烈反应，与丙酮、甲酸、羧酸、乙二醇能引起爆炸，接触有机物如木材、稻草等能缓慢引起燃烧。包装容器应有明显的品名、重量、规格、厂名、批号、生产日期及"氧化剂""腐蚀性""小心轻放""勿倒置"等标记。贮藏在阴凉、通风专用库房，远离火源、热源，避免日光直晒，库温≤30 ℃，与各种强氧化剂、易燃液体、易燃物隔离。发生火灾可用雾状水扑救，火灾熄灭后应使用大量水冲洗现场，皮肤灼伤需使用大量水冲洗。

（3）甲醛溶液：甲醛是一种有害物质，被世界卫生组织列入 1 类致癌物，属于腐蚀性物质，应专柜存放、专人管理。甲醛溶液为 37% 甲醛的水溶液，无色透明液体，有刺激性及窒息性气味，与水、醇、丙酮可任意混合，对人体黏膜、眼均有强刺激性、毒害性。在北方地区冬季应储存在保温库，温度不低于 10 ℃，发生火灾可用水、泡沫、二氧化碳灭火。眼受伤立即用大量清水冲洗；接触皮肤，先用大量水冲洗，再用乙醇擦洗后涂甘油；呼吸中毒可移至新鲜空气处，用 2% 碳酸氢钠溶液雾化吸入以解除呼吸道刺激，然后送医院治疗。

（4）氢氧化钠：别名烧碱，是工业基本原料，用于造纸、印染、化纤、医疗等。氢氧化钠为白色、无定形、易潮解固体，在空气中易吸收水蒸气而溶化，同时产生大量热，有极强腐蚀性，接触皮肤会引起灼伤甚至会破坏机体组织导致坏死，易吸收空气中二氧化碳成为碳酸钠，遇各种酸能发生中和反应并产生大量热。储存环境的相对湿度<80%，离地存放，专柜存放、专人管理。发生火灾可用水、砂土扑救。接触皮肤可立即用大量水冲洗，或用硼酸水或稀乙酸冲洗后涂氧化锌软膏，腐蚀严重的立即送医院诊治。

（5）乙醇：别名酒精，是醇类化合物的一种，无色而有特殊香味的透明、易挥发、易燃液体。乙醇蒸气与空气混合形成爆炸性混合物，爆炸极限 3.5%～18.0%。应储存于阴凉通风、无日光直射的库房，库内温度控制在 30 ℃以下，可与其他醇类、酮类等性质相同的物品同库储存，不得与氧化剂、酸类、强碱等不同性质物品混存。乙醇起火时可用抗醇泡沫、二氧化碳和砂土扑救，普通泡沫无效。

学习思考

1. 消毒供应中心使用的过氧化氢卡匣属于危险化学品吗？

2. 发生乙醇起火时可采用什么灭火设备？

3. 不同的危险化学品需要采取不同的化学品柜吗？

第三节
GB 30000—2024《化学品分类和标签规范》要点分析

引　言

GB 30000—2024《化学品分类和标签规范》为强制性国家标准，由 31 个部分组成，发布时间跨度超过 10 年，包括了爆炸物、易燃气体、易燃固体、易燃液体、自燃固体、自燃液体、金属腐蚀物、致癌性、急性毒性等数十个类型的化学品类型。本节仅对本标准的第 1 部分（GB 30000.1—2024）内容进行分析。第 1 部分为通则，首次发布于 1992 年（GB 13690—1992），于 2009 年进行了第一次修订（GB 13690—2009），于 2024 年进行了第二次修订（GB 13690 变更为 GB 30000.1），于 2024 年 7 月 24 日发布，自 2025 年 8 月 1 日起实施。本部分规定了与化学品分类和标签相关的术语和定义以及化学品危险性分类、标签和化学品安全技术说明书的通用要求，适用于按联合国《全球化学品统一分类和标签制度》对化学品进行分类和公示，不适用于有意摄入的药品、食品添加剂、化妆品和食品中的残留杀虫剂等。

学习要点

一、化学品危险性分类

化学品危险性包括物理危险、健康危害和环境危害 3 大类 29 项，具体如下。

1. 物理危险

物理危险包括爆炸物、易燃气体、气雾剂（气溶胶）和加压化学品、氧化性气体、加压气体、易燃液体、易燃固体、自反应物质或混合物、发火液体（自燃液体）、发火固体（自燃固体）、自热物质和混合物、遇水放出易燃气体的物质或混合物、氧化性液体、氧化性固体、有机过氧化物、金属腐蚀剂、退敏爆炸物共计 17 项。在储存、运输、使用过程中，应严格按照相关法规和标准进行操作，确保人员安全和环境保护。对于不同类型的危险化学品，应采取相应的防护措施，降低事故发生的风险。

2. 健康危害

健康危害包括急性毒性、皮肤腐蚀/刺激、严重眼损伤/眼刺激、呼吸道或皮肤过敏、生殖细胞致突变性、致癌性、生殖毒性（包括对性功能和生育能力的有害影响，对后代发育的有害影响）、特异性靶器官系统毒性（一次接触、反复接触）、吸入危险等共 10 项。

为了保护公众健康，应加强危险化学品的监管，提高人们的防范意识，加强事故应急预案的制定和演练，确保危险化学品的安全储存、运输、使用和废弃。

3. 环境危害

环境危害包括危害水生环境及危害臭氧层共有 2 项。

二、标签要素

（1）对于每个危险种类，GB 30000.2 至 GB 30000.29 系列标准中，列举了每个危险类别所对应的标签要素，包括危险符号、信号词和危险说明。这些要素的分配遵循了统一的分类准则，为化学品的标识提供了明确的指导。

（2）危险符号表示危险品的物理、化学性质以及危险程度的标志，其目的便于快速识别，用于提醒人们在运输、储存、保管、搬运等活动中引起注意。常见危险符号详见表 10-3-1。

表 10-3-1　常见危险符号

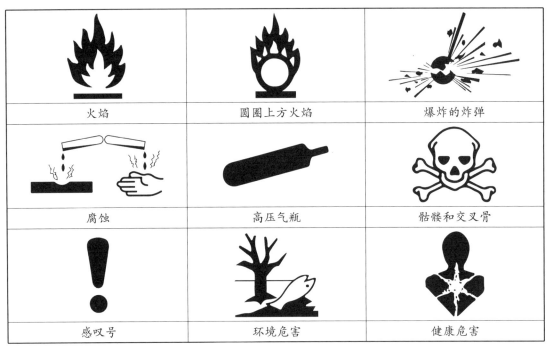

火焰	圆圈上方火焰	爆炸的炸弹
腐蚀	高压气瓶	骷髅和交叉骨
感叹号	环境危害	健康危害

（3）信号词：每个危险类别都有一个特定的信号词，也叫警示词，如"危险""警告"等，用于指示化学品的潜在危害程度危险，"危险"主要用于较为严重的危险类别，"警告"主要用于较轻的类别。使用时，如果适用信号词"危险"，则不应出现信号词"警告"。

学习思考

1. 化学品安全标签编写的程序是什么？

2. 化学品对健康的危害包括哪些类型？

3. 小型包装的化学品标签信息应该如何呈现？

第十一章

医疗器械相关行业标准要点分析

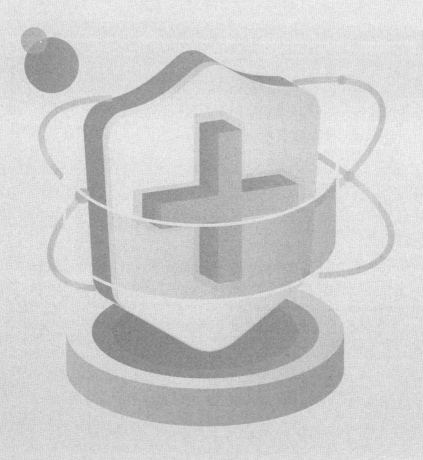

第一节

YY/T 0149—2006《不锈钢医用器械　耐腐蚀性能试验方法》要点分析

引　言

不锈钢材料制成的医疗器械应用十分普遍，我们在日常医疗活动中经常见到它们的身影。YY/T 0149—2006《不锈钢医用器械　耐腐蚀性能试验方法》为推荐性医药行业标准，于 2006 年 6 月 19 日发布，自 2007 年 5 月 1 日起实施，全部代替 YY/T 0149—1993。本标准规定了马氏体类和奥氏体类不锈钢制造的医用器械和牙科手持器械的耐腐蚀性能测试方法，本标准适用于马氏体类不锈钢医用器械（如剪、钳、镊等器械）、奥氏体类不锈钢医用器械（如注射针、针灸针、不锈钢宫内节育器、牙用不锈钢丝等），也适用于制造奥氏体类不锈钢医用器械的材料，不适用于由马氏体类和奥氏体类不锈钢材料制造的外科植入物。

学习要点

一、术语和定义

（1）不锈钢：以不锈、耐蚀性为主要特性，是由铁、铬、镍、碳等元素组成的合金材料。铁是不锈钢的基本元素，占主要成分；铬是不锈钢中最重要的合金元素之一，它能与氧化剂反应产生一种稳定的氧化膜，是不锈钢抗腐蚀性能的关键；碳是不锈钢必需的元素，碳可以增加硬度和强度，但不锈钢耐蚀性随含碳量的增加而降低。此外还可以添加镍、钼、钛、氮、硅等元素以提高耐腐蚀性、强度和抗氧化性。

（2）马氏体型不锈钢：因含碳较高（约 1.2%），故具有较高的强度、硬度和耐磨性，但耐蚀性差，适用于制造锋利切割的器械，例如骨刀、剪刀、咬骨钳、止血钳和持针钳等。

（3）奥氏体型不锈钢：碳含量通常低于 0.03%，具有较好的耐腐蚀性，用于制造的手术器械如器皿、针灸针、不锈钢节育器等。

二、试验用水

在进行耐腐蚀性能测试时，试验用水的质量必须满足 GB/T 6682—2008《分析实验室用水规格和试验方法》中对于三级水的具体要求：pH 值应在 5.0～7.5 的范围，电导率应低于 5 μS/cm，氮氧化物含量（以氧计）应限制在 0.4 mg/L 以内，同时蒸发残余氮含量在（105±2）℃的条件下也应≤2.0 mg/L。严格的水质标准是为了确保测试结果的准确性和可重复性，从而保证医用器械的耐腐蚀性能测试的有效性和可靠性。

三、试验方法

试验方法包括沸水试验、硫酸铜试验、压力蒸汽试验、加热试验、氯化钠溶液试验和柠檬酸溶液试验。前4种试验方法可用于马氏体不锈钢器械，所有试验方法可用于奥氏体不锈钢器械，主要原因是马氏体不锈钢不耐腐蚀，不必进行耐腐蚀试验。

1. 沸水试验法

（1）试验器具：玻璃烧杯或陶瓷容器或适用的耐腐蚀的不锈钢容器。

（2）试验步骤：试件浸没（浸没高度应≥30 mm）在盛有沸水的容器中煮沸至少30 min，然后让试件在试验水中冷却至少1 h，接着从试验水中取出试件，暴露在空气中2 h，最后使用干布用力擦拭试件表面。

（3）试验评价：检查试件表面的腐蚀痕迹，对其腐蚀程度进行评价，腐蚀程度分为4级。

a级：无任何腐蚀痕迹。

b级：有腐蚀痕迹，经擦拭即可除去。

c级：有腐蚀，经擦拭不能除去。

d级：有严重腐蚀，经擦拭不能除去。

2. 氯化钠溶液试验法

（1）试验器具：玻璃烧杯或陶瓷容器。

（2）试剂：氯化钠。

（3）氯化钠溶液配制：用三级水配制氯化钠溶液（0.5 mol/L）。

（4）试验步骤：将试件的一半浸入（半浸法）或全部浸入（全浸法）温度为（20±5）℃的氯化钠溶液中保持168 h（7 d），取出试件用水冲洗，再用三级水漂洗并干燥试件。

（5）试验评价：以10倍放大镜检查试件表面的腐蚀痕迹，其腐蚀程度分为4级。

a级：无任何腐蚀痕迹。

b级：有轻微的腐蚀痕迹，包括对表面反射性影响很小的点蚀或轻微清洗即可除去的沾污及表面变色。

c级：有明显的黄色或棕色锈斑生成。

3. 柠檬酸溶液试验法

（1）试验器具：玻璃烧杯。

（2）试剂：柠檬酸。

（3）柠檬酸溶液配制：用三级水配制100 g/L柠檬酸溶液。

（4）试验步骤：将试件浸没在柠檬酸溶液中保持5 h，取出试件用三级水冲洗，然后把试件放入盛有沸水的烧杯中煮沸 30 min，试件在试验水中冷却，室温保持 48 h，最后从试验水中取出试件并干燥。

（5）试验评价：目视检查试件表面的腐蚀痕迹，其腐蚀程度同氯化钠溶液试验法。

4. 硫酸铜试验法

（1）试验器具：玻璃烧杯或陶瓷容器。

（2）试剂：水合硫酸铜结晶、硅酸钠、异丙醇或 95％乙醇。

（3）硅酸钠溶液配制：在容器中加入 22.5 mL 的温水和 1 g 的硫酸铜结晶，搅拌直至结晶完全溶解，然后徐徐加入 2.5 g 的硅酸钠，使之充分混合。

（4）试件准备：用肥皂和温水擦洗试件，然后用三级水漂洗干净并用异丙醇或 95％乙醇干燥。

（5）试验步骤：试件在盛有硫酸铜溶液的容器中浸没 5.5～6.5 min，然后取出试件用水冲洗，接着用布用力擦拭。

（6）试验评价：目视检查试件上铜沉积的痕迹，试件上不得有擦不掉的铜附着层。

5. 压力蒸汽试验法

（1）设备：在 134～138 ℃和 0.22 MN/m² 条件下运行的非真空高压灭菌器。

（2）试验步骤：将试件放入托盘置于高压灭菌器内，134～138 ℃、3～3.5 min 运行一个压力蒸汽试验周期，灭菌完成后移出托盘，使试件在空气中冷却至室温。

（3）试验评价：检查试件表面的腐蚀痕迹，其腐蚀程度同沸水试验法。

6. 加热试验法

（1）设备：（175±5）℃的烘箱。

（2）试验步骤：将试件放入（175±5）℃的烘箱中持续（30±1）min，取出试件，使之在空气中冷却至室温。

（3）试验评价：检查试件表面的腐蚀痕迹，其腐蚀程度同沸水试验法。

学习思考

1. 马氏体型不锈钢与奥氏体型不锈钢的区别是什么？
2. 不锈钢的主要组成元素有哪些，不同元素的存在意义是什么？
3. 不锈钢耐腐蚀性能测试的方法有哪些？

第二节

YY/T 0466《医疗器械 用于医疗器械标签、标记和提供信息的符号》要点分析

引 言

为了保证医疗器械的安全使用和有效管理，需要有简便、明确的信息传达医疗器械的管理要求，这些信息主要通过符号或图案来传达，如编号、图标、文字等。YY/T 0466《医疗器械 用于医疗器械标签、标记和提供信息的符号》为推荐性医药行业标准，首次发布于 2003 年（YY 0466—2003），于 2009 年进行了第一次修订（YY 0466—2009），由强制性标准改为推荐性标准；分别于 2015 年、2016 年进行了第二次修订（YY/T 0466.2—2015、YY/T 0466.1—2016）；于 2023 年针对第 1 部分进行了第三次修订，最新标准（YY/T 0466.1—2023）于 2023 年 9 月 5 日发布，自 2025 年 9 月 15 日起实施。本标准确定了用于医疗器械标记符号的通用要求、制订、选择和确认，由 2 个部分组成：

第 1 部分：通用要求（YY/T 0466.1—2023）；

第 2 部分：符号的制订、选择和确认（YY/T 0466.2—2015）。

本标准的第 1 部分规定了用于表达提供医疗器械信息的符号，适用于在全球范围内可获得的、需要符合不同法规要求的各种医疗器械所使用的符号。这些符号能用在医疗器械本身上、其包装上或随附信息中。第 2 部分内容涉及不同符号的选择、组合和应用，本节仅对第 1 部分的内容进行分析。

学习要点

一、术语和定义

（1）标签：在物品自身上、单个物品或多个物品的包装上提供的书写的、印刷的或图形信息，包括医疗器械或附件上的标示。

（2）标示：持久地贴附、印刷、蚀刻（或等效方式）于医疗器械或附件上的文字或图形格式的信息。

二、医疗器械标签、标记和提供信息的符号

医疗器械标签、标记和提供信息的符号，见表 11-2-1 至表 11-2-5。

表 11-2-1　传达医疗器械信息的符号（制造相关）

图形符号	符号标题	符号说明及要求
	制造商	表示医疗器械制造商（注：该符号应随附制造商的名称和地址，且名称和地址应与符号相邻）
	生产日期	表示医疗器械的生产日期（注：该符号应随附日期以表示生产日期，日期应与符号相邻）
	有效期	表示在该日期之后医疗器械不得使用（注：该符号应随附日期以表示医疗器械在显示的年、月、日结束后不得使用，日期应与符号相邻）
	欧洲共同体/ 欧盟授权代表	表示欧洲共同体/欧盟授权代表（注：该符号应随附授权代表的名称和地址，且名称和地址应与符号相邻）
	批号	表示制造商的批号，以便能识别批次或批号（注：该符号应随附制造商的批号，且批号应与符号相邻）
	序列号	表示制造商的序列号，以便能识别特定的医疗器械（注：该符号应随附制造商的序列号，且序列号应与符号相邻）
	产品编号	表示制造商的产品编号，以便能识别医疗器械（注：该符号应随附制造商的产品编号，且该产品编号应与符号相邻）
	进口商	表示将医疗器械进口至本地的实体（注：该符号应随附进口实体的名称与地址，且名称和地址应与符号相邻）
	经销商	表示在本地经销医疗器械的实体（注：该符号应随附经销实体的名称与地址，且名称和地址应与符号相邻）
	型号	表示产品的型号或类型编号（注：该符号应随附产品的型号，且型号应与符号相邻）

图形符号	符号标题	符号说明及要求
CC	原产国	表示产品制造的原产国（注："CC"需要替换为世界各国和地区及其行政区划名称代码，例如中国是"CN"、意大利是"IT"、德国是"DE"；该符号可附加生产日期，且生产日期应与该符号相邻）

表 11-2-2　传达医疗器械信息的符号（无菌相关）

图形符号	符号标题	符号说明及要求
STERILE	无菌	表示医疗器械经过灭菌过程
STERILE A	经无菌加工技术灭菌	表示医疗器械已使用可接受的无菌技术生产
STERILE EO	经环氧乙烷灭菌	表示医疗器械已使用环氧乙烷灭菌
STERILE R	经辐射灭菌	表示医疗器械已使用辐射灭菌
STERILE !	经蒸汽或干热灭菌	表示医疗器械已使用蒸汽或干热灭菌
2 STERILIZE	不得二次灭菌	表示医疗器械不得二次灭菌
NON STERILE	未灭菌	表示医疗器械未经过灭菌过程
	如包装破损不得使用并查阅使用说明书	表示如果包装已破损或打开，医疗器械不得使用，且用户宜在使用说明书中查阅附加信息

图形符号	符号标题	符号说明及要求
STERILE	无菌流体路径	表示医疗器械内存在无菌的流体路径，特别在医疗器械其他部件（包括外表面）可能不是无菌提供时（注：适当时，应在符号空白方框中标明灭菌方法在制造商提供的信息中，应标识无菌的医疗器械部件）
STERILE VH2O2	经汽化过氧化氢灭菌	表示医疗器械已使用汽化过氧化氢灭菌
（单椭圆）	单层无菌屏障系统	表示单层无菌屏障系统
（双椭圆）	双层无菌屏障系统	表示双层无菌屏障系统
（内虚线椭圆）	内部有保护性包装的单层无菌屏障系统	表示内部有保护性包装的单层无菌屏障系统
（外虚线椭圆）	外部有保护性包装的单层无菌屏障系统	表示外部有保护性包装的单层无菌屏障系统

表 11-2-3　传达医疗器械信息的符号（贮存相关）

图形符号	符号标题	符号说明及要求
（高脚杯图形）	易碎物品，小心搬运	表示如果不小心搬运，医疗器械会破损或受损
（太阳图形）	怕晒	表示医疗器械需要避光保存

续表

图形符号	符号标题	符号说明及要求
	怕热和辐射	表示医疗器械需要避开热源和辐射源保存
	怕雨	表示医疗器械需要避免潮湿，保持干燥
	温度上限	表示医疗器械能安全暴露的环境温度上限（注：温度上限值应表示在紧邻上水平线处）
	温度下限	表示医疗器械能安全暴露的环境温度下限（注：温度下限值应表示在紧邻下水平线处）
	温度极限	表示医疗器械能安全暴露的环境温度限值（注：温度上限值和温度下限值应分别表示在紧邻上、下水平线处）
	湿度极限	表示医疗器械能安全暴露的环境湿度范围（注：湿度的限值应分别表示在紧邻上、下水平线处）
	大气压力极限	表示医疗器械能安全暴露的大气压力范围（注：大气压力限值应分别表示在紧邻上、下水平线处）

表 11-2-4 传达医疗器械信息的符号（安全使用相关）

图形符号	符号标题	符号说明及要求
	生物风险	表示存在与医疗器械相关的潜在生物风险
	不得重复使用	表示医疗器械预期仅使用一次
	查阅使用说明书、电子使用说明书	表示用户需要查阅使用说明书
	警告	表示在靠近符号放置处操作设备或控件时必须小心，或当前情况需要操作者警惕或操作者采取措施，以避免不希望的后果
LATEX	含有或存在天然橡胶胶乳	表示医疗器械或医疗器械包装的构成材料存在干的天然橡胶或天然橡胶胶乳

表 11-2-5 传达医疗器械信息的符号（其他）

图形符号	符号标题	符号说明及要求
UDI	医疗器械唯一标识	表示数据载体包含医疗器械唯一标识信息
A→文	翻译	表示原始医疗器械信息经过翻译，补充或替代了原始信息
MD	医疗器械	表示该物品是医疗器械
IVD	体外诊断医疗器械	表示预期用作体外诊断的医疗器械

图形符号	符号标题	符号说明及要求
	无热原	表示医疗器械是无热原的
	每毫升滴数	表示每毫升滴数（注：规定每毫升滴数；所示的 20 为示例，应由适当的每毫升滴数代替）
	重新包装	表示已发生对原始医疗器械包装配置的改动（注：该符号应随附负责重新包装活动的实体的名称和地址，且名称和地址应与该符号相邻）

学习思考

1. 医用器械不得二次灭菌和不得二次使用的标记符号有何联系和区别？

2. 医疗器械唯一标识所代表的含义是什么？

第三节

YY/T 1263—2015《适用于干热灭菌的医疗器械的材料评价》要点分析

引　言

医疗器械在临床应用中直接关系到医疗质量和患者安全，因此，其材料的选择至关重要。YY/T 1263—2015《适用于干热灭菌的医疗器械的材料评价》适用于采用干热灭菌的医疗器械的材料评价，旨在为医疗器械的材料选择提供评价依据，医疗器械生产企业在材料选择时，应依据该标准进行全面的评价，确保产品质量和患者安全。本标准为推荐性医药行业标准，于2015年3月2日发布，自2016年1月1日起实施。本标准规定了材料选择、设计和加工、材料试验，为选择干热灭菌的材料适应性提供评价指南，适用于采用干热灭菌的医疗器械的材料评价，也适用于材料的去热原。

学习要点

一、术语和定义

（1）干热灭菌：通过对流、传导、热辐射、红外和焚化等方式进行的灭菌工艺，是一种工艺参数少、无灭菌剂残留且设备需求较为简单的可靠灭菌工艺。干热灭菌的原理是利用高温破坏微生物的蛋白质、核酸和酶等物质，从而导致细胞死亡，从而达到灭菌的目的。家庭里最方便实现的灭菌是燃烧和干烤。燃烧法适用于无保留价值的污染物品，例如破伤风、阮病毒、气性坏疽等病原体污染的纸张、敷料、一次性材料；干烤法适用于耐热、不耐湿或气体不能穿透物品的物品，如油剂、粉剂、玻璃器皿、金属器械、陶瓷制品。

（2）去热原：通过设计有效的灭热原工序，使灭活的内毒素水平达到一个受监控水平。热原系指注入机体后能引起人体体温异常升高的多种致热物质的统称。热原有化学性物质、细菌、内源性物质等，目前去除热原的主要方法有加热、加酸、加碱处理及吸附、过滤等。

（3）加速老化：在高温和（或）其他加强环境条件下，储存医疗器械以在较短的时期内模拟实时老化的过程。加速老化是指将产品放置在比正常储存或使用环境更严格或恶劣的条件下，在较短的时间内测定器械或材料在正常使用条件下的发生变化的方法规定加速老化条件（温度、湿度、温度周期、时间）。

（4）实时老化：医疗器械储存在正常环境条件下，以评估随时间改变的功能特性。医疗器械或材料的老化是指随着时间的延长它们性能的变化，特别是与安全性和有效性有关的性能。

二、材料选择

1. 概述

（1）使用干热灭菌的医疗器械，应评价产品材料对干热灭菌的适宜性，以保证产品经过干热灭菌后依然能够满足原有的安全性和有效性的要求。

（2）随着灭菌温度的降低，可接受干热灭菌的材料增多。首先要考虑材料的热变形、玻璃化转变、熔点温度，明确材料灭菌的可接受温度。

（3）干热灭菌十分适用于那些受潮湿、水合或侵蚀反作用影响的材料和在高压灭菌后吸收极少的水汽并出现雾气的部分透明塑料等材料，但对不耐热的材料如丙烯腈、丁二烯、苯乙烯三元共聚物（ABS）和低密度聚乙烯（LDPE），将其暴露在高温条件下其结构将被破坏。破坏的表现形式包括物理性质改变（脆化、变色、产生气味、硬化、软化等）、化学性质改变（分解、产生气体、聚合反应和有毒化合物的形成等）、膨胀率的差异、产品功能和性能的改变。

（4）经过干热灭菌加工的产品或材料在功能和外观上的变化可能贯穿于产品的货架期。

2. 干热灭菌主要参数

干热灭菌的参数包括温度与时间，干热灭菌的代表性温度为 160～190 ℃，但同样可以在更低的温度区间（105～135 ℃）使用，暴露时间随着温度的变化而变化，温度较高时暴露时间较短（如 330 ℃时 1.15s、190 ℃时 6 min、180 ℃时 30 min、160 ℃时 2 h、121 ℃时 24 h、105～112 ℃时 30 h 或更长）。

3. 干热灭菌材料相容性

在众多医疗材料的生产过程中，加热是一个不可或缺的环节。因此，材料在高温下的稳定性成为其能否承受干热灭菌的关键。重复干热灭菌相容的金属为铝、黄铜、铜、金、镍、不锈钢、钛；热塑性塑料为聚四氟乙烯（PTFE）、聚苯乙烯（PS）、可溶性聚四氟乙烯、聚偏氟乙烯、聚碳酸酯等；热固性材料为环氧树脂、不饱和聚酯和聚酰亚胺等。市面上常见的管腔 PCD 材质为金属或聚四氟乙烯材料。

学习思考

1. 干热灭菌的适用范围有哪些？

2. 干热灭菌的原理是什么？

3. 干热灭菌如何进行灭菌质量监测？

第四节

YY/T 1264—2015《适用于臭氧灭菌的
医疗器械的材料评价》要点分析

引　言

臭氧可以用于空气、水、餐饮具、食品加工管道、医疗器械、医疗用品和物体表面的消毒。YY/T 1264—2015《适用于臭氧灭菌的医疗器械的材料评价》为推荐性医药行业标准，于 2015 年 3 月 2 日发布，自 2016 年 1 月 1 日起实施。本标准规定了材料选择、设计和加工、材料试验，为选择臭氧灭菌工艺材料适应性提供评价指南，适用于采用臭氧灭菌的医疗器械的材料评价，也适用于消毒产品的材料评价。

学习要点

一、术语和定义

（1）臭氧：在常温常压下，是一种淡蓝色腥臭味的气体（分子式为 O_3），具有极强的氧化能力与杀菌性能。

（2）臭氧浓度：单位体积内臭氧的含量，常用毫克每升（mg/L）、毫克每立方米（mg/m^3）表示。

（3）货架期：产品使用前在标准的贮存条件下，其功能性和生物相容性无不可接受影响所能保持的时间长度或选择失效的时间长度。

二、材料选择

1. 臭氧灭菌工艺对材料的影响

臭氧是一种强氧化剂，也是一种高效的灭菌剂。气体或水汽形态的臭氧可用于臭氧灭菌器或灭菌室对医疗产品和其他材料进行灭菌。由于臭氧是亚稳定产物，在运行时不能控制灭菌剂的形态。臭氧灭菌工艺特别适合对热敏性材料进行灭菌。灭菌时，臭氧分解活性粒子，包括羟基和氧原子。

2. 臭氧灭菌过程变化

确定状态之后注入臭氧，在灭菌循环过程中，产品暴露于臭氧浓度 85 mg/L，时间 15 min，温度在 30～36 ℃，臭氧容许存在固定的时间然后排气。在臭氧存在的期间，臭氧在灭菌室内分解成活性粒子，包括自由基。

3. 臭氧灭菌过程参数

（1）臭氧灭菌过程需要关注时间、温度、相对湿度、压力、臭氧浓度等参数。

（2）代表性臭氧灭菌周期：臭氧灭菌的过程分为几个阶段，首先是抽真空，随后进行加湿，再注入臭氧进行灭菌处理，这三步需要重复 2 次。在完成灭菌处理后，需要将残留的臭氧排出，并进行通风，以确保环境的安全。

（3）抗氧化性：由于臭氧是强氧化剂，灭菌材料必须有抗氧化性。

（4）温度：材料可承受的温度范围为 30～36 ℃，从温度单一因素考虑，几乎所有的材料均可以耐受。

（5）湿度：水蒸气有助于灭菌室内的高效灭菌，材料应当对高湿度（＞80%）有抵抗性，湿度如果太低可能导致液态水在产品表面被浓缩蒸发。

（6）压力变化：材料应能耐受 133.3 Pa 的真空。

（7）材料相容性：与第（3）、第（5）要求一致，适用于低温臭氧灭菌的材料应具有抗氧化性和抗潮湿性。臭氧灭菌不能应用于流体、无纺布材料。与臭氧灭菌方法相容的材料包括金属（如铝、黄铜、铜、金、不锈钢、钛）、热塑性塑料［如聚四氟乙烯、聚苯乙烯、聚氨酯（PU）、聚丙烯（PP）、聚氯乙烯（PVC）等］、热固性材料（如环氧树脂）等。

学习思考

1. 臭氧灭菌过程中的参数与灭菌周期是什么？

2. 臭氧灭菌和低温蒸汽甲醛灭菌的区别？

3. 强氧化性灭菌剂的作用原理是什么？

第五节

YY/T 1265—2015《适用于湿热灭菌的医疗器械的材料评价》要点分析

引 言

湿热灭菌法是医疗机构内最常见的灭菌方式之一，应用十分广泛。湿热灭菌过程会有高温、潮湿状态，所以对相关材料有一定要求。YY/T 1265—2015《适用于湿热灭菌的医疗器械的材料评价》为推荐性医药行业标准，于 2015 年 3 月 2 日发布，自 2016 年 1 月 1 日起实施。本标准规定了适用于湿热灭菌的医疗器械材料选择、设计和加工、材料试验，为选择湿热灭菌的材料适应性提供评价指南，适用于采用湿热灭菌的医疗器械的材料评价。

学习要点

一、术语和定义

（1）材料的生物相容性：器械的构成材料或包装材料没有暴露出不利于健康的后果。指材料与生物活体组织及体液接触后，不引起细胞、组织的功能下降，组织不发生炎症、癌变以及排斥反应等。应用的条件不同，对材料生物组织相容性的要求不同。

（2）F 值：热力灭菌法对微生物灭活能力的度量值。

二、材料选择

1. 湿热对材料的影响

湿热灭菌通过饱和蒸汽、水喷淋、空气—蒸汽混合气体、过热蒸汽或水浸等形式作用于材料，采用湿热灭菌的材料应充分考虑高温或潮湿对材料退化或破坏的作用。

（1）湿热对材料的影响因素：暴露在高温或潮湿环境中一定的时间、重复暴露于灭菌条件的次数，或者两者的共同作用。

（2）材料受到影响的变化：包括物理特性改变（水合、软化、开裂、失泽、变色、变形等）、化学特性改变（添加剂和配料的分解、洗脱和提取、气体的产生、发生聚合作用、腐蚀性或有毒物质的形成）、膨胀率差异（材料中的组合成分由于膨胀率不同而造成损害）、材料或产品功能和性能的改变。

2. 湿热灭菌过程参数

（1）温度：灭菌温度是湿热灭菌主要的过程变量之一，温度通常控制在 121～134 ℃

之间，通常情况下，温度越高灭菌效果越好，但湿热灭菌器的工作温度可能在 105～150 ℃之间变化（干热灭菌最低灭菌温度为 105 ℃）。世界上主流的压力蒸汽灭菌设定温度为 121 ℃、132 ℃、134 ℃，压力与沸点关系为水在 1 个大气压的沸点是 100 ℃、2 个大气压下的沸点是 121 ℃、3 个大气压下的沸点是 134 ℃。下排气灭菌一般只能保持 2 个大气压灭菌设定温度 121 ℃，预真空的灭菌方式能够达到 3 个大气压设定灭菌温度 132 ℃或 134 ℃。美国采用的压力蒸汽灭菌温度为 250 ℉、270 ℉，中国的温度单位摄氏度（℃）而美国常用温度单位华氏度（℉），这两个单位之间是可以相互转化的。121 ℃换算为华氏度是 249.8 ℉，四舍五入后约等于 250 ℉，134 ℃换算为华氏度是 273.2 ℉，美国直接取 270 ℉，换算回摄氏度就是 132 ℃。

（2）压力：消毒供应中心湿热灭菌器的灭菌期，最常见的为 3 个大气压，水的沸点为 134 ℃，对应的压力值为 201.7～229.3 kPa。灭菌过程中压力会在一个比较大的范围内变化，针对过压、喷水、水浸等不同工艺，压力的范围可以从低温工艺的 123.4 kPa 至较高的 620.2 kPa。

（3）时间：暴露时间由平衡温度、加热与冷却时间决定，较高的平衡时间、较长的加热阶段和冷却阶段均可以减少暴露时间。WS 310.2—2016《医院消毒供应中心 第 2 部分：清洗消毒及灭菌技术操作规范》规定 134 ℃的灭菌程序维持时间≥4 min。灭菌过程中暴露时间不宜过长，还应考虑材料的不均匀膨胀，保证加热速率使产品不均匀膨胀的可能性最低。

（4）水或水蒸气：蒸汽灭菌器在灭菌阶段使用到的真实灭菌介质是高温的液态水，水或水蒸气充分与材料作用，蒸汽凝结为液态水会快速、大量释放热量。干燥阶段将消除残留水分和防止聚合物水合，阻止被损坏的微生物在含水的环境下进行修复，而提供进一步的灭活。另外，循环干燥和加热可帮助消除水痕和还原材料变形，避免潮湿状态下已灭菌的材料受到微生物污染。

3. 与特定材料的相容性

与湿热灭菌相容的特定材料包括热塑性塑料（如聚四氟乙烯、聚苯乙烯、聚氨酯、聚丙烯）、热固性塑料（如环氧树脂、聚酰亚胺）以及金属（如黄铜、铜、金、镁、镍、银、不锈钢、钛）等。

学习思考

1. 湿热灭菌的主要过程变量有哪些？

2. 湿热对材料的影响有哪些？

3. 过热蒸汽为什么比饱和蒸汽杀菌力弱？

第六节

YY/T 1266—2015《适用于过氧化氢灭菌的
医疗器械的材料评价》要点分析

引　言

过氧化氢灭菌属于化学灭菌方法，包含气体灭菌和液态灭菌两种形式。YY/T 1266—2015《适用于过氧化氢灭菌的医疗器械的材料评价》只针对过氧化氢气体灭菌。过氧化氢作为一种化学制剂，具有一定的腐蚀性，且灭菌过程还存在化学制剂残留的挑战，故需要对适用于过氧化氢灭菌的医疗器械材料进行评价。本标准为推荐性医药行业标准，于2015年3月2日发布，自2016年1月1日起实施。本标准规定了材料选择、设计和加工、材料试验。为选择过氧化氢灭菌的材料适应性提供评价指南，适用于采用过氧化氢灭菌的医疗器械的材料评价。

学习要点

一、术语和定义

表面蚀变：给材料表面带来物理、化学或生物学特性变化的活动。

二、材料选择

1. 过氧化氢灭菌材料的选择

疏水性和化学稳定的材料是很好的选择对象，而且这类材料还可以抗氧化和减少水分的吸收。基于这些特性，在产品的设计上最好避免使用易于被氧化的材料（如银、铜、铜合金）和易于吸收过氧化氢的材料（如聚氨酯、尼龙和纤维素）。建议使用无接触反应、无吸收性的材料，如聚四氟乙烯、聚乙烯、不锈钢或被推荐使用的低铜铝合金。黏合剂中含有比例较高的胺类固化剂或交联剂，通常也是不相容的。不能用于处理植物纤维素制品，如棉布、亚麻布、纸；不能处理粉类和液体；植入性和眼科的器械不宜使用。

2. 过氧化氢灭菌剂残留物

灭菌后通常不需要通风，通常还可以依靠等离子体的方法将残留过氧化氢高效快速地分解为水和氧气，这使得医疗器械或包装材料在灭菌完成后不会残留足以对生物相容性产生影响的灭菌剂。与环氧乙烷一样，过氧化氢的残留水平取决于材料的类别、等级、室内装载密度、装载重量、具体的循环参数和使用的包装。

3. 过氧化氢灭菌周期

使用过氧化氢作为灭菌剂有两种灭菌方法，一种是过氧化氢低温等离子体、另一种是过氧化氢蒸气。过氧化氢低温等离子体灭菌过氧化氢的代表浓度为 6～18 mg/L，循环时间范围在 15 min 至 4 h，温度范围为 40～60 ℃。过氧化氢蒸气系统，过氧化氢的代表浓度为 0.5～9 mg/L，循环时间范围在 28 min 至 8 h，温度范围为 25～55 ℃。

4. 材料工艺参数

接受灭菌的产品至少能耐受 55 ℃，灭菌阶段深度抽真空，接受灭菌的产品能经受压力的变化，离子态通过表面蚀变影响部分接受灭菌的产品。

5. 与特定材料的相容性

与过氧化氢灭菌相容的特定材料包括热塑性塑料（如聚四氟乙烯、丙烯腈－丁二烯－苯乙烯共聚物、聚苯乙烯、聚氯乙烯、聚乙烯、聚丙烯）、弹性体（如硅胶、腈）以及金属（如铝、铜、黄铜、金、银、镁、镍、不锈钢、钛）等。

学习思考

1. 植入物可以选用过氧化氢低温等离子灭菌吗?
2. 过氧化氢灭菌周期包括什么?
3. 适用于过氧化氢灭菌材料有哪些?

第七节

YY/T 1267—2015《适用于环氧乙烷灭菌的医疗器械的材料评价》要点分析

引 言

环氧乙烷灭菌是效果较为可靠的低温化学灭菌方式，应用较为广泛。YY/T 1267—2015《适用于环氧乙烷灭菌的医疗器械的材料评价》为推荐性医药行业标准，于2015年3月2日发布，自2016年1月1日起实施。本标准规定了材料选择、设计和加工、材料试验，为选择环氧乙烷灭菌的材料适应性提供评价指南，适用于采用环氧乙烷灭菌的医疗器械的材料评价。

学习要点

材料选择如下。

1. 环氧乙烷灭菌

使用多种条件对过程进行控制（即温度、湿度、压力变化、环氧乙烷或其非易燃混合气体的暴露）。产品和包装在设计上应允许抽除空气，允许蒸汽和环氧乙烷穿透。应考虑到这些条件会有潜在的物理和化学的影响，并有残留物。在环氧乙烷灭菌过程中，产品会受到环境压力（如真空和压力变化）、温度升高、湿度改变的影响。产品同样会与环氧乙烷发生反应，或与用于混合的非易燃气体发生反应，或与两者均发生反应。此外，高湿度和压力变化可能影响包装密封的强度，使密封变差。产品的设计应确保功能和安全不受预期灭菌条件变化的影响。

环氧乙烷灭菌过程参数包括温度、湿度和压力。典型的灭菌温度为30～60℃，湿度通常＞30％，灭菌过程参数可以进行修改以适应那些对水分或温度敏感的材料，但是要清楚地知道这些改变会影响灭菌效果，从而使其应用受限制。

2. 与生物相容性相关的灭菌剂残留

产品使用环氧乙烷灭菌会产生灭菌剂残留，应除去这些残留要直至满足其他标准要求的水平或经生物相容性证明。在环氧乙烷灭菌中，环氧乙烷和氯乙醇是最主要的残留物质。氯乙醇是当环氧乙烷和氯离子或包含化学负载的活跃氯进行反应而形成的。因此，如果一件医疗器械不含有氯原子以及没有使用含氯的混合物进行前期消毒灭菌，氯乙醇将不会形成。如果一件医疗器械在灭菌前经过含氯的清洁剂处理以降低生物负载，大量的氯化醇将会形成。一般而言，氯乙醇使用通风的手段不能除去。

3. 与特定材料的相容性

与环氧乙烷灭菌相容的材料较多，包括绝大多数热塑性塑料（如聚四氟乙烯、丙烯腈-丁二烯-苯乙烯共聚物、聚苯乙烯、聚氯乙烯、聚乙烯、聚丙烯）、所有的热固性塑料、大多数弹性体（如丁基合成橡胶、天然橡胶、腈等）以及金属（如铝、铜、黄铜、金、银、镍、不锈钢、钛）等。

学习思考

1. 适用于环氧乙烷灭菌的医疗器械的材料有哪些？
2. 检测医疗器械中环氧乙烷残留量的方法有哪些？
3. 环氧乙烷灭菌操作时需注意什么？

第八节

YY/T 1478—2016《可重复使用医疗器械消毒灭菌的追溯信息》要点分析

引 言

使用后的可复用医疗器械需要经过清洗、消毒和灭菌才能再次使用，再处理过程需要记录并能被查阅。YY/T 1478—2016《可重复使用医疗器械消毒灭菌的追溯信息》规定了可重复使用医疗器械在清洗、消毒和灭菌处理过程中必要的追溯信息，不适用于对可重复使用医疗器械在处理过程中其余环节的追溯信息的规定，如回收、分类、存储等内容。本标准发布于 2016 年 7 月 29 日，于 2017 年 6 月 1 日实施。

学习要点

一、术语和定义

（1）处理：为满足预期使用要求，对新的或使用过的医疗器械所应做的准备工作，包括清洗、消毒和灭菌。一般也会称之为"再处理过程"。

（2）器械：按照使用目的组合并具备特定功能的成套器械及其包装的总称。

二、可重复使用医疗器械的标识

可重复使用手术器械或器械包进行清洗、消毒、灭菌处理时应有唯一性标识，文字、条形码（一维码和二维码均属于条形码）和无线射频识别（RFID）可以作为标识的实现方法。一维码具有结构简单（由平行的黑白条和空格组成，条和空格的宽度不同，代表不同的字符）、识别速度较快、成本较低和应用广泛的优点，但其信息容量有限。二维码具有信息容量大、信息类型丰富、纠错能力强（即使部分损坏，二维码也能被正确识别）、识别速度快、安全性高和应用灵活的优点。RFID 具有非接触式读取、资料可更新、储存资料容量大、可工作于各种恶劣环境、可重复使用、同时间可读取多个辨识标签以及资料安全性等优点。

三、清洗、消毒处理的追溯信息

1. 通用要求

应记录清洗消毒器操作人员，可重复使用医疗器械的名称和数量，清洗消毒的方法、日期，清洗消毒批号、时间、温度，湿热消毒记录 A_0 值，清洗消毒过程中的报警和故障等信息。采用化学消毒还应记录消毒剂名称、浓度，消毒时间和消毒时温度等。

2. 超声清洗的追溯信息

操作人员、清洗批次、超声频率和功率、温度、超声时间等。

3. 内镜清洗消毒的追溯信息

记录每条内镜的使用及清洗消毒情况，包括诊疗日期、患者标识与内镜编号、清洗消毒起止时间、操作人员、设备运行参数、内镜损坏信息等。

四、灭菌处理的追溯信息

1. 通用要求

（1）在灭菌处理过程中，追溯信息至少应包括灭菌处理的日期，以及灭菌批号或设备循环周期号。

（2）可重复使用医疗器械的名称、数量或其唯一性标识。

（3）灭菌设备的编号和规格型号。

（4）在灭菌过程中的报警或故障等信息（如适用）。

（5）指示物的监测结果（如适用）。

2. 与特定灭菌法相关的要求

（1）压力蒸汽灭菌的追溯信息还要记录灭菌设备运行的温度-时间、压力-时间变化数据或曲线。

（2）干热灭菌的追溯信息还要记录灭菌设备运行的温度-时间变化数据或曲线。

（3）环氧乙烷灭菌的追溯信息还要记录所使用的环氧乙烷气体的浓度、使用量，灭菌设备运行的温度-时间、压力-时间变化数据或曲线。

（4）过氧化氢低温等离子体灭菌的追溯信息还要记录所使用的过氧化氢溶液的浓度、使用量，灭菌设备运行的温度-时间、压力-时间变化数据或曲线。

（5）低温蒸汽甲醛灭菌的追溯信息还应记录所使用的甲醛溶液的浓度、使用量，灭菌设备运行的温度-时间、压力-时间变化数据或曲线。

五、可重复使用医疗器械消毒灭菌追溯信息的管理

（1）信息记录的载体可为电子文件或纸质文件，参数可以用数字显示，也可用图表显示。

（2）追溯信息应能被及时、准确、完整地记录。

（ 学习思考 ）

1. 条形码与无线射频识别技术的优缺点有哪些？

2. 压力蒸汽灭菌的追溯信息应记录哪些？

3. 单件医疗器械或物品如何做好追溯管理？

第九节

YY/T 1630—2018《医疗器械唯一标识基本要求》要点分析

引　言

可重复使用医疗器械需要使用唯一性标识进行管理，其标识的方法、途径多种多样。YY/T 1630—2018《医疗器械唯一标识基本要求》为推荐性医药行业标准，于 2018 年 12 月 20 日发布，自 2020 年 1 月 1 日起实施。本标准规定了医疗器械唯一标识的相关术语和定义、基本原则、产品标识的要求和生产标识的要求，适用于医疗器械唯一标识的管理。本标准的制定和实施，对于提高医疗器械监管效率、保障医疗器械使用安全具有重要意义。

学习要点

一、术语和定义

（1）医疗器械唯一标识：基于标准创建的一系列由数字、字母和（或）符号组成的代码，包括产品标识和生产标识，用于对医疗器械进行唯一性识别。国际上通常使用 UDI（unique device identifier）进行表示，可用于医疗器械产品的管理和追溯。

（2）产品标识：特定于某种规格型号和包装医疗器械的唯一性代码，可用作对医疗器械唯一标识数据库存储信息的"访问关键字"，关联医疗器械产品信息、制造商信息、注册信息等。

（3）生产标识：识别医疗器械生产过程相关数据的代码。根据实际应用需求，生产标识可包含医疗器械序列号、生产批号、生产日期、失效日期等。

二、医疗器械唯一标识的基本原则

（1）医疗器械唯一标识应能在医疗器械规格型号、批次或单个产品层次保持唯一。

（2）对于相同特征的医疗器械，医疗器械唯一标识的唯一性应指向单个规格型号产品。

（3）对于按照批次生产控制的医疗器械，医疗器械唯一标识的唯一性应指向同批次产品。

（4）对于采用序列号生产控制的医疗器械，医疗器械唯一标识的唯一性应指向单个产品。

（5）应根据具体使用情况有相应的校验机制，由标准的算法得出，以校验医疗器械唯一标识整体或组成部分的正误。

（6）医疗器械唯一标识的长度应尽可能简短。

（7）应包括数据分隔符，保证产品标识和生产标识的各组成部分能够正确识读和解析。

三、医疗器械唯一标识的特征

（1）唯一性：每个医疗器械或器械包的唯一标识必须是独一无二的，不可重复，这是确保产品精确识别的基础。唯一性应当指向单个规格型号产品；对于按照批次生产控制的产品，唯一性指向同批次产品；而对于采用序列号生产控制的医疗器械，唯一性应当指向单个产品。

（2）稳定性：唯一标识一旦分配给医疗器械产品，只要其基本特征没有发生变化，产品标识就应该保持不变。当医疗器械停止销售、使用时，其产品标识不得用于其他医疗器械；重新销售、使用时，可使用原产品标识。

（3）可扩展性：唯一标识应当与监管要求和实际应用不断发展相适应，"唯一"一词并不意味着对单个产品进行序列号化管理，在唯一标识中，生产标识可以和产品标识联合使用，实现规格型号、批次和单个产品三个层次的唯一性，从而满足当前和未来对医疗器械的识别需求。

学习思考

1. 如何做好精密医疗器械唯一标识管理？
2. 医疗器械唯一标识的基本原则是什么？

第十节

YY/T 1681—2019《医疗器械唯一标识系统基础术语》要点分析

引 言

医疗器械唯一标识系统的建立是为了对医疗器械生产、经营和使用等各环节进行快速、准确识别，实现全生命周期管理，提升监管效能而建立的标识体系。YY/T 1681—2019《医疗器械唯一标识系统基础术语》为推荐性医药行业标准，于 2019 年 7 月 24 日发布，自 2020 年 8 月 1 日起实施，界定了医疗器械唯一标识系统的基础术语和定义，是对 YY/T 1630—2018《医疗器械唯一标识基本要求》的补充和完善。

学习要点

一、通用术语

（1）医疗器械唯一标识系统：由医疗器械唯一标识、医疗器械唯一标识数据载体和医疗器械唯一标识数据库组成的医疗器械统一识别系统。医疗器械唯一性标识系统能确保每一种医疗器械产品都具备唯一性标识，并且这些标识可以追踪到每个产品的生产和流通过程，系统可以提高产品质量和安全性，保障患者的权益。

（2）标签：在医疗器械或者其包装上附有的用于识别产品特征和标明安全警示等信息的文字说明及图形、符号。

（3）标记：与医疗器械的识别、技术说明、预期用途和正确使用有关的标签、使用说明书和任何其他信息，但不包括货运文件。

（4）本体直接标识：在医疗器械本体上永久附加医疗器械唯一标识的方式。

（5）运输包装：由物流系统过程控制产品可追溯性的包装。

（6）产品包装级别：不同级别的医疗器械包装，其中包含固定数量的医疗器械。但不包括运输包装。

二、医疗器械唯一标识

（1）医疗器械唯一标识：基于标准创建的一系列由数字、字母和（或）符号组成的代码，包括产品标识和生产标识，用于对医疗器械进行唯一性识别。是对医疗器械在其整个生命周期赋予的身份标识，在产品供应链中的唯一"身份证"，全球采用统一的、标准的医疗器械唯一标识有利于提高供应链透明度和运作效率，有利于降低运营成本，实现信息共享及不良事件的监控和问题产品召回。

（2）产品标识：特定于某种规格型号和包装医疗器械的唯一性代码。产品标识是识别注册人/备案人、医疗器械型号规格和包装的唯一代码，是从数据库获取医疗器械相关信息的"关键字"，是唯一标识的必须部分。

（3）生产标识：识别医疗器械生产过程相关数据的代码。生产标识包括与生产过程相关的信息，包括产品批号、序列号、生产日期和失效日期等，可与产品标识联合使用，满足医疗器械流通和使用环节精细化识别和记录的需求。

（4）数据分隔符：在医疗器械唯一标识中，定义特定数据元素的字符或字符集。

（5）使用单元产品标识：在医疗器械使用单元上没有医疗器械唯一标识的情况下，分配给单个医疗器械产品的产品标识，其目的是关联患者和医疗器械。例如 N 支（$N>1$）采血管一包，单个采血管没有医疗器械唯一标识的情况下，给单个采血管分配的产品标识。

三、医疗器械唯一标识数据载体

（1）医疗器械唯一标识数据载体：存储或者传输医疗器械唯一标识的数据媒介。医疗器械唯一标识数据载体是指将医疗器械的唯一标识码和相关信息嵌入到特定的物理或电子载体中，以便在医疗器械的生命周期中进行识别和追踪。

（2）一维码：只在一维方向上表示信息的条码符号。由平行的黑白条和空格组成，条和空格的宽度不同，代表不同的字符。

（3）二维码：在二维方向上都表示信息的条码符号。是用某种特定的几何图形按一定规律在平面（二维方向上）分布的黑白相间的图形记录数据符号信息。

（4）射频识别（RFID）：在频谱的射频部分，利用电磁耦合或感应耦合，通过各种调制和编码方案，与射频标签交互通信唯一读取射频标签身份的技术。

（5）射频标签：用于物体或者物品标识，具有信息存储功能，能接收读写器的电磁调制信号，并返回相应信号的数据载体。RFID标签是一种无线通信技术，可以将医疗器械的唯一标识码和其他信息存储在微型芯片中，通过无线信号进行读写和传输。RFID标签可以实现非接触式的识别和追踪。

学习思考

1. 医疗器械唯一标识数据载体是什么？
2. 医疗器械唯一标识系统是什么？
3. 射频识别应用的优缺点是什么？

第十二章

其他相关行业标准要点分析

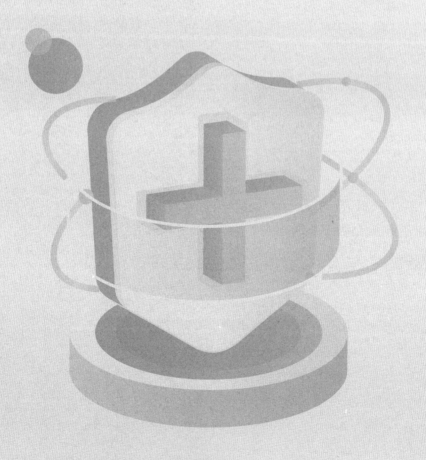

第一节
GB 5749—2022《生活饮用水卫生标准》要点分析

引　言

人民群众的生产生活离不开水，消毒供应中心的工作也离不开水，软水和纯水均通过生活饮用水产生，本标准提到的水用于日常生活，也用于消毒供应中心的清洗消毒和灭菌。GB 5749—2022《生活饮用水卫生标准》为强制性国家标准，首次发布于 1985 年（GB 5749—1985），于 2006 年进行了第一次修订（GB 5749—2006），于 2022 年进行了第二次修订，于 2022 年 3 月 15 日发布，自 2023 年 4 月 1 日起实施。本标准规定了生活饮用水水质要求、生活饮用水水源水质要求、集中式供水单位卫生要求、二次供水卫生要求、涉及饮用水卫生安全的产品卫生要求、水质检验方法，适用于各类生活饮用水。

学习要点

一、术语和定义

（1）生活饮用水：供人生活的饮水和用水。

（2）集中式供水：自水源集中取水，通过输配水管网送到用户或者公共取水点的供水方式。

（3）小型集中式供水：设计日供水量在 1 000 m³ 以下或供水人口在 1 万人以下的集中式供水。

（4）分散式供水：用户直接从水源取水，未经任何处理或仅有简易设施处理的供水方式。

（5）出厂水：集中式供水单位完成处理工艺流程后即将进入输配水管网的水。

（6）末梢水：出厂水经输配水管网输送至用户水龙头的水。

二、生活饮用水水质基本要求

生活饮用水中不应含有病原微生物，含有的化学物质和放射性物质不应危害人体健康，感官性状良好，生活饮用水应经消毒处理。

三、生活饮用水水质指标及限值

1. 常规指标及限值

水质常规指标包含微生物指标、毒理指标、感官性状和一般化学指标、放射性指标共

39 个指标。微生物指标中要求总大肠菌群和大肠埃希菌不能检出，菌落总数限值为 100 CFU/mL，若为小型集中式供水和分散式供水，菌落总数限制按照 500 mPN/mL 或 500 CFU/mL 执行（注：MPN 为最大可能数的缩写，又称稀释培养计数法）。感官性状和一般化学指标中色度为 15，浑浊度为 1，无异臭异味，无肉眼可见物，pH 值 6.5～8.5，总硬度限值为 450 mg/L，当发生影响水质的突发公共事件时，经风险评估，感官性状和一般化学指标可暂时适当放宽。

2. 扩展指标及限值

扩展指标是反映地区生活饮用水水质特征及在一定时间内或特殊情况下水质状况的指标。包括微生物指标、毒理指标、感官性状和一般化学指标 3 个类型 97 个详细指标，这些指标均是常规指标以外的指标。

四、消毒剂常规指标及要求

生活饮用水采用液氯、次氯酸钠、次氯酸钙消毒方式时，应测定游离氯；采用氯胺消毒方式时，应测定总氯；采用臭氧消毒方式时，应测定臭氧；采用二氧化氯消毒方式时，应测定二氧化氯；采用二氧化氯与氯混合消毒剂发生器消毒方式时，应测定二氧化氯和游离氯。具体要求见表 12-1-1。

表 12-1-1 生活饮用水消毒剂常规指标及要求

指标	与水接触时间/min	出厂水和末梢水限值/（mg·L^{-1}）	出厂水余量/（mg·L^{-1}）	末梢水余量/（mg·L^{-1}）
游离氯	≥30	≤2.0	≥0.3	≥0.05
总氯	≥120	≤3.0	≥0.5	≥0.05
臭氧	≥12	≤0.3	—	≥0.02
二氧化氯	≥30	≤0.8	≥0.1	≥0.02

五、注意事项

地表水、地下水、集中式供水、二次供水，以及水质检验方法分别由单独的行业标准进行规定。

学习思考

1. 生活饮用水的供水方式有哪些？
2. 生活饮用水的消毒方式有哪些？
3. 生活饮用水硬度的来源及限值分别是什么？

第二节
GB/T 5750—2023《生活饮用水标准检验方法》要点分析

引　言

GB/T 5750—2023《生活饮用水标准检验方法》作为生活饮用水检验技术的推荐性国家标准，与 GB 5749—2022《生活饮用水卫生标准》配套，是 GB 5749 的重要技术支撑，为贯彻实施 GB 5749、开展生活饮用水卫生安全性评价提供检验方法。本标准为推荐性国家标准，首次发布于 1985 年（GB/T 5750—1985），于 2006 年进行了第一次修订（GB/T 5750—2006），于 2023 年进行了第二次修订，最新标准（GB/T 5750—2023）于 2023 年 3 月 17 日发布，自 2023 年 10 月 1 日起实施。本标准由 13 个部分组成：

第 1 部分：总则（GB/T 5750.1—2023）；

第 2 部分：水样的采集与保存（GB/T 5750.2—2023）；

第 3 部分：水质分析质量控制（GB/T 5750.3—2023）；

第 4 部分：感官性状和物理指标（GB/T 5750.4—2023）；

第 5 部分：无机非金属指标（GB/T 5750.5—2023）；

第 6 部分：金属和类金属指标（GB/T 5750.6—2023）；

第 7 部分：有机物综合指标（GB/T 5750.7—2023）；

第 8 部分：有机物指标（GB/T 5750.8—2023）；

第 9 部分：农药指标（GB/T 5750.9—2023）；

第 10 部分：消毒副产物指标（GB/T 5750.10—2023）；

第 11 部分：消毒剂指标（GB/T 5750.11—2023）；

第 12 部分：微生物指标（GB/T 5750.12—2023）；

第 13 部分：放射性指标（GB/T 5750.13—2023）。

第 1 部分规定了生活饮用水水质检验的基本原则和要求，适用于生活饮用水水质检验以及水源水和经过处理、储存和输送的饮用水的水质检验；第 2 部分规定了生活饮用水及水源水的样品采集、保存、管理、运输和采样质量控制的基本原则、措施和要求，适用于生活饮用水及水源水的样品采集与保存；第 3 部分规定了生活饮用水和水源水水质检验检测实验室质量控制要求与方法，适用于生活饮用水和水源水水质的测定过程；第 4 部分描述了生活饮用水中色度、浑浊度等的测定方法，适用于生活饮用水和（或）水源中感官性状和物理指标的测定；第 5 部分描述了生活饮用水中硫酸盐等的测定方法，适用于生活饮用水和（或）水源水中无机非金属指标的测定；第 6 部分描述了生活饮用水中铝、铁、锰等的测定方法，适用于生活饮用水和水源水中金属和类金属指标的测定；第 7 部分描述了生活饮用水中高锰酸盐指数（以 O_2 计）、石油等的测定方法，适用于生活饮用水和（或）水源水中有机物综合指标的测定；第 8 部分描述了生活饮用水中四氯化碳等的测定方法，适用于生活饮用水中和（或）水源水中有机物指标的测定；第 9 部分描述了生活饮用水中滴滴涕等的测定方法，适用于生活饮用水和（或）水源中农药指标的测定；第 10 部分描述了生活饮用水中三氯甲烷等的测定方法，适用于生活饮用水和（或）水源水中消毒副产物指标的测定；第 11 部分描述了生活饮用水中游离氯、总氯、氯胺以及含氯消毒剂中有效氯等的测定方法，适用于生活饮用水和（或）水源水中消毒剂指标的测定；第 12 部分描述了生活饮用水和水源水中菌落总数、总大肠菌群、耐热大肠菌群等的测定方法，适用于生活饮用水和水源水中微生物指标的测定；第 13 部分描述了生活饮用水和（或）水源水中总 α 放射性的活度浓度等的活度浓度测定方法，适用于测定生活饮用水和（或）水源水中 α 放射性核素的总 α 放射性活度浓度等。这些内容主要涉及物理及化学的监测方法，本节只对部分重点内容进行分析和总结。

学习要点

第 1 部分：总则

一、术语和定义

（1）量取与吸取：量取是指用量筒取水样或试液的操作；吸取是用无分度吸管、分度吸管或移液器取水样或试液的操作。

（2）最低检测质量和最低检测质量浓度：最低检测质量是指能够准确测定的被测物的最低质量，常用毫克（mg）和微克（μg）为单位；最低检测质量浓度只是最低检测质量所对应的被测物的质量浓度，常以毫克每升（mg/L）、微克每升（μg/L）表示。

二、实验用水

检验中所使用的水均为纯水，可由蒸馏、重蒸馏、亚沸蒸馏和离子交换等方法制得。实验室检验用水包括一级水、二级水和三级水 3 种，超痕量分析或其他有严格要求的分析时使用一级水，对高灵敏度微量分析时使用二级水，一般化学分析时使用三级水。各级纯水均应使用密闭、专用的容器存储。新容器在使用前应进行处理，常用 20% 盐酸溶液浸泡 2～3 d，再用纯水反复冲洗，并注满纯水浸泡 6 h 以上，沥空后再使用。一级水不可贮存，应在使用前制备，二级水、三级水可适量制备，分别贮存在预先经同级水清洗过的相应容器中。

三、玻璃器皿（试验用具）的一般要求

玻璃器皿应彻底洗净后方能使用，玻璃器皿的洗涤可先用自来水浸泡和冲洗，再用洗涤液浸泡洗涤，然后用自来水冲洗干净，最后用纯水淋洗 3 次。洗净后的器皿内壁应能均匀地被水润湿，如果发现有小水珠或不沾水的地方，说明容器壁上有油垢，应重新洗涤。洗涤玻璃器皿时应防止受到新的污染，如测铁所用的玻璃器皿不能用铁丝柄毛刷，可用塑料棒拴以泡沫塑料刷洗，测锌、铁用的玻璃器皿用酸洗后不能再用自来水冲洗，应直接用纯水淋洗，测氨和碘化物用的器皿洗净后应浸泡在纯水中。

四、检测结果的报告

（1）低于方法最低检测质量浓度的检测结果，按照"小于最低检测质量浓度"报告。

（2）报告涉及总量限值要求指标的检测结果时，若所有分指标的检测结果均小于分指标的最低检测质量浓度，按照"小于总量最低检测质量浓度"报告；若有分指标检出，按照"检出指标的检测结果与未检出指标最低检测质量浓度的 1/2 加和"报告。

第 2 部分：水样的采集与保存

一、采样容器的选择

容器或容器盖的材质应具有化学和生物惰性，不应与水样中组分发生反应；采样容器应可适应环境温度的变化，具有一定的抗震性能；采样容器大小与采样量相适宜，能严密封口，并容易打开，易清洗；宜尽量选用细口容器，容器盖的材质应与容器材质统一，在特殊情况下需用软木塞或橡胶塞时，应用稳定的金属箔或聚乙烯薄膜包裹；测定无机物、金属和类金属及放射性元素的水样应使用有机材质的采样容器（如聚乙烯或聚四氟乙烯容器）；测定有机物指标的水样应使用玻璃材质的采样容器；测定微生物指标的水样应使用玻璃材质的采样容器，也可以使用符合要求的一次性采样袋或采样瓶；测定特殊指标的水样可选用其他化学惰性材质的容器（如热敏物质应选用热吸收的玻璃容器、温度高的样品应选用不锈钢容器、光敏性物质应选用棕色或深色的容器）。

二、不同水源的采集方法

（1）表层水的采集：在河流或湖泊可以直接汲水的场合，可用适当的容器采样。从桥上等地方采样时，可将系着绳子的桶或带有坠子的采样瓶投入水中汲水。注意不能混入漂浮于水面上的物质。

（2）一定深度水的采集：在湖泊或水库等地采集具有一定深度的水时，可用直立式采样器。这类装置是在下沉过程中水从采样器中流过，当达到预定深度时容器能自动闭合而汲取水样。

（3）泉水和井水的采集：对于自喷的泉水可在涌口处直接采样。采集不自喷泉水时，应将停滞在抽水管中的水汲出，待新水更替后再进行采样。

（4）出厂水的采集：出厂水的采样点应设置在出厂水进入输（配）送管道之前。

（5）末梢水的采集：末梢水的采样点应设置在出厂水经输配水管网输送至用户的水龙头处。采样时，通常宜放水数分钟，排出沉积物。采集用于微生物指标检验的样品前应对水龙头进行消毒。

（6）二次供水的采集：可根据实际工作需要在水箱（或蓄水池）进水、出水和（或）末梢水处进行水样采集。

（7）分散式供水的采集：可根据实际使用情况在取水点或用户储水容器中采集。

三、水样保存

水样采集后应尽快测定。水温和余氯等指标应在现场测定，其余指标的测定也应在规定时间内完成。根据测定指标选择适宜的保存方法，主要有冷藏、避光和加入保存剂等。如果使用保存剂，保存剂不应干扰待测物的测定，不能影响待测物的浓度，如果是液体，应校正体积的变化。

第 3 部分：水质分析质量控制

一、概述

本部分包括了质量控制要求、分析误差、方法验证、质量控制方法、数据处理、测定结果的报告和数据的正确性判断等内容。

二、术语和定义

（1）质量控制：质量管理的一部分，致力于满足质量要求。

（2）方法验证：针对要采用的标准方法或官方发布的方法，通过提供客观证据对规定要求已得到满足的证实。

（3）精密度：在规定条件下，对同一或类似被测对象重复测量所得示值或测得的量值间的一致程度。

（4）准确度：被测量的值与其真值间的一致程度。

（5）质量控制样品：一种要求的存储条件能得到满足、数量充足、稳定且充分均匀的材料，其物理或化学特性与常规测试样品相同或充分相似，用于长期确定和监控系统的精密度和稳定性。

第 4 部分：感官性状和物理指标

一、臭和味的检测

（1）嗅气和尝味法：包括原水的臭和味、原水煮沸后的臭和味。原水置于 250 mL 锥形瓶中，振摇后从瓶口嗅水的气味，按照表 12-2-1 记录其等级和强度。

表 12-2-1　臭和味的强度等级

等级	强度	说明
0	无	无任何臭和味
1	微弱	一般饮用者甚难察觉，但臭、味敏感者可以发觉
2	弱	一般饮用者刚能察觉
3	明显	已能明显察觉
4	强	已有很显著的臭味
5	很强	有强烈的恶臭或异味

（2）嗅阈值法：用无臭水（纯水）稀释水样，直至闻出最低可辨别臭气的浓度，用其表示嗅的阈限，此时稀释的倍数就是嗅阈值。由于分析人员的嗅觉敏感度有差别，所以一般情况下分析人员不少于 3 人，人数越多越有可能获得准确一致的试验结果。

（3）嗅觉层析分析法：选定分析人员 3～5 人组成嗅觉评价小组，将水样加热到 45℃，使臭溢出，分析人员闻其臭气并单独评价测试水样的异臭类型和异臭等级，再共同讨论确定水样的异臭类型，异臭强度等级取平均值。

二、肉眼可见物的检测

将水样摇匀，倒入洁净透明的锥形瓶中，在光线明亮处迎光，直接观察，记录所观察到的肉眼可见物。

三、电导率的检测

使用电极法进行测量。电导率是用数字来表示水溶液传导电流的能力。它与水中矿物质有密切的关系，可用于检测生活饮用水及其水源水中溶解性矿物质浓度的变化和估计水中离子化合物的数量。水的电导率与电解质浓度成正比，具有线性关系。水中多数无机盐以离子状态存在，是电的良好导体，但是有机物不离解或离解极微弱，导电也很微弱，因此用电导率不能反映这类污染因素。

第 5 部分：无机非金属指标

本部分描述了生活饮用水中硫酸盐、氯化物、氟化物、氰化物、硝酸盐（以 N 计）、硫化物、磷酸盐、氨（以 N 计）、亚硝酸盐（以 N 计）、碘化物、高氯酸盐的测定方法和水源水中硫酸盐、氯化物（异烟酸—吡唑啉酮分光光度法、异烟酸—巴比妥酸分光光度法）、硝酸盐（以 N 计）、硫化物、磷酸盐（以 N 计）、亚硝酸盐（以 N 计）、碘化物的测定方法，适用于生活饮用水和（或）水源水中无机非金属指标的测定。

第 6 部分：金属和类金属指标

本部分描述了生活饮用水和水源水中铝、铁、锰、铜、锌、砷、硒、汞、镉、铬（六价）、铅、银、钼、钴、镍、钡、钛、钒、锑、铍、铊、钠、锡、四乙基铅、氯化乙基汞、硼、石棉的测定方法，适用于生活饮用水和水源水中金属和类金属指标的测定。

第 7 部分：有机物综合指标

本部分描述了生活饮用水中高锰酸盐指数（以 O_2 计）、石油、总有机碳的测定方法和水源水中高锰酸盐指数（以 O_2 计）、生化需氧量、石油、总有机碳的测定方法，适用于生活饮用水和（或）水源水中有机物综合指标的测定。

第 8 部分：有机物指标

本部分描述了生活饮用水和水源水中四氯化碳、氯乙烯、1,1-二氯乙烯、1,2-二氯乙烯、三氯乙烯、四氯乙烯、苯并芘、丙烯酰胺、己内酰胺、微囊藻毒素、乙腈、丙烯醛、苯、甲苯、二甲苯、乙苯、硝基苯、三硝基甲苯、二硝基苯、硝基氯苯、二硝基氯苯、氯丁二烯、苯乙烯、三乙胺、苯胺、二硫化碳、水合肼、松节油、吡啶、苦味酸、丁基黄原酸、土臭素、2-甲基异莰醇、五氯丙烷、丙烯酸、戊二醛、环烷酸、二甲基二硫醚、二甲基三硫醚、多环芳烃、多氯联苯等有机物指标的测定方法，适用于生活饮用水中和（或）水源水中有机物指标的测定。

第 9 部分：农药指标

本部分描述了生活饮用水和水源水中滴滴涕、六六六、林丹、对硫磷、甲基对硫磷、内吸磷、马拉硫磷、乐果、甲萘威、溴氰菊酯、灭草松、2,4-二氯苯氧乙酸、敌敌畏、呋喃丹、毒死蜱、莠去津、草甘膦、七氯、五氯酚等农药的测定方法，适用于生活饮用水和（或）水源水中农药指标的测定。

第 10 部分：消毒副产物指标

本部分描述了生活饮用水和水源水中三氯甲烷、甲醛、乙醛、三氯乙醛、一氯乙酸、二氯乙酸、三氯乙酸、2,4,6-三氯酚、亚氯酸盐、氯酸盐、溴酸盐、亚硝基二甲胺等消毒副产物指标的测定方法，适用于生活饮用水和（或）水源水中消毒副产物指标的测定。

第 11 部分：消毒剂指标

本部分描述了生活饮用水中游离氯、总氯、氯胺、二氧化氯、臭氧的测定方法和水源水中游离氯、氯胺的测定方法，以及含氯消毒剂中有效氯的测定方法，适用于生活饮用水和（或）水源水中消毒剂指标的测定。

第 12 部分：微生物指标

一、菌落总数计数法

（1）平皿计数法：1 mL 水样在营养琼脂培养基上于有氧条件下、（36±1）℃培养48 h后，所得 1 mL 水样中的菌落总数的方法。

（2）酶底物法：利用复合酶技术，在培养基中加入多种独特的酶底物，每一种酶底物都针对不同的细菌酶设计，且包含最常见的介水传播的细菌，所有的酶底物在被分解时均产生相同的信号。水样检测过程中，水样中存在的细菌分解一种或者多种酶底物，之后产生一个相同的信号（即蓝色荧光，因为微生物分解酶底物时会释放 4-甲基伞形酮，该物质在 366 nm 紫外灯照射下会发出蓝色荧光）。该方法在快速生物监测上得到了较广泛运用。

二、总大肠菌群和大肠埃希氏菌计数

（1）多管发酵法：经（36±1）℃培养24 h，发酵乳糖产酸产气，经证实试验和革兰氏染色检测水中总大肠菌群的方法。

（2）滤膜法：用孔径为 0.45 μm 的微孔滤膜过滤水样后，将滤膜贴在选择性培养基上培养，能形成典型菌落，经革兰氏染色和证实试验，来检测水中总大肠菌群的方法。

（3）酶底物法：总大肠菌群在选择性培养基上能产生 β-半乳糖苷酶，通过分解色原底物释放出色原体使培养基呈现颜色变化，以此原理来检测水中总大肠菌群的方法。

第 13 部分：放射性指标

本文件描述了生活饮用水和（或）水源水中总 α 放射性的活度浓度、总 β 放射性的活度浓度、铀的质量浓度、^{226}Ra 的活度浓度测定方法。

学习思考

1. 生活饮用水水质检验的基本原则是什么？
2. 生活饮用水水质检验的项目包括了哪些？
3. 消毒供应室进行水质监测时如何取样？

第三节

GB 15979—2024《一次性使用卫生用品卫生要求》要点分析

引 言

GB 15979—2024《一次性使用卫生用品卫生要求》为强制性国家标准，首次发布于1995 年（GB 15979—1995），于 2002 年进行了第一次修订（GB 15979—2002），于 2024年进行了第二次修订，最新标准（GB 15979—2024）于 2024 年 6 月 25 日发布，自 2025年 7 月 1 日起实施。本标准规定了一次性使用卫生用品的原材料卫生要求、生产过程卫生要求、产品卫生要求、包装、运输和贮存、标识要求，描述了相应的检测方法。本标准适用于销售和使用的一次性使用卫生用品。

学习要点

一、术语和定义

（1）一次性使用卫生用品：与人体直接接触的，为达到人体生理卫生或抗菌、抑菌目的的一次性使用日常生活用品〔注：主要包括妇女经期卫生用品、排泄物卫生用品（不包括厕所用纸）和卫生湿巾、抗菌剂、抑菌剂等其他卫生用品〕。

（2）卫生湿巾：以非织造布、织物、木浆复合布、木浆纸等为载体，适量添加生产用水和杀菌成分等原材料，对处理对象（如手、皮肤、黏膜及普通物体表面）具有清洁杀菌作用的湿巾。

二、原材料卫生要求

原材料应无毒、无害，禁止使用废弃或使用过的一次性卫生用品作原材料或半成品，原材料不得添加禁用物质。

三、产品卫生要求

1. 感官要求

感官应整洁，符合产品固有性状，不应有掉毛、掉屑现象，不应有异常气味和异物。

2. 理化要求

含纸的卫生用品不得检出可迁移性荧光增白剂，经环氧乙烷灭菌的卫生用品上市时环氧乙烷残留量应≤10 μg/g。

3. 毒理学安全性要求

产品首次上市时，妇女经期卫生用品、排泄物卫生用品、湿巾、卫生湿巾、抗（抑）菌剂和其他卫生用品中乳垫、一次性内裤、卫生手套或指套、化妆棉（纸、巾）及婴儿用纸、纸巾、棉柔巾、卫生棉（棒、签、球等）等应进行毒理学试验。皮肤、眼和阴道黏膜刺激试验结果应该是无刺激或轻刺激。

4. 微生物学指标

微生物学指标应符合表12-3-1中的相关规定。

表 12-3-1　微生物学指标

产品种类			细菌菌落总数 /(CFU·g^{-1}) 或 (CFU·mL^{-1})	特定微生物及其他致病性微生物	真菌菌落总数 /(CFU·g^{-1}) 或 (CFU·mL^{-1})
妇女经期卫生用品	普通级	卫生栓（内置棉条）	≤100	不得检出	≤20
		其他妇女经期卫生用品	≤200	不得检出	≤100
	消毒级		≤20	不得检出	不得检出
排泄物卫生用品	普通级		≤200	不得检出	≤100
	消毒级		≤20	不得检出	不得检出
卫生湿巾、抗（抑）菌剂			≤20	不得检出	不得检出
湿巾、乳垫、一次性内裤、卫生手套或指套、化妆棉（纸、巾）、纸、纸巾、棉柔巾、卫生棉（棒、签、球等）等			≤200	不得检出	≤100

注：特定微生物指大肠菌群、铜绿假单胞菌、金黄色葡萄球菌和溶血性链球菌。

学习思考

1. 什么是一次性使用卫生用品？

2. 如何评价卫生湿巾及抗菌卫生用品的抗菌性能？

3. 经环氧乙烷灭菌的卫生用品，灭菌结束时和上市时的环氧乙烷残留量要求的限值分别是多少？

第四节

GB 18466—2005《医疗机构水污染物排放标准》要点分析

引　言

为加强对医疗机构污水、污水处理站废气、污泥排放的控制和管理，预防和控制传染病的发生和流行，保障人体健康，维护良好的生态环境，原国家环境保护总局制定了 GB 18466—2005《医疗机构水污染物排放标准》。本标准为强制性国家标准，于 2005 年 7 月 27 日发布，自 2006 年 1 月 1 日起实施，代替 GB 18466—2001《医疗机构污水排放要求》，部分代替 GB 8978—1996《污水综合排放标准》。本标准规定了医疗机构污水、污水处理站产生的废气、污泥的污染物控制项目及其排放和控制限值、处理工艺和消毒要求、取样与监测和标准的实施与监督。本标准适用于医疗机构污水、污水处理站产生污泥及废气排放的控制，医疗机构建设项目的环境影响评价、环境保护设施设计、竣工验收及验收后的排放管理。当医疗机构的办公区、非医疗生活区等污水与病区污水合流收集时，其综合污水排放均执行本标准。

学习要点

一、术语和定义

（1）医疗机构：本标准中医疗机构指从事疾病诊断、治疗活动的医院、卫生院、疗养院、门诊部、诊所、卫生急救站等。

（2）医疗机构污水：指医疗机构门诊、病房、手术部（室）、各类检验室、病理解剖室、放射室、洗衣房、太平间等处排出的诊疗、生活及粪便污水。当医疗机构其他污水与上述污水混合排出时一律视为医疗机构污水。

（3）污泥：指医疗机构污水处理过程中产生的栅渣、沉淀污泥和化粪池污泥。

（4）废气：指医疗机构污水处理过程中产生的有害气体。

二、污水排放要求

（1）传染病和结核病医疗机构污水排放有专门的要求，包括不得检出肠道病毒、肠道致病菌、结核分枝杆菌。对于粪大肠菌群数，传染病和结核病医疗机构限值（日均值）100 MPN/L，综合医疗机构为 500 MPN/L。

（2）县级及县级以上或 20 张床位及以上的综合医疗机构和其他医疗机构污水排放也

有专门的要求，包括 2 个层次要求（排入地表水体/海域和排入城镇二级污水处理厂的下水道），后者的要求更低。

（3）县级以下或 20 张床位以下的综合医疗机构和其他所有医疗机构污水经消毒处理后方可排放。

（4）带传染病房的综合医疗机构，应将传染病房污水与非传染病房污水分开。传染病房的污水、粪便经过消毒后方可与其他污水合并处理。

（5）采用含氯消毒剂进行消毒的医疗机构污水，若直接排入地表水体和海域，应进行脱氯处理，使总余氯<0.5 mg/L。

三、废气排放要求

污水处理站排出的废气应进行除臭除味处理，传染病和结核病医疗机构应对污水处理站排出的废气进行消毒处理。

四、污泥控制与处置

栅渣、化粪池和污水处理站污泥属危险废物，应按危险废物进行处理和处置。污泥清掏前应进行监测，传染病医疗机构、结核病医疗机构、其他医疗机构的污泥中粪大肠菌群数应≤100 MPN/g，蛔虫卵死亡率>95％，而且传染病医疗机构的污泥不得检出肠道致病菌和肠道病毒，结核病医疗机构污泥不得检出结核分枝杆菌。

五、处理工艺与消毒要求

医疗机构病区和非病区的污水，传染病区和非传染病区的污水应分流，不得将固体传染性废物、各种化学废液弃置和倾倒排入下水道。传染病医疗机构和综合医疗机构的传染病房应设专用化粪池，收集经消毒处理后的粪便排泄物等传染性废物。化粪池应按最高日排水量设计，停留时间为 24～36 h。清掏周期为 180～360 d。医疗机构的各种特殊排水应单独收集并进行处理后，再排入医院污水处理站。低放射性废水应经衰变池处理；洗相室废液应回收银，并对废液进行处理；口腔科含汞废水应进行除汞处理；检验室废水应根据使用化学品的性质单独收集，单独处理；含油废水应设置隔油池处理。消毒剂应根据技术经济分析选用，通常使用的有二氧化氯、次氯酸钠、液氯、紫外线和臭氧等。

> **学习思考**

1. 医疗机构水污染物包括什么类型？

2. 结核病医疗机构和传染病医疗机构的水污染物与其他医疗机构水污染物的区别是什么？

3. 医疗机构污水处理站可以采取什么消毒方式？

第五节

GB 38598—2020《消毒产品标签说明书通用要求》要点分析

引 言

消毒产品的类型和品种繁多，应用场景、使用人员涵盖十分广泛，为了更好统一消毒产品的管理，维护患者健康和医疗安全，国家卫生健康委员会制定了《消毒产品标签说明书通用要求》。GB 38598—2020《消毒产品标签说明书通用要求》为强制性国家标准，于2020年11月17日发布，自2021年12月1日起实施。本标准规定了消毒剂、消毒器械、指示物、卫生用品的标签、说明书通用要求和各项指标标注要求，适用于中华人民共和国境内生产、销售和使用的消毒产品。

学习要点

一、术语和定义

（1）最小销售包装：生产企业以市场销售为目的，与内装消毒产品一起交付给消费者的最小销售单元的包装（注：最小销售包装是消费者能接触的完整的最小包装，运输包装是以包/件为单位的塑料或瓦楞纸包装）。

（2）消毒产品：指纳入消毒产品生产类别分类目录的消毒剂、消毒器械、指示物和卫生用品等与人体健康相关的产品。

（3）卫生用品：包括抑菌制剂、抗菌制剂、隐形眼镜护理用品、湿巾、卫生湿巾和其他卫生用品。

（4）其他卫生用品：使用后即丢弃的、与人体直接接触的、并为达到人体生理卫生或卫生保健目的而使用的各种日常生活用品。包括卫生巾、卫生护垫、尿裤、尿片、化妆棉、纸质餐饮具、面巾纸、餐巾纸、手帕纸、擦手纸等。

注：（2）～（4）中的三者是被包含与被包含的关系，消毒产品包括卫生用品，卫生用品包括其他卫生用品。

二、通用要求

不论是消毒剂、消毒器械，还是指示物和卫生用品，涉及的标签包括最小销售包装标签、运输包装标签、说明书三种，三者的适用场景不同，要求也不完全相同，例如前两者需要标注生产日期，而说明书并不需要。三种标签均需要标注产品名称、生产企业名称地址及联系方式、国产产品生产企业卫生许可证号或进口产品原产国或地区名称。除此以外，最小销售包装标签应标注新消毒产品卫生许可批件号、净含量、产品规格、主要有效成分及其含量、使用范围、生产日期及有效期或生产批号及限期使用日期、贮存条件。运输包装标签应标注包装规格、生产日期及有效期或生产批号及限期使用日期、贮存运输注意事项。说明书应标注新消毒产品卫生许可批件号、产品规格、主要有效成分及其含量、杀灭微生物类别、使用范围、使用方法、注意事项、有效期、执行标准编号。

三、分类要求

1. 消毒剂

消毒剂的标签和说明书不应标注以下内容。

（1）抗炎、消炎、治疗疾病、减轻或缓解疾病临床症状、描述或解释疾病症状、预防性病、杀精子、避孕。

（2）用于人体足部、眼睛、指甲、腋部、头皮、头发、鼻黏膜、肛肠部位。

（3）×天为一疗程，或遵医嘱；防止复发；有利于伤口愈合；辅助配合药物治疗。

2. 消毒器械

消毒器械的标签和说明书不应标注治疗疾病、减轻或缓解疾病症状，辅助配合药物治疗等内容。

3. 抗菌制剂和抑菌制剂

抗菌制剂和抑菌制剂的标签和说明书不应标注以下内容。

（1）抗炎、消炎、治疗疾病、减轻或缓解疾病症状、描述或解释疾病症状、预防性病。

（2）适用于破损皮肤、破损黏膜、伤口等。

（3）高效、消毒、灭菌、除菌、杀精子、避孕。

（4）用于人体足部、眼睛、指甲、腋部、头发、头皮、鼻黏膜、肛肠部位。

（5）×天为一疗程，或遵医嘱；防止复发；有利于伤口愈合；辅助配合药物治疗。

4. 隐形眼镜护理用品

隐形眼镜护理用品标签和说明书不应标注全功能、高效、灭菌、除菌、治疗疾病、减轻或缓解疾病症状和辅助配合药物治疗等内容。

5. 湿巾和卫生湿巾

湿巾和卫生湿巾的标签不应标注灭菌、消毒、抑菌、除菌、药物、高效、预防性病、治疗疾病、减轻或缓解疾病症状、抗炎消炎。湿巾的标签还不应标注抗菌和杀菌，卫生湿巾的产品名称不应标注抗菌。

6. 其他卫生用品

卫生巾、卫生护垫、卫生纸、尿布、尿垫、隔尿垫、尿裤等卫生用品的标签不应标注消毒、灭菌、除菌、止带、除湿、润燥、抗炎、消炎、杀精子、避孕；产品名称不应标注药物。

> **学习思考**

1. 消毒产品包括哪些产品？

2. 消毒供应中心使用的国内外产品在信息标注上的区别是什么？

3. 消毒产品卫生安全评价与消毒产品标签说明书有什么区别？

第六节
WS/T 466—2014《消毒专业名词术语》要点分析

引 言

WS/T 466—2014《消毒专业名词术语》为推荐性卫生行业标准，于 2014 年 8 月 25 日发布，自 2015 年 2 月 1 日起实施。本标准界定了消毒专业常用的名词术语并给出了定义和解释，适用于消毒专业领域名词术语的使用，与消毒供应中心的工作以及相关知识的深入学习具有密切的联系。本标准包括消毒专业基本术语 44 个、消毒应用术语 62 个和工业灭菌术语 26 个，按照中文名词第一个字的拼音首字母进行排序。

学习要点

一、消毒专业基本术语

（1）保存：用物理、化学或生物的方法防止物质的生物学腐败。

（2）巴氏消毒法：一种用较低温度间歇加热消毒的方法，此方法因首先由路易斯巴斯德建立而得名。

（3）存活曲线：用图解法表示的，在规定条件下灭菌时，微生物数量随暴露于灭菌因子剂量的增多或时间的延长而变化的情况。

（4）存活时间：指在规定的条件下暴露于杀菌因子，试验的生物指示物中微生物存活的最长时间。

（5）参考微生物：从公认的菌种保存库获得的菌株。其中公认的菌种保存库包括美国典型菌种保藏中心、英国典型菌种保藏中心、美国农业菌种保藏中心、法国巴斯德保藏中心和德国生物资源保藏中心等。

（6）CT 值：消毒剂的浓度和作用时间的乘积，用于比较消毒剂杀菌作用的指标。

（7）D 值：在设定的暴露条件下，杀灭特定试验微生物总数的 90% 所需的时间。完整的定义应该还包含"剂量"。

（8）防腐：杀灭或抑制活体组织上的微生物生长繁殖，以防止其感染。

（9）防腐剂：用于防腐的制剂。

（10）酚系数：消毒剂的杀菌作用是酚杀菌作用的倍数，用于比较消毒剂杀菌作用的指标。

（11）公认的菌种保存库：根据"国际公认微生物菌种保存专利与法规"布达佩斯公约建立的国际菌种保存机构。

（12）化学杀菌剂：用于杀灭微生物的化学品或化学混合物。

（13）K 值：消毒速度常数，K 值越大，表示消毒速度越快。

（14）抗菌：采用化学或物理方法杀灭细菌或妨碍细菌生长繁殖及其活性的过程。

（15）抗菌剂：能够杀灭微生物或抑制其生长和繁殖的制剂。

（16）N 值：消毒剂的稀释系数或浓度指数，用于表示消毒剂的浓度对消毒效果的影响程度。N 值越大，表示浓度变化对消毒效果影响越大。

（17）灭活：使微生物丧失生长和繁殖能力的操作。

（18）灭菌：杀灭或清除传播媒介上一切微生物的处理。

（19）灭菌剂：能够杀灭一切微生物，达到灭菌要求的制剂。

（20）灭菌器：能够杀灭一切微生物，并能达到灭菌要求的器械。

（21）灭菌因子：物理、化学或生物杀菌因子或各因子的组合。它们能在规定条件下发挥杀菌作用，使被处理的物品达到无菌状态。

（22）平均单个细菌存活时间：在一定范围内，消毒作用的时间和存活菌数之间呈对数函数关系，随着作用时间的延长，存活菌数呈对数减少，试验菌数减少到 1 个菌的理论时间，即为平均单个细菌存活时间，是测定消毒剂对微生物杀灭作用的指标。

（23）Q 值：温度系数，表示温度每升高 1 ℃消毒速度加快的倍数。

（24）清除污染：去除和（或）杀灭环境或物品上微生物的过程，也用于去除或中和有危害的化学品和放射性物质。

（25）清洁：除去物品上的污染，使之达到预定用途或进一步处理所需的程度。

（26）杀病毒剂：用于杀灭病毒的化学或生物制剂。

（27）杀菌剂：用于杀灭细菌的化学或生物制剂。

（28）杀结核分枝杆菌剂：用于杀灭结核分枝杆菌的化学或生物制剂。

（29）杀微生物剂：能够杀灭微生物，尤其是致病性微生物的化学或生物制剂。

（30）杀真菌剂：用于杀灭真菌的化学或生物制剂。

（31）杀芽孢剂：用于杀死微生物芽孢的制剂。

（32）10 min 临界杀菌浓度：消毒剂在作用 10 min 时，杀灭试验菌的最大临界稀释浓度，是评价消毒剂杀菌作用的指标。

（33）生物杀灭剂：所有能够杀死生物体的制剂的统称。

（34）生物消毒法：利用植物提取物、微生物多肽、生物酶等进行消毒的方法。

（35）生物消毒剂：用植物提取物、微生物多肽、生物酶等制备的消毒剂。

（36）微生物：在显微镜下才能看到的微小实体，包括细菌、真菌、病毒、某些原生动物和藻类。

（37）微生物分类：把微生物归类成所属类型的一般方法。

（38）消毒：杀灭或清除传播媒介上病原微生物，使其达到无害化的处理。

（39）消毒动力学：对消毒过程中微生物死亡规律的定量性理论研究。

（40）消毒剂是指采用一种或多种化学或生物的杀微生物因子制成的用于消毒的制剂。

（41）消毒器：采用一种或多种物理或化学杀微生物因子制成的消毒器械。

（42）消毒学：研究杀灭、去除和抑制外环境中病原微生物和其他有害微生物的理论、技术和方法的科学。

（43）抑菌：采用化学或物理方法抑制或妨碍细菌生长繁殖及其活性的过程。

（44）抑菌剂：对细菌的生长繁殖有抑制作用，但不能将其杀死的制剂。

二、消毒应用术语

（1）半关键性医疗器械：也称之为中度危险性器材，是仅和破损皮肤、黏膜相接触，而不进入无菌组织内的医疗器材。

（2）等离子体：高度电离的气体云，在特定的电场内，气体分子发生电离，部分或全部被电离成带电的粒子（电子、离子）和不带电的粒子（分子、激发态原子等），同时产生紫外线、γ射线、β粒子等，这些成分共同构成了等离子体。

（3）低水平消毒：仅要求杀灭一般细菌繁殖体和亲脂病毒的消毒处理。

（4）低水平消毒剂：仅能杀灭一般细菌繁殖体和亲脂病毒，达到低水平消毒要求的消毒剂。

（5）多重耐药菌：对三种或三种以上抗菌药物（或消毒剂）同时呈现耐药的细菌。

（6）非关键性医疗器械：也称之为低度危险性器材，是直接或间接地和健康无损的皮肤相接触的医疗器械。

（7）高水平消毒：要求杀灭一切细菌繁殖体、分枝杆菌、病毒、真菌和致病性细菌芽孢的消毒处理。

（8）高水平消毒剂：能杀灭一切细菌繁殖体、分枝杆菌、病毒、真菌及其孢子等，对致病性细菌芽孢也有一定的杀灭作用，达到高水平消毒要求的消毒剂。

（9）关键性医疗器材：也称之为高度危险性器材，是指穿过皮肤或黏膜而进入无菌的组织或器官内部的器材，或与破损的组织、皮肤、黏膜密切接触的医疗器材。

（10）菌落形成单位：微生物在固体培养基上生长繁殖所形成的肉眼可见的集落。

（11）空气消毒：利用消毒剂将密闭房间内空气中悬浮的病原微生物杀灭，使之达到无害化的处理。

（12）空气消毒剂：用于杀灭空气中病原微生物使达到消毒要求的制剂。

（13）灭菌 PCD：专门设计的模拟被灭菌物品，对灭菌过程有特定的抗力，用于评价灭菌过程有效性的装置。

（14）灭菌装载：放在灭菌器内，拟采用特定灭菌程序处理的或已灭菌的物品。

（15）黏膜消毒：杀灭或清除口腔、鼻腔、阴道及外生殖器等黏膜污染的微生物，并达到消毒要求的过程。

（16）黏膜消毒剂：用于黏膜消毒的制剂。

（17）培养条件：促进微生物发芽、生长和繁殖所采用的生长培养基和培养方法的组合。培养方法可包括温度、时间和其他规定用于培养的条件。

（18）皮肤消毒：杀灭或清除人体皮肤上的病原微生物，并达到消毒要求。

（19）皮肤消毒剂：用于人体皮肤消毒的制剂。

（20）破损皮肤：人体表面有损伤的皮肤。

（21）普通物体表面：一般物体表面各种场所，如学校、托幼机构、医疗卫生机构、公共场所、家庭等的用具、器械、物品及设施的表面。

（22）普通物体表面消毒剂：用于杀灭普通物体表面污染的微生物，并达到消毒效果的制剂。

（23）气溶胶喷雾器：可发生雾粒直径范围在 $50\ \mu m$ 以下，其中雾粒直径$<20\ \mu m$ 的粒子占 90% 以上，喷雾流量 $100\ mL/min$ 以上的喷雾器。

（24）清洁法：将物体上污染的微生物数量降低到公共卫生规定的安全水平以下的处理。

（25）染菌载体：已染上规定数量试验微生物的支持材料。

（26）杀灭对数值：当微生物数量以对数表示时，消毒前后微生物减少的值。

（27）杀灭率：在杀灭微生物试验中，用百分率表示的微生物数量减少的值。

（28）杀灭指数：消毒后微生物减少的程度。

（29）手消毒：杀灭或清除手部病原微生物的过程，并达到消毒要求。可分为卫生手消毒和外科手消毒。

（30）手消毒剂：应用于手消毒的化学制剂。

（31）随时消毒：有传染源存在时，对其排出的病原体可能污染的环境和物品及时进行的消毒。

（32）外科手消毒：手术前医务人员手与前臂的消毒过程。

（33）完整皮肤：人体表面的正常无损伤的皮肤。

（34）卫生手消毒：手的预防性消毒的过程。

（35）无菌：无存活微生物。

（36）无菌保证水平：灭菌后产品上存在单个活微生物的概率，通常表示为 10^{-n}。

（37）无菌检验：为确定单元产品或其部分上有无活微生物而进行的检验，是设定、确认或重新鉴定的一部分。

（38）无菌状态：无存活微生物的状态。但实践中无法证实没有活微生物存在的这种绝对说法。

（39）无菌状态检验：按照《中华人民共和国药典》规定的检验方法，对经过灭菌处理的产品进行检验，作为放行依据。

（40）物料安全数据资料：详细说明物料特性、对人及环境的潜在危险、物料安全操作及处理的预防措施的文件。

（41）消毒周期：一次消毒操作处理达到消毒要求的全过程。

（42）熏蒸消毒：利用消毒剂气体杀灭在密闭空间内的病原微生物，使达到无害化的处理方法。

（43）循环风量：每小时通过空气消毒器内循环的空气体积流量，单位为 m^3/h。

（44）一次性卫生用品：使用后即丢弃的，与人体直接或间接接触的，并为达到人体生理卫生或卫生保健（抗菌或抑菌）目的而使用的各种日常生活用品。产品可以是固体，也可以是液体。

（45）医疗保健产品：医疗器械、医药产品（药品和生物制品）以及体外诊断医疗装置。

（46）医疗器械：单独或组合使用于人体的仪器、设备、器具、材料或者其他物品。

（47）医疗器械用消毒剂：用于医疗器械处理，使其达到消毒或灭菌效果的制剂。

（48）疫源地消毒：对疫源地内污染的环境和物品的消毒。疫源地是传染源排出的病原微生物所能波及的范围。

（49）预防性消毒：在没有明确的传染源存在时，对可能受到病原微生物污染的场所和物品进行的消毒。

（50）中和产物：中和剂和消毒剂作用后的产物。

（51）中和剂：在杀灭微生物试验中，用以消除试验微生物与消毒剂的混悬液中，以及微生物表面上残留的消毒剂，使其失去对微生物抑制和杀灭作用的试剂。

（52）中水平消毒：要求杀灭细菌繁殖体、分枝杆菌、真菌和病毒的消毒处理。

（53）中水平消毒剂：能杀灭细菌繁殖体、分枝杆菌、真菌和病毒，达到中水平消毒的制剂。

（54）终末灭菌：产品装入内层包装后进行的灭菌处理。

（55）终末消毒：传染源离开疫源地后进行的彻底消毒。

（56）紫外线辐射强度：在紫外线杀菌灯管表面正中线的特定距离处，测得的单位面积上的紫外线辐射强度，单位为 $\mu W/cm^2$。

（57）紫外线空气消毒器：利用紫外线杀菌灯、过滤器和风机组合成的一种消毒器械，达到消毒目的的设备。其过滤器和风机不具有杀菌因子的作用。

（58）紫外线杀菌灯：直接利用紫外线（中心波长为 253.7 nm）达到消毒目的的特种电光源。

（59）自然菌：自然存在于消毒对象上的、非人工污染的细菌。

（60）最小杀菌浓度：化学或生物制剂杀灭细菌的最低浓度。

（61）最小抑菌浓度：化学或生物制剂抑制细菌生长的最低浓度。

（62）Z值：表示微生物对热敏感性的指标。在热力灭菌时，将作用时间减少 90%，或 D 值减少一个对数值，所需相应提高温度的度数。

第七节
WS 575—2017《卫生湿巾卫生要求》要点分析

引　言

WS 575—2017《卫生湿巾卫生要求》为推荐性卫生行业标准，于 2017 年 9 月 10 日发布，自 2018 年 3 月 1 日起实施。本标准规定了卫生湿巾的原材料要求、技术要求、检验方法、应用范围、使用方法、标志和包装、运输和贮存、标签和说明书及注意事项，适用于卫生湿巾的生产、销售和使用。

学习要点

一、术语和定义

卫生湿巾：指以无纺布、织物等为载体，水为主要原料，添加消毒液，对处理对象（手、皮肤、黏膜或普通物体表面）具有清洁杀菌作用的湿巾。

二、原材料要求

非织造布、织物或其他原料应清洁、无毒，不应使用回收、废弃的物料，不应含有可迁移性荧光增白剂等禁用成分。手、皮肤、黏膜用卫生湿巾的杀菌有效成分应使用非工业级原料（无非工业级除外），急性经口毒性应为实际无毒级或低毒级，无致突变性，重金属铅含量＜40 mg/L、汞含量＜1 mg/L、砷含量＜10 mg/L。直接与产品接触的包装材料应无毒无害、清洁，应具有足够的牢固性

三、技术要求

（1）感官性状：外观整洁，没有掉毛、掉屑现象，没有异味和异物。

（2）含液量：因为产品是湿巾，一定含有水分，其规定是液体与载体的重量比值应≥1.7。

（3）稳定性：有效性≥1 年。

（4）微生物学指标：细菌菌落总数＜20 CFU/g，不得检出大肠菌群、铜绿假单胞菌、金黄色葡萄球菌、溶血性链球菌和真菌。

（5）杀灭微生物指标：对大肠杆菌和金黄色葡萄球菌的杀灭率应≥90％，如标明对真菌有杀菌作用的，应对白念珠菌的杀灭率≥90％。

四、应用范围

卫生湿巾适用于手、皮肤、黏膜及普通物体表面的清洁杀菌。

五、使用方法

按产品说明书规定的方法打开包装，取出卫生湿巾进行擦拭，使用后丢弃，其中多片包装打开后及时封口。用于手的作用时间≤1 min，用于完整皮肤、黏膜的作用时间≤5 min，用于普通物体表面的作用时间≤30 min。

六、注意事项

（1）应将卫生湿巾置于婴幼儿不易触及处，手、皮肤、黏膜用卫生湿巾过敏者慎用。

（2）对使用对象产生不良影响的，应停止使用或用清水擦拭。

（3）多片包装宜标注开启后的保质期。

学习思考

1. 卫生湿巾原料要求是什么？

2. 卫生湿巾概念包含消毒湿巾吗？

3. 具有消毒作用的卫生湿巾，其所含消毒剂成分主要有哪些类型？